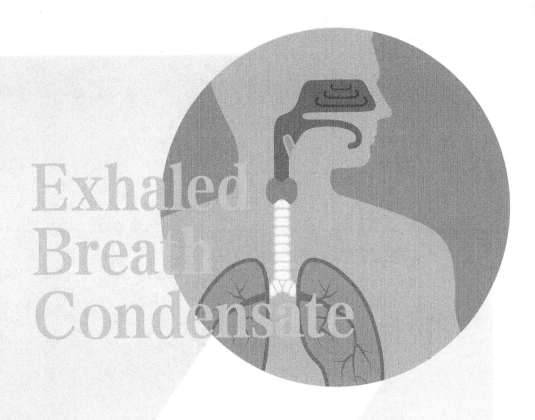

陈金亮　陈建荣　姚登福　著

呼出气冷凝液（EBC）的检测技术及临床应用

U0203146

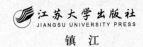

江苏大学出版社
JIANGSU UNIVERSITY PRESS

镇 江

图书在版编目(CIP)数据

呼出气冷凝液(EBC)的检测技术及临床应用 / 陈金亮，陈建荣，姚登福著. — 镇江：江苏大学出版社，2023.10

ISBN 978-7-5684-2037-2

Ⅰ. ①呼… Ⅱ. ①陈… ②陈… ③姚… Ⅲ. ①呼吸系统疾病－检测 Ⅳ. ①R560.4

中国国家版本馆 CIP 数据核字(2023)第 205288 号

呼出气冷凝液(EBC)的检测技术及临床应用

Huchuqi Lengningye (EBC) De Jiance Jishu Ji Linchuang Yingyong

著　　者/陈金亮　陈建荣　姚登福

责任编辑/许莹莹

出版发行/江苏大学出版社

地　　址/江苏省镇江市京口区学府路 301 号(邮编：212013)

电　　话/0511-84446464(传真)

网　　址/http://press.ujs.edu.cn

排　　版/镇江市江东印刷有限责任公司

印　　刷/江苏凤凰数码印务有限公司

开　　本/710 mm×1 000 mm　1/16

印　　张/14.75

字　　数/258 千字

版　　次/2023 年 10 月第 1 版

印　　次/2023 年 10 月第 1 次印刷

书　　号/ISBN 978-7-5684-2037-2

定　　价/78.00 元

如有印装质量问题请与本社营销部联系(电话：0511-84440882)

前　言

作为国内最早研究呼出气冷凝液（EBC）的团队之一，我们希望通过本书对 EBC 的理论基础研究、检测技术及临床应用成果加以归纳总结，并对 EBC 检测技术相关的最新研究进展进行介绍。为此，我们将本书的内容分为基础篇和临床应用篇两个部分：基础篇介绍 EBC 的基本概念、形成机制，及其采集、检测和分析方法；临床应用篇针对肺癌、慢性阻塞性肺疾病、支气管哮喘、肺炎、新型冠状病毒感染、阻塞性睡眠呼吸暂停低通气综合征、急性呼吸窘迫综合征、间质性肺疾病、支气管扩张、囊性纤维化等呼吸系统疾病，分专题介绍临床应用 EBC 检测技术取得的实践成果，以及在药物浓度监测、职业暴露研究、中医治疗急性呼吸窘迫综合征方面应用 EBC 检测技术取得的研究成果。

2003 年，复旦大学附属中山医院蔡映云教授在国内较早提出 EBC 检测技术并指导我们团队进行该技术的基础和临床研究工作。在本书写作过程中，我们也有幸得到蔡教授的悉心指导，他高屋建瓴、深入浅出的指导意见让我们受益匪浅。作为国内呼吸系统医学界的翘楚，蔡映云教授无论是在医学研究、临床实践方面，还是在科研管理、为人处世方面，都为我们做出了表率，成为我们的楷模。在本书付梓之际，我们深深缅怀蔡映云教授，并在此向蔡映云教授致敬。希望本书的出版，能进一步推动呼吸系统疾病的肺代谢基础研究和临床应用研究，也希望未来有更多的人加入 EBC 检测技术的研究和应用推广中来，为人类的健康事业做出贡献！

在本书写作过程中，我们还得到了很多专家和同仁的指导和帮助，特别是南通大学第二附属医院领导和专家给予我们极大的关心和支持。

由于我们的理论认知和临床经验尚有不足，书中难免存在不足之处，恳请广大读者批评指正。

作　者
2023 年 10 月

英文缩写词表

	缩写	英文全称	中文
A	AATD	α1-antitrypsin deficiency	α1-抗胰蛋白酶缺乏症
	AC	adenocarcinoma	腺癌
	ACE	angiotensin-converting enzyme	血管紧张素转换酶
	ACE2	angiotensin-converting enzyme 2	血管紧张素转换酶2
	ACT	asthma control test	哮喘控制测试
	AECOPD	acute exacerbation of chronic obstructive pulmonary disease	急性加重期慢性阻塞性肺疾病
	AGEs	advanced glycation end products	晚期糖基化终末产物
	AHR	airway hyperresponsiveness	气道高反应性
	ALF	airway lining fluid	呼吸道内衬液
	AlGaN	aluminum gallium nitride	氮化铝镓
	AMP	adenosine monophosphate	单磷酸腺苷
	APCI	atmosphere pressure chemical ionization	大气压化学电离
	ARDS	acute respiratory distress syndrome	急性呼吸窘迫综合征
	ATP	adenosine triphosphate	三磷酸腺苷
	ATS	American Thoracic Society	美国胸科学会
B	BALF	bronchoalveolar lavage fluid	支气管肺泡灌洗液
	BE	bronchiectasis	支气管扩张
C	CAP	community-acquired pneumonia	社区获得性肺炎
	CCL16	chemokine (C-C motif) ligand 16	趋化因子C-C-基元配体16
	CCL18	chemokine (C-C motif) ligand 18	趋化因子C-C-基元配体18
	C_4D	capacitively coupled contactless conductivity	电容耦合非接触电导
	CE	capillary electrophoresis	毛细管电泳法
	CEA	carcinoembryonic antigen	癌胚抗原
	CF	cystic fibrosis	囊性纤维化
	CK	cytokeratin	细胞角蛋白

	缩写	英文全称	中文
C	CL	chemiluminescence	化学发光
	CML	$N\text{-}\varepsilon\text{-}$carboxymethyl lysine	$N\text{-}\varepsilon\text{-}$羧甲基赖氨酸
	COPD	chronic obstructive pulmonary disease	慢性阻塞性肺疾病
	COX	cyclooxygenase	环氧合酶
	CPAP	continuous positive airway pressure	持续气道正压通气
	CSAS	central sleep apnea syndrome	中枢性睡眠呼吸暂停综合征
	CTVA	chest tightness-variant asthma	胸闷变异性哮喘
	CVA	cough-variant asthma	咳嗽变异性哮喘
	Cys-LTs	cysteinyl leukotriene	半胱氨酰白三烯
D	2-DE	2-dimensional gel electrophoresis	二维凝胶电泳
	DFP	deferiprone	去铁酮
	DI	direct infusion	直接输注
E	ECD	electrochemical detection	电化学检测
	ECP	eosinophil cationic protein	嗜酸性粒细胞阳离子蛋白
	EC-SOD	extracellular-superoxide dismutase	细胞外超氧化物歧化酶
	EGFR	epidermal growth factor receptor	表皮生长因子受体
	EIA	enzyme immunoassay	酶免疫分析法
	ELISA	enzyme-linked immunosorbent assay	酶联免疫吸附测定
	eNO	exhaled nitric oxide	呼出气一氧化氮
	E protein	envelope protein	包膜蛋白
	ERS	European Respiratory Society	欧洲呼吸学会
	ESI	electro spray ionization	电喷雾离子化
	ET-1	endothelin-1	内皮素-1
F	FD	fluorescence detection	荧光检测
	FEV_1	forced expiratory volume in the first second	第1秒用力呼气容积
	FVC	forced vital capacity	占用力肺活量

缩写		英文全称	中文
G	GC/MS	gas chromatography/mass spectrometer	气相色谱法/质谱仪
	GERD	gastroesophageal reflux disease	胃食管反流病
	GINA	global initiative for asthma	哮喘全球防治创议
	GRO-α	growth-related oncogene α	生长相关癌基因 α
	GSH	glutathione	谷胱甘肽
	GSSG	glutathione disulfide	谷胱甘肽二硫化物
H	HAP	hospital-acquired pneumonia	医院获得性肺炎
	HEMT	high electron mobility transistor	高电子迁移率晶体管
	HGF	hepatocyte growth factor	肝细胞生长因子
	HILIC	hydrophilic interaction liquid chromatography	亲水相互作用液相色谱
	HPLC	high performance liquid chromatography	高效液相色谱法
	HPV	human papilloma virus	人乳头瘤病毒
I	IC	ion chromatography	离子色谱法
	ICAM-1	intercellular adhesion molecule 1	细胞间黏附分子-1
	ICS	inhaled corticosteroids	吸入皮质类固醇
	IFN	interferon	干扰素
	IGF-I	insulin-like growth factor-I	胰岛素样生长因子I
	IL	interleukin	白细胞介素
	ILD	interstitial lung disease	间质性肺疾病
	IL-1R	interleukin-1 receptor	IL-1 受体
	IPF	idiopathic pulmonary fibrosis	特发性肺纤维化
	IS	induced sputum	诱导痰
	8-iso-PG	8-isoprostaglandin	8-异前列腺素
	8-iso-$PGF_{2\alpha}$	8-isoprostaglandin $F_{2\alpha}$	8-异前列腺素 $F_{2\alpha}$
L	LAMP	loop-mediated isothermal amplification	环介导等温扩增
	LC/MS	liquid chromatography/mass spectrometer	液相色谱法/质谱仪
	LC-MS/MS	liquid chromatography – tandem mass spectrometry	液相色谱-串联质谱

	缩写	英文全称	中文
L	lncRNA	long non-coding RNA	长链非编码 RNA
	LPA	lysophosphatidic acid	溶血磷脂酸
	LTB_4	leukotriene B_4	白三烯 B_4
	LTC_4	leukotriene C_4	白三烯 C_4
	LTD_4	leukotriene D_4	白三烯 D_4
	LTE_4	leukotriene E_4	白三烯 E_4
M	MAs	microsatellite alterations	微卫星改变
	MCP	monocyte chemoattractant protein	单核细胞趋化蛋白
	MDA	malondialdehyde	丙二醛
	MDT	multidisciplinary team	多学科团队
	miRNA	microRNA	微小 RNA、小分子核糖核酸
	MMP	matrix metalloproteinase	基质金属蛋白酶
	MODS	multiple organ dysfunction syndrome	多器官功能障碍综合征
	MS	mass spectrometry	质量光谱检测
	mtDNA	mitochondria DNA	线粒体 DNA
N	ncRNA	non-coding RNA	非编码 RNA
	NGS	next generation sequencing	第二代测序
	NK 细胞	natural killer cell	自然杀伤细胞
	NMR	nuclear magnetic resonance	核磁共振
	N protein	nucleocapsid protein	核壳体蛋白
	NSCLC	non-small cell lung cancer	非小细胞肺癌
	3-NT	3-nitrotyrosine	3-硝化酪氨酸
O	ORF1ab	open reading frame 1ab	开放读码框 1ab
	OSAS	obstructive sleep apnea-hypopnea syndrome	阻塞性睡眠呼吸暂停低通气综合征
P	PCR	polymerase chain reaction	聚合酶链反应
	PCT	procalcitonin	降钙素原
	PDGF	platelet derived growth factor	血小板衍生生长因子

	缩写	英文全称	中文
P	PE	polyethylene	聚乙烯
	PEEP	positive end expiratory pressure	呼气末正压
	PEF	peak expiratory flow	呼气流量峰值
	PG	prostaglandin	前列腺素
	PP	polypropylene	聚丙烯
	PSP	pancreatic stone protein	胰石蛋白
	PTFE	polytetrafluoroethylene	聚四氟乙烯
R	RP-HPLC	reversed-phase high performance liquid chromatography	反相高效液相色谱
	RT-PCR	reverse transcription-polymerase chain reaction	逆转录 PCR
S	SAW	surface acoustic wave	表面声波
	SCLC	small cell lung cancer	小细胞肺癌
	S-NO	S-nitrosothiol	亚硝基硫醇
	SOD	superoxide dismutase	超氧化物歧化酶
	S protein	spike protein	刺突蛋白
	SRBD	sleep-related breathing disorder	睡眠相关性低通气障碍
	sTREM-1	soluble triggering receptor expressed on myeloid cells-1	骨髓细胞可溶性触发受体-1
T	TGF	transforming growth factor	转化生长因子
	TMA	trimethylamine	三甲胺
	TM-DART	TM-direct analysis in real time	实时传输模式直接分析
	TNF	tumor necrosis factor	肿瘤坏死因子
	TSLP	thymic stromal lymphopoietin	胸腺基质淋巴细胞生成素
	TXA_2	thromboxane A_2	血栓素 A_2
	TXB_2	thromboxane B_2	血栓素 B_2
U	UHPLC	ultra high performance liquid chromatography	超高压液相色谱

	缩写	英文全称	中文
V	VAP	ventilator associated pneumonia	呼吸机相关性肺炎
	VEGF	vascular endothelial growth factor	血管内皮生长因子
	VOCs	volatile organic compounds	挥发性有机化合物

目　录

A．基础篇

第一章　呼出气冷凝液（EBC）概述　003

第一节　EBC 的概念　003

第二节　EBC 研究的源起与进展　005

第二章　EBC 的相关基础认知　013

第一节　EBC 与呼吸生理　013

第二节　EBC 的成分　015

第三节　EBC 检测临床应用特性　028

第三章　EBC 的收集　034

第一节　EBC 的收集仪器　034

第二节　EBC 的收集　042

第三节　影响 EBC 收集效果的因素　045

第四章　EBC 检测技术　049

第一节　EBC 检测方法　049

第二节　EBC 检测要点　074

B. 临床应用篇

第一章　肺　癌　079
　　第一节　肺癌的基本特点　079
　　第二节　肺癌患者 EBC 检测的相关研究　084
　　第三节　陈建荣课题组关于 EBC 在肺癌中的相关应用研究　091

第二章　慢性阻塞性肺疾病　101
　　第一节　慢性阻塞性肺疾病的基本特点　101
　　第二节　慢性阻塞性肺疾病患者 EBC 检测的相关研究　107

第三章　支气管哮喘　114
　　第一节　支气管哮喘的基本特点　114
　　第二节　支气管哮喘患者 EBC 检测的相关研究　124

第四章　肺　炎　132
　　第一节　肺炎的基本特点　132
　　第二节　肺炎患者 EBC 检测的相关研究　135

第五章　新型冠状病毒感染　141
　　第一节　新型冠状病毒感染的基本特点　141
　　第二节　新型冠状病毒感染患者 EBC 检测的相关研究　146
　　第三节　针对新型冠状病毒感染的 EBC 装置的消毒技术　149

第六章　阻塞性睡眠呼吸暂停低通气综合征　151
　　第一节　阻塞性睡眠呼吸暂停低通气综合征的基本特点　151
　　第二节　阻塞性睡眠呼吸暂停低通气综合征患者 EBC 检测的
　　　　　　相关研究　155

第七章　急性呼吸窘迫综合征　160
　　第一节　急性呼吸窘迫综合征的基本特点　160
　　第二节　急性呼吸窘迫综合征患者 EBC 检测的相关研究　163

第八章　间质性肺疾病　172
　　第一节　间质性肺疾病的基本特点　172
　　第二节　间质性肺疾病患者 EBC 检测的相关研究　177

第九章　支气管扩张　187
　　第一节　支气管扩张的基本特点　187
　　第二节　支气管扩张患者 EBC 检测的相关研究　189

第十章　囊性纤维化　193
　　第一节　囊性纤维化的基本特点　193
　　第二节　囊性纤维化患者 EBC 检测的相关研究　194

第十一章　药物浓度监测　199
　　第一节　药物浓度监测的基本特点　199
　　第二节　EBC 用于药物浓度监测的相关研究　200

第十二章　职业暴露　202
　　第一节　职业暴露的基本特点　202
　　第二节　EBC 检测技术应用于职业暴露的相关研究　203

第十三章　中　医　206
　　第一节　中医对 ARDS 发病机制的研究　206
　　第二节　EBC 检测与中医治疗 ARDS 的研究　207

总　结　211

参考文献　216

A.基础篇

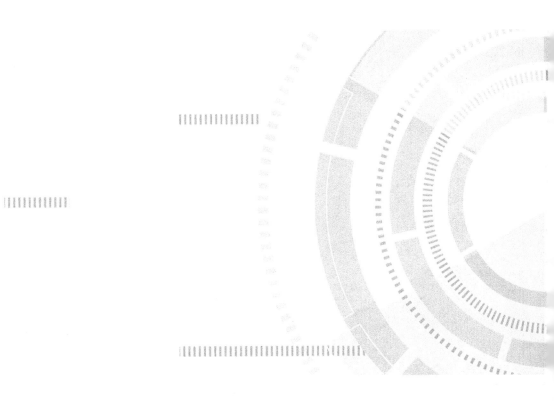

第一章　呼出气冷凝液（EBC）概述

第一节　EBC 的概念

　　呼出气生物标志物研究是一个快速发展的领域，许多挥发性和非挥发性成分以微量的浓度存在于呼出气中，对它们进行检测是一项具有挑战性的工作。应用高灵敏度的技术来分析呼出的气体，科学家能够评估样本中不同分子的浓度范围，从而探究这些分子是否能作为诊断肺部疾病的指标。目前，对于呼出气的研究分为两大类：一类是对呼出气中挥发性有机化合物（volatile organic compounds，VOCs）的研究，主要是对气体的研究；另一类是对呼出气中液体成分的研究，主要包含对非挥发性有机化合物和水溶性挥发物的研究。

　　呼出气冷凝液（exhaled breath condensate，EBC）中的液体成分是呼出气经过冷却后得到的。美国胸科学会和欧洲呼吸学会（American Thoracic Society/European Respiratory Society，ATS/ERS）在 2005 年公布的 EBC 指南中首次提出了 EBC 的概念，即 EBC 必须是通过冷却呼出气得到的液体样本，样本以液体或冷冻材料的形式收集，并建议将"Exhaled Breath Condensate"作为此类研究的专用术语。换言之，如果从呼吸道获取的样本不是通过冷却呼出的气体得到的，则不能使用 EBC 这一术语。在此之前，关于呼出气的研究也有涉及 EBC 这一领域的，但不同的研究对 EBC 的表述不尽相同。

　　EBC 是通过冷却呼出气而得到的液体样本，它不是单一标志物，而是一种包含各种标志物的基质，某种程度上类似于血液、汗液、尿液和唾液等体液。但是与临床血液及尿液检测相比，EBC 检测具有无创、易于重复、感染风险极低、便于长期临床监测等优点。EBC 内的物质来自整个呼吸道，并且与呼吸道内衬液（airway lining fluid，ALF）的成分相对应。这些物质的浓度受肺部疾病及其治疗方案的影响，人体在健康状态与病理状态下的 EBC 内物质浓度存在差异。

在人肺部有炎症期间，许多氧化应激介质会释放到 ALF 中，能够提示肺部炎症的严重程度，并有助于评估呼吸道对氧化应激的敏感度，提示慢性炎症的进展程度及肺部疾病对药物的反应。研究人员认为，对 ALF 的分析在评估各种肺部疾病严重程度方面很重要，并且 EBC 和 ALF 成分的相关性一直是他们的关注点。

获得具有代表性的 ALF 样本并不容易，支气管肺泡灌洗液（bronchoalveolar lavage fluid，BALF）检测技术和诱导痰（induced sputum，IS）技术是两种最常用的方法。BALF 通常是将生理盐水或生理缓冲液注入一个支气管肺泡区域或肺段，并立即使用注射器抽吸得到的样本；IS 是将雾化的高渗盐水注入肺部以诱导产生痰流样本。这两种采样方法都存在一定程度的侵入性，不能定期重复，并且容易人为诱发肺部炎症。

EBC 可视为一种替代的、非侵入性的诊断样本，可以为 BALF/IS 提供补充信息，并且有可能用于临床诊断。EBC 中的非挥发性化合物包括无机离子（阴离子、阳离子）、有机分子（尿素、有机酸、氨基酸及其衍生物），还有肽、蛋白质、表面活性剂等大分子。

EBC 易于收集，只需受试者向 EBC 收集装置（包含咬嘴、单向或双向阀和冷凝管道）呼气，此收集过程只需要受试者安静呼吸，不会影响其肺功能，对受试者的状态没有不利影响。EBC 的收集有可重复性的优点，因而 EBC 成为连续纵向研究和流行病学研究的理想选择。EBC 的收集过程持续时间较短且可收集足够的液体量，受试者不会有疲劳感，并且节省了操作人员的时间。因此，基于以上因素，EBC 收集简单、省时、可重复性好且没有特殊技术要求，几乎可以应用于所有患者（包括可自主呼吸及机械通气患者）。

小气道区域是气道疾病早期病理生理变化的位置，EBC 内的某些介质（尤其是雾化颗粒）来自该区域，这些介质包含了呼吸道疾病发病机理的通路介质，这使得 EBC 检测成为监测呼吸系统疾病进展和治疗效果的有力工具。值得一提的是，EBC 中的生物标志物与其他样本中的生物标志物是等效的，在 EBC 中检测到的大量物质也可通过其他采样技术发现，如 BALF 和 IS。

第二节　EBC 研究的源起与进展

人们对呼出气的研究已经有很长的历史，最早可以追溯到希波克拉底时代，当时希波克拉底便通过嗅辨患者的呼出气、尿液、汗液等的气味诊断疾病。在中世纪的欧洲，呼出气和尿液的易得性及安全性使得它们一度成为疾病诊断最常用的体液样本。例如，糖尿病患者病情严重时，其呼出的气体带有烂苹果味；肝功能严重受损患者的呼出气有烂苹果和臭鸡蛋的混合气味或者鱼腥味，俗称"肝臭"；肾功能衰竭患者呼出的气体散发着尿味或者氨味。但早期对于呼出气和尿液的研究，仅限于气味、颜色等物理性状方面，未曾涉及化学成分。随着现代化学的发展，检测呼出气中的具体化学成分成为可能。被誉为"近代化学之父"的拉瓦锡（Antoine-Laurent de Lavoisier）通过测定呼出气中氧气和二氧化碳含量的实验，证明了人体消耗氧气、产生二氧化碳，并通过每次呼吸将二氧化碳排出体外的过程。1777年，他发表了一篇论述呼吸的文章，标题为《关于动物呼吸的实验和关于空气通过肺部时所经历的变化》。图 A1-1 为一幅木雕画，它雕刻了拉瓦锡测定呼出气中化学成分的场景，这可能是最早的关于呼出气实验的记载。

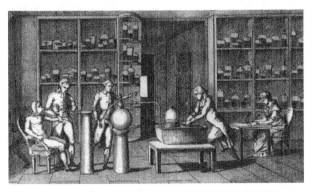

图 A1-1　拉瓦锡测定呼出气中化学成分的场景

在拉瓦锡测定呼出气中氧气和二氧化碳含量的 90 多年后，1874 年，英国医生安思（Anstie）采用色度分析法检测人体呼出气中的酒精，首次实现了呼出气酒精的定量分析，之后出现了大量关于呼出气酒精的研究，酒精呼出气测试也成为呼出气分析最为成功和行之有效的检测手段。内贝尔陶（Nebelthau）于 1897 年宣布从糖尿病患者的呼出气中发现了丙酮。之后，更多关于呼出气成分测定的系统研究和应用开始出现。1927 年，伯根（Burgen）和麦克纳利（McNalley）改进了测定呼出气中酒精浓度的方法，随后哈格（Harger）发明了第一台用于测定驾驶员呼出气中酒精浓度的机器并于 1936 年申报了专利。

现代呼出气检测开始于 1971 年，当时莱纳斯·卡尔·鲍林（Linus Carl Pauling）用冷却的不锈钢管收集呼出气，分析其中挥发性有机化合物（VOCs）的成分，发现正常人的呼出气中含有 250 多种 VOCs。此后，呼出气检测引起越来越多研究者的兴趣和临床医师的关注。图 A1-2 显示了关于 EBC 研究的时间轴。苏联学者西多连科（Sidorenko）最早于 1980 年提出检测呼出气体冷凝物中的炎性介质，其后十年中，只有苏联科学家支持 EBC 可能是诊断肺部疾病良好基质的想法。直到 1992 年，西方研究机构发表了他们第一篇关于 EBC 的论文，第一次阐述了麻醉与 EBC 中过氧化氢（H_2O_2）的关系。此后，对 EBC 检测技术的研究逐渐增多。随后的几十年中，研究者们测定呼出气中的化学成分，探寻这些成分能否作为诊断肺部炎症、肺癌、肺部感染的指标。EBC 中的 H_2O_2 可作为气道炎症的生化指标。例如：1993 年，多尔曼（Dohlman）及其团队研究发现，与健康对照者相比，哮喘患者 EBC 中 H_2O_2 水平升高；基茨曼（Kietzmann）等发现，急性呼吸窘迫综合征（acute respiratory distress syndrome，ARDS）患者或具有 ARDS 危险因素者 EBC 中有高浓度的 H_2O_2；Dekhuijzen 及其团队在 1996 年发现，稳定期及急性加重期慢性阻塞性肺疾病（chronic obstructive pulmonary disease，COPD）患者 EBC 中 H_2O_2 浓度增加；1998 年，Loukides 等的研究结果显示，支气管扩张（bronchiectasis，BE）患者 EBC 中的 H_2O_2 水平高于正常对照组，并且 H_2O_2 水平与第 1 秒用力呼气容积（forced expiratory volume in the first second，FEV_1）呈负相关；Ho 等于 1999 年证实囊性纤维化（cystic fibrosis，CF）患者 EBC 中 H_2O_2 水平与健康对照组无明显差异；2004 年，格斯纳（Gessner）等发现 EBC 可用于分析与烟草直接相关的 DNA 损伤区域中的体细胞基因突变情况。随着检测技术和方法的发展，呼出气检测技术应用于临床的进程向前迈进了一大步。美国食品药品监督管理局（Food and Drug Administration，FDA）也批准了几种新的呼出气检测装置，但大部分关于呼出气的研究仅限于实验室。

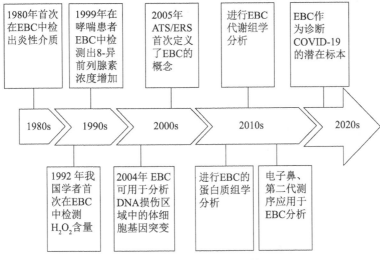

图 A1-2　EBC 研究时间轴

　　到 21 世纪初，随着 EBC 研究的日益广泛，其规范化成为亟须解决的问题。ATS/ERS 在 2005 年公布的 EBC 指南中首次定义了 EBC 的概念。因此，有人认为，从狭义上来说，EBC 的真正发展始于 2005 年，至今也就不到 20 年的时间。

　　毫无疑问，EBC 这种具有非侵入性、操作简单的呼吸功能检测方法在生物医学研究中的应用有明显增长的趋势。更进一步地说，运用各种方法研究 EBC 的潜在临床应用的文献数量正快速增加。截至 2021 年，在 PubMed 数据库进行搜索，与 EBC 相关的文献有 1711 篇。按照时间顺序排，第 1 篇发表于 1980 年；从 2000 年开始，每年发表的研究 EBC 的文献数量急剧增加，仅 2008 年一年文献数量就达到 138 篇，之后保持相对较高的文献数量（大约为 100 篇/年）。图 A1-3 所示为 PubMed 数据库中历年研究 EBC 的文献数量趋势图。这些文献涉及多种呼吸系统疾病［包括支气管肺癌、COPD、支气管哮喘、支气管扩张、肺炎、ARDS、阻塞性睡眠呼吸暂停低通气综合征（obstructive sleep apnea-hypopnea syndrome，OSAS）、肺囊性纤维化、间质性肺疾病等］和 100 多种生物标志物，并且不断有新的生物标志物被发现。图 A1-4 和图 A1-5 分别列举了基于常见疾病、常见生物标志物研究 EBC 的文献数量。

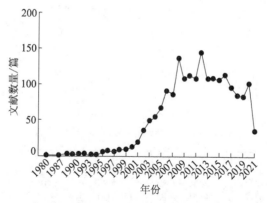

图 A1-3　PubMed 数据库中历年研究 EBC 的文献数量趋势图

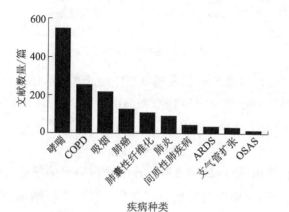

图 A1-4　基于常见疾病研究 EBC 的文献数量

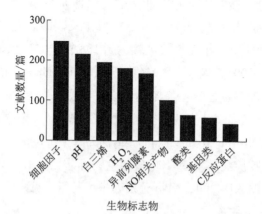

图 A1-5　基于常见生物标志物研究 EBC 的文献数量

我国关于 EBC 检测的研究尽管开展得相对较晚，但亦有 30 余年历史。1992 年，第四军医大学附属西京医院的朱运奎等研究了清醒绵羊肉毒素急性肺损伤后 EBC 中 H_2O_2 的含量，证明了 EBC 中 H_2O_2 含量是灵敏反映急性肺损伤的指标。此后，许多研究机构在 EBC 检测的研究方面做了大量的工作。2001 年，巫佳慧观察了支气管哮喘患者吸入低剂量糖皮质激素二丙酸倍氯米松对 EBC 中 H_2O_2 含量的影响，发现支气管哮喘患者吸入糖皮质激素能使 EBC 中的 H_2O_2 含量降低持续 4 周以上，表明糖皮质激素对肺部疾病有明显的抗炎作用。2011 年，蒋云书等研究了 ARDS 患者 EBC 中血管内皮生长因子-A（vascular endothelial growth factor-A，VEGF-A）的含量变化，结果显示，VEGF-A 的含量可以作为肺损伤病情严重程度判断和预后评估的辅助指标。2014 年，南通大学第二附属医院的陈建荣团队通过研究 ARDS 患者使用清肺汤治疗后 EBC 中一氧化氮浓度的变化，发现 ARDS 患者联用中药清肺汤有助于控制炎症反应，减轻肺损伤，可提高临床疗效。陈建荣团队多年来致力于 EBC 的研究，发现了肺癌、哮喘、COPD、ARDS、OSAS 等患者 EBC 中的生物标志物含量的变化，并且是国内第一个改进 EcoScreen 冷凝器使之与呼吸机相连的团队，且证实了这种改装方法的安全性。

经过许多人的共同努力，我国在 EBC 临床研究方面进展迅速，截至 2021 年，中国知网数据库中与 EBC 相关的文献有 721 篇。目前，国内每年有 40~60 篇关于 EBC 的文章发表。图 A1-6 所示为中国知网数据库中历年 EBC 相关文献数量趋势图，图 A1-7、图 A1-8 分别显示了国内外作者发表的 EBC 相关文献数量。

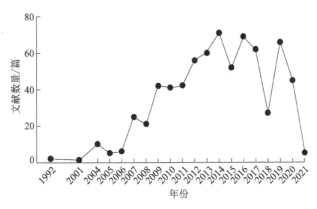

图 A1-6　中国知网数据库中历年 EBC 相关文献数量趋势图

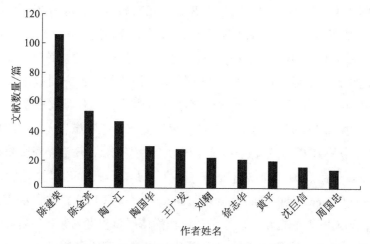

图 A1-7　国内作者发表的 EBC 相关文献数量

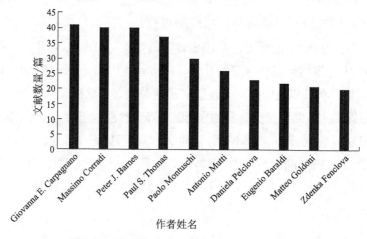

图 A1-8　国外作者发表的 EBC 相关文献数量

　　目前，EBC 已应用于多种炎症疾病、结缔组织疾病的临床研究，包括 COPD、ARDS、哮喘、肺炎、肺癌等。21 世纪，随着检测技术和方法的发展，EBC 检测技术应用于临床的进程向前迈进了一大步。一些单位为了配合临床研究，开展了 EBC 生物标志物检查项目。2015 年，EBC 检测作为一种无创性气道炎症评价技术，成为江苏省三级综合医院呼吸与危重症医学科重点科室技术标准。美国食品药品监督管理局也批准了几种新的呼出气检测装置，但大部分关于呼出气的研究仅限于实验室，并且 EBC 收集和检测中还有许多问题待解决。ATS/ERS 在 2005 年公布的 EBC 指南中指出，

EBC 应用于临床前还需进行五方面的研究：EBC 中微粒形成的机制及定位；确定稀释度指标；提高再现性；EBC 的纵向研究；确定 EBC 检测用于个体化治疗的效果。随着检测技术敏感度的提高和新的生物标志物被发现，EBC 技术仍在不断地发展。

标准化收集方式的缺乏导致 EBC 检测结果在不同研究之间的比较存在很大困难，但随着技术的进步，EBC 的样本采集逐渐向标准化发展。控制受试者呼吸速率和呼气量的仪器可降低研究结果变异性。意大利的安科纳开发了一种新仪器，该仪器是第一个为患者提供即时视觉反馈以控制其呼吸模式的 EBC 收集装置。Winters 等评估了该技术在 EBC 样本收集标准化方面的优势，结果表明，与受试者自主呼吸相比，使用视觉和听觉线索设定吸气、呼气量和频率的受控呼吸模式降低了 EBC 收集量的可变性。

近年来，蛋白质组学和代谢组学的兴起，为 EBC 的系统化分析提供了新的机遇。有文献报道了 EBC 的相关蛋白质组学分析，其中一些研究揭示了肺癌、哮喘、COPD 的潜在蛋白质生物标志物，但是还需要改进取样与分析方法，以实现敏感而全面的 EBC 蛋白质组学研究。拉科姆（Lacombe）等通过液相色谱-串联质谱法（liquid chromatography-tandem mass spectrometry，LC-MS/MS）对 EBC 进行了深入的蛋白质组学研究，分析了健康受试者 EBC 的蛋白质组学，丰富了 EBC 的蛋白质组学图谱，有利于发现呼吸系统疾病新型蛋白质生物标志物。

代谢组学是 EBC 分析中的一个新兴领域，它提供了低分子量内源性代谢物的生化特征，并且表达了生命系统对遗传修饰、病理生理刺激和环境影响的多参数反应。代谢组学是对代谢指纹的测量，而不是针对某一特定的代谢物或某一组代谢物，它还可以检测 EBC 中的代谢物模式，这些模式可以将病理和健康状况区别开来，常用的技术是核磁共振光谱和质谱。EBC 代谢组学在呼吸系统疾病中的研究众多，如在肺癌、COPD、哮喘、囊性纤维化等疾病中都有研究，对疾病的诊断和预后有重要意义。例如，卡拉罗（Carraro）等通过分析 EBC 的核磁共振（nuclear magnetic resonance，NMR）光谱并应用化学计量学进行数据处理，将哮喘儿童组和健康儿童组区别开来，成功率为 86%。随着强大的光谱技术的出现，以及计算机科学和化学计量学的进步，代谢组学提供的整体方法越来越受欢迎，并且将来可能会为 EBC 的临床应用提供新的补充数据。

新型冠状病毒（COVID-19）感染的常规诊断方法是通过鼻咽拭子的逆转录 PCR（reverse transcription-polymerase chain reaction，RT-PCR）法检测新冠病毒（SARS-CoV-2）的 RNA。2021 年丹尼尔（Daniel）等发现 SARS-CoV-2 可以在 EBC 中被检测出。通过 EBC 检测可早期诊断出新型冠状病毒感染，有助于筛查患者并及时对患者进行下一步治疗。

随着 EBC 收集方法的标准化和检测技术敏感度的提高，EBC 检测的实用性大幅提升，因此有必要在未来建立 EBC 中生物标志物正常生理范围的数据库，从而形成临床诊断和监测疾病的基础。但是一个标准化不太可能满足 EBC 中可测量的不同标志物的要求，所以需要针对 EBC 中不同的生物标志物调整不同的标准化步骤。相信在不久的将来，EBC 能广泛应用于临床，并在呼吸系统疾病的诊断中发挥举足轻重的作用。

第二章　EBC 的相关基础认知

第一节　EBC 与呼吸生理

呼出的气体是很容易获得的诊断样本之一。人类每天能自由释放出大量气体，正常人每天大约吸入 10000 L 空气随后呼出，从而实现氧气与二氧化碳的气体交换。人体吸入和呼出分子的途径如图 A2-1 所示。

除了氧气、二氧化碳和其他惰性气体外，呼出气体中还含有水蒸气和数百种微量的外源性、内源性化合物。呼出气的一部分可以转变成液体，称为 EBC，其中含有水溶性挥发物和非挥发性化合物。

在肺部有炎症期间，许多氧化应激介质可以释放到 ALF 中，并且可以提示肺部疾病的严重程度，帮助评估呼吸道对氧化应激介质的易感性和对药物的反应。

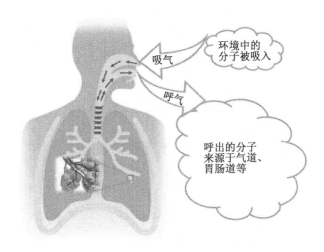

图 A2-1　人体吸入和呼出分子的途径

呼吸道表面覆盖有薄层 ALF（约 50 μm），非挥发性化合物能够以雾化颗粒或气溶胶的形式从呼吸道释放到呼出的气体中，在人类 ALF 中发现的一些非挥发性化合物也能在 EBC 中被发现。雾化颗粒和气溶胶的形成主要有两种机制：① 湍流作用于气道壁使得下呼吸道内液体形成悬浮颗粒，根据这个原理，悬浮颗粒的解剖定位就在容易形成湍流的部位，包括咽部、声门、气管隆突、支气管分叉等气流方向改变处。② 末梢气道由于气流量小，湍流的作用不明显，但是 EBC 技术却能检测到肺泡表面的活性物质，因此，约翰逊（Johnson）和莫拉夫斯卡（Morawska）提出了细支气管液体薄膜破裂模型。已有多篇研究提出，深呼吸时，呼气时末梢支气管会因为挤压而缩小，致使黏液堵塞管道；吸气时，末梢支气管扩张形成黏液薄膜，此薄膜在支气管持续扩张时破裂，形成众多小液滴，这些小液滴会先短暂留存在肺泡中，并在下一次呼气时呼出。图 A2-2 所示为呼吸液滴的细支气管液体薄膜破裂模型概念图。

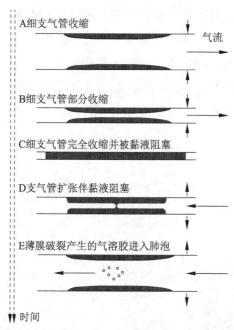

短箭头—支气管壁移动方向；长箭头—气流方向。

图 A2-2　呼吸液滴的细支气管液体薄膜破裂模型概念图

因为呼出气在气道呼出的过程中产生涡流，所以液滴可从覆盖在呼吸道表面的 ALF 中自动分离出来。当然，在呼气期间，液滴不仅可从支气管和气管中分离出来，也可从喉、咽、鼻、口腔和上消化道中分离出来，因此，某些生物标志物的确切来源需进一步确定。EBC 中颗粒的大小提示了它们的可能来源，亚微米级颗粒可能来自肺泡，稍大的颗粒来自支气管表面，大颗粒多来自口腔。图 A2-3 中标明了 EBC 中来自气道不同部位的主要成分。

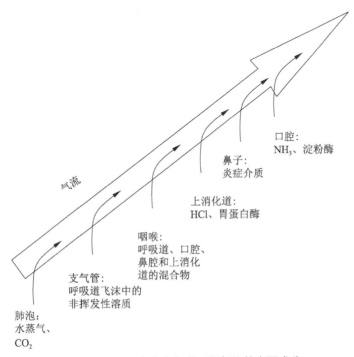

口腔：
NH$_3$、淀粉酶

鼻子：
炎症介质

气流

上消化道：
HCl、胃蛋白酶

咽喉：
呼吸道、口腔、
鼻腔和上消化
道的混合物

支气管：
呼吸道飞沫中的
非挥发性溶质

肺泡：
水蒸气、
CO$_2$

图 A2-3　EBC 中来自气道不同部位的主要成分

第二节　EBC 的成分

EBC 的收集过程是完全无创的，EBC 的形成不会干扰或改变呼吸系统中正在进行的代谢过程，尤其是那些具有病理特征的代谢过程。这意味着 EBC 中的代谢物来自呼吸系统，并能够反映出其病理生理学变化。从气道获取样本的其他传统方法可能会破坏气道周围的结构从而影响其功能，并且可能引起进一步的炎症反应。

EBC 不是一种标志物，而是一种包含各种生物标志物的基质，某种程度上类似于血液、汗液、尿液、唾液等体液。EBC 主要由三个部分组成

（图 A2-4）：一是来自 ALF 的雾化颗粒，这些颗粒反映 ALF 本身的状态，ALF 的组成如图 A2-5 所示。二是呼出气中的水蒸气，它使雾化颗粒被高度稀释，每 1 mL 的 EBC 中只有不到 0.1 μL 的 ALF 雾化颗粒。三是水溶性挥发物。EBC 中水蒸气占绝大部分（>99%），剩下的是种类繁多的非挥发性物质（几乎都来自 ALF）和水溶性挥发物，它们也是研究的重点。据报道，EBC 中含有数千种挥发性化合物（如二氧化碳、一氧化氮、乙烷和氧气等）和非挥发性化合物（如有机酸、核酸、氨基酸、尿素、肽、蛋白质和其他大分子等）。

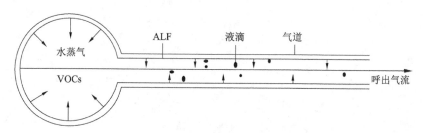

图 A2-4　EBC 成分示意图

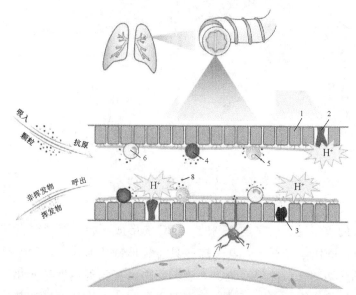

　　1—假复层纤毛的柱状上皮细胞；2—杯状细胞；3—垂死/脱落的气道上皮细胞；4—嗜酸性粒细胞；5—中性粒细胞；6—单核细胞；7—树突状细胞；8—内源性和外源性的颗粒和抗原。

图 A2-5　ALF 组成示意图

有学者推测，这些物质是呼吸气流形成"气旋"撞击 ALF 形成雾化颗粒后随气体呼出的，或是由吸气时气道扩张形成的张力将表层液相"撕裂"形成的。EBC 中的颗粒大小提示了其可能来源，研究发现，EBC 中大多数物质来源于下呼吸道（即气管、支气管、肺），对 EBC 中这些生化分子进行检测，可监测下呼吸道氧化损伤、炎症反应等气道状态。

一、无机物

（一）H_2O_2

人体肺泡持续不断地进行着气体交换，也不断进行着氧化应激反应。氧化和抗氧化系统的失衡是 COPD 等多种呼吸系统疾病发生发展的重要环节。体内激活的中性粒细胞产生的超氧阴离子，在超氧化物歧化酶（super-oxide dismutase，SOD）的作用下，被歧化成 H_2O_2。H_2O_2 可引起下呼吸道蛋白酶/抗蛋白酶、氧化/抗氧化失衡，EBC 中 H_2O_2 含量增加提示与炎症有关的下呼吸道氧化负荷增加。对 EBC 中 H_2O_2 的检测可用于早期预测炎症水平、评估气道炎症的治疗效果及早期评估肺功能恶化程度。另外，EBC 中 H_2O_2 含量在吸烟者及上呼吸道感染、哮喘、COPD、CF、支气管扩张症、ARDS 患者中都有所升高，并且在病情加重时升高特别明显，经抗感染治疗后会下降。研究表明，COPD 患者 EBC 中 H_2O_2 含量明显高于健康对照组，在 COPD 急性加重期，EBC 中 H_2O_2 的含量与 COPD 病情严重程度相关。在哮喘患者中，非吸烟者的 EBC 中 H_2O_2 含量明显高于健康受试者。此外，与健康受试者和哮喘控制者相比，未控制哮喘患者 EBC 中 H_2O_2 的含量更高。斯托拉雷克（Stolarek）等报道，肺癌患者 EBC 中的 H_2O_2 含量明显升高。Malakasioti 等的研究结果显示，OSAS 患者 EBC 中的 H_2O_2 含量明显升高，并且与呼吸暂停低通气指数有关，可以作为评价 OSAS 患者疾病严重程度的指标。杨国辉等在研究机械通气患者时发现，存活组第 1 天 EBC 中的 H_2O_2 含量增高，随病情好转 EBC 中的 H_2O_2 含量呈下降趋势，而病死组对应指标则随病情的恶化呈升高趋势。此外，病死组机械通气第 1、3 天 EBC 中的 H_2O_2 含量均低于存活组，而第 5、7 天则明显高于存活组，表明在机械通气早期气道炎症和氧化应激程度较轻，若能及时控制感染和纠正低氧血症，患者预后良好；如果治疗效果不佳，病情恶化，则 EBC 中的 H_2O_2 含量明显升高。因此，测定 EBC 中的 H_2O_2 含量可用于评估气道炎症反应。

（二）NO 相关产物

NO 是炎症性和非炎症性呼吸系统疾病研究中的重要生物标志物，其含量高可反映有炎症反应和氧化能力强。呼吸道中的氮多来源于 L-精氨酸经一氧化氮合成酶催化形成的 NO，甚至 NO 再经氧化反应形成 NO_2^-/NO_3^-，或与巯基生成亚硝基硫醇（S-nitrosothiol，S-NO），或与超氧阴离子形成过氧化氮，这些产物都能间接反映气道中 NO 的合成，用于评估气道的氧化应激水平。Kubysheva 等的研究显示，急性加重期慢性阻塞性肺疾病（acute exacerbation of chronic obstructive pulmonary disease，AECOPD）患者痰中的 NO_2^- 与 EBC 中的 NO_2^-/NO_3^- 均升高，且与肺功能指标、HLA-1 及 sCD95 的浓度相关，硝酸盐的浓度高可能提示预后较差。AECOPD 患者 EBC 中的亚硝酸盐浓度 [5.3（3.2~8.7）mmol/L] 高于稳定期患者 [3.0（1.3 ~ 6.7）mmol/L] 及健康对照者 [2.9（1.6~5.3）mmol/L]。S-NO、3-硝化酪氨酸（3-nitrotyrosine，3-NT）在 EBC 中含量更低，通常需要采用更加敏感的检测方法如 LC/G 联合质量光谱检测法或光谱光度测量法等。氮氧化物可反映气道的氧化及炎症状态，但其具有不稳定性，在临床的应用还需验证。

（三）阳离子

某些高浓度的阳离子（如 K^+、Na^+、Ca^{2+}）也在 EBC 中被检测到，它们的存在可能是为了补偿 EBC 的电荷平衡。这些物质不被认为是肺部疾病的生物标志物，在 EBC 检测中很少测定，因此这里不进行详细讨论。

二、氧化应激物

（一）花生四烯酸衍生物

花生四烯酸衍生物是由花生四烯酸产生的不饱和脂肪酸衍生物的异质家族通过磷脂酶 A_2 从细胞壁释放的。环氧合酶和脂氧合酶的酶促作用分别导致白三烯和前列腺素类的形成，而氧自由基的作用则导致异前列腺素类的形成。

1. 白三烯

白三烯（leukotriene，LT）是白细胞中的 5-脂氧合酶氧化花生四烯酸形成的炎症介质，分为白三烯 B_4（LTB_4）和半胱氨酰白三烯（cysteinyl leukotriene，Cys-LTs），如白三烯 C_4（LTC_4）、白三烯 D_4（LTD_4）、白三烯 E_4（LTE_4）。半胱氨酰白三烯能收缩呼吸道平滑肌，增加血管通透性，刺激黏液分泌和减弱黏膜纤毛清除作用。白三烯 B_4 能趋化中性粒细胞和嗜酸性粒细胞，造成气道水肿和狭窄，也能增加黏液分泌。酶免疫分析法（enzyme immunoassay，EIA）、气相色谱法/质谱仪（gas chromatography/mass spectrometer，GC/MS）和液相色谱法/质谱仪（liquid chromatography/mass spectrometer，LC/MS）能够测定 EBC 中的白三烯水平。痰诱导术后 EBC 中 LTB_4 也升高，说明痰诱导过程具有促炎症作用。半胱氨酰白三烯在哮喘患者（包括儿童）体内普遍升高，并与呼吸系统症状的严重程度正相关。大量研究发现，哮喘患者 EBC 中的 LT 浓度升高，且 EBC 中 LT 浓度升高与病情严重程度相关。此外，在 COPD、囊性纤维化和非小细胞肺癌患者体内同样发现 LTB_4 浓度升高的现象。研究发现，COPD 患者 EBC 中的 LTB_4 浓度比年龄匹配的对照组高约 2.5 倍，这与 LTB_4 在 COPD 中的主要病理生理作用一致。同时，EBC 中的 LTB_4 浓度约为痰中报告的 LTB_4 浓度的 1/30。CF 患者的 EBC 中 LTB_4 和 IL-6 水平升高，这两种生物标志物可用于监测 CF 患者的气道炎症。卡尔帕尼亚诺（Carpagnano）等的研究显示，与健康对照组相比，肺癌患者的 EBC 中 LTB_4 浓度更高。

2. 前列腺素类

前列腺素（prostaglandin，PG）类主要包括三大类：前列腺素（前列腺素 D_2、前列腺素 E_2、前列腺素 F_2）、血栓素（血栓素 A_2、血栓素 B_2）、前列环素。前列腺素 E_2 具有促炎作用，并具有抑制支气管收缩的作用，已有研究通过 EIA 和放射免疫法对 EBC 样本中的 PGE_2 进行了检测。血栓素 A_2（thromboxane A_2，TXA_2）易转化为化学性质稳定的血栓素 B_2（thromboxane B_2，TXB_2），TXB_2 是一种有效的支气管收缩剂。因此，血栓素的合成通常通过测量 EBC 中的 TXB_2 的含量来评估，可通过 EIA 进行检测。另外，健康受试者的 EBC 中同样存在 PGE_2，在允许的差异范围内，含量的正常上限不超过 75 pg/mL。

3. 异前列腺素类

1990 年，Morrow 等发现在氧自由基催化下花生四烯酸形成内过氧化中间产物，并最终生成一类结构与前列腺素类似的物质，称为异前列腺素（isoprostaglandin，iso-PG）。异前列腺素的化学性质稳定且对脂质过氧化具有特异性。目前，8-异前列腺素在 EBC 检测中得到了广泛的研究，通常使用 EIA 进行测定。在健康受试者的 EBC 中检测到的 8-异前列腺素的浓度最高值为 50 pg/mL。已有报道指出，在 COPD、ARDS、囊性纤维化、运动诱发的哮喘以及进行心胸外科手术患者的 EBC 中，8-异前列腺素的浓度较健康对照组显著增加。8-异前列腺素 $F_{2\alpha}$（8-isoprostaglandin $F_{2\alpha}$，8-iso-$PGF_{2\alpha}$）是氧自由基作用于花生四烯酸所产生的过氧化产物，它是反映氧化应激程度的指标。卡彭特（Carpenter）等研究了 22 例行机械通气 ARDS 患者和 10 例手术过程中行机械通气但无肺部疾病患者，结果显示，ARDS 组的 EBC 中 8-iso-$PGF_{2\alpha}$ 浓度为（87±28）ng/L，无肺部疾病手术组为（7±4）ng/L（$P<0.007$），提示 ARDS 组的 EBC 中 8-iso-$PGF_{2\alpha}$ 浓度升高可能是由 ARDS 引起的，机械通气可能不影响其水平。罗卡（Roca）等的研究显示，无肺部疾病的机械通气患者 EBC 中 8-iso-$PGF_{2\alpha}$ 浓度为 5.73（4.0~11.4）pg/mL，健康非吸烟者 EBC 中为 9.09（6.63~11.43）ng/L，两组 8-iso-$PGF_{2\alpha}$ 浓度无统计学差异，也表明机械通气对 EBC 中 8-iso-$PGF_{2\alpha}$ 水平无明显影响。

（二）其他氧化应激物

氧化应激被认为在多种肺部疾病中起关键作用，特别是在与氧化应激相关的组织损伤中，其中包括脂质过氧化、细胞膜磷脂的氧化导致各种脂质氢过氧化物和醛类产物形成。在这些分子中，多不饱和脂肪酸过氧化的副产物丙二醛（malondialdehyde，MDA）可能是氧化应激反应的可靠标志。MDA 由花生四烯酸和二十二碳六烯酸生成，被认为是硫代巴比妥酸反应物质。近期有研究者通过使用超高效液相色谱法结合单四极杆质谱法定量检测到 EBC 中存在 MDA。研究显示，与健康吸烟者相比，哮喘加重期间和 COPD 患者 EBC 中的 MDA 水平通常会升高，并且吸烟者 EBC 中的 MDA 水平高于不吸烟者。相反，EBC 中的谷胱甘肽（glutathione，GSH）含量减少表明抗氧化能力减弱。与健康对照组相比，在哮喘儿童和过敏性鼻炎患者中已证明 MDA 增加和谷胱甘肽减少。马尼斯卡科（Maniscalco）等发现，与哮喘患者相比，COPD 患者的 EBC 中甲醇和乙醇含量增加，甲酸和丙酮含量明显降低。另外，肺癌患者 EBC 中的甲醇和乙醇浓度增加，其代谢物醛类会增加 COPD 患者患肺癌的风险。科拉迪（Corradi）等指出，乙醇及其代谢物乙醛等也参与了 COPD 的发生和发展。

GSH 是一种内源性抗氧化剂，可防止活性氧和自由基对细胞的损害。在此过程中，GSH 被氧化为谷胱甘肽二硫化物（glutathione disulfide，

GSSG），它还在 NO 循环调节中起作用。肺泡腔与内源性氧化剂密切接触，而足够水平的 GSH 对于保护气道细胞免受氧化剂损害至关重要。当 GSH 水平降低时，它的氧化形式 GSSG 水平升高，即表明可能存在炎症。GSH 和 GSSG 是氧化剂引起损伤和抗氧化剂状态（例如在哮喘中）的生物标志物的代表性物质。有研究者还对酒精中毒者 EBC 中的 GSSG 进行了研究，发现其 GSSG 含量明显升高。

三、细胞因子

（一）白细胞介素

白细胞介素（interleukin，IL）是细胞因子中最主要的具有多种生物活性的一组淋巴因子。2002 年，卡尔帕尼亚诺（Carpagnano）等首次指出 IL-6 在非小细胞肺癌（non-small cell lung cancer，NSCLC）患者的 EBC 中显著高表达。He 研究发现，IL-6 在 COPD 相关性肺动脉高压患者的 EBC 中表达水平显著升高。格斯纳等的研究表明，与 COPD 稳定期、吸烟组、健康对照组患者相比，COPD 急性加重期患者 EBC 中的细胞因子 IL-1、IL-6、IL-8、IL-10 水平显著升高，而在哮喘患者 EBC 中，IL-4 水平明显升高。萨克（Sack）等发现，急性肺损伤（ALI）患者在行机械通气 24~72 h 后 EBC 中的 IL-1β、IL-6、IL-8、IL-10、IL-12 水平均高于健康吸烟组和健康志愿者，使用小潮气量（6 mL/kg）和大潮气量（12 mL/kg）机械通气 3 天后，EBC 中的 IL-6 水平在小潮气量组中下降 26%，在大潮气量组中升高，因此，监测 EBC 中的 IL-6 水平的变化有助于及早发现机械通气所致的肺损伤。杨国辉等对行机械通气的 COPD 患者进行了研究，结果表明，EBC 中的 IL-6 水平与病情严重程度呈明显的正相关，表明 EBC 中的 IL-6 水平是反映行机械通气的 COPD 患者肺部氧化损伤程度和气道炎症反应是否增强的早期敏感指标，EBC 中的 IL-6 也可作为评估病情严重程度及预后的标志物。

（二）肿瘤坏死因子-α

肿瘤坏死因子-α（tumor necrosis factor，TNF-α）是目前临床研究最广泛的多效细胞因子，可由呼吸道上皮细胞、外周血的中性粒细胞、自然杀伤细胞（natural killer cell，NK 细胞）、T 和 B 淋巴细胞、嗜酸性粒细胞及血管内皮细胞等多种炎症细胞产生、释放。TNF-α 可诱导 IL-1、IL-3、IL-6、IL-8 产生，介导炎性反应和肉毒素休克，是重要的前炎症因子，能较好地反映炎性反应水平。有研究发现，支气管哮喘患者急性发作期 EBC 中 TNF-α 水平明显高于缓解期以及正常对照组，提示 EBC 中的 TNF-α 水平可作为评估哮喘急性发作、判断病情严重程度和观察疗效的重要指标。同样，EBC 中 TNF-α 水平也可作为监测阻塞性睡眠呼吸暂停低通气综合征患者气道炎性反应的一项重要指标。萨克（Sack）等对重症监护病房中 11 例行机械通气的 ALI 患者进行了研究，结果显示 EBC 中的 TNF-α 浓度高达（137.44±15.22）ng/L；而格斯纳等在 35 例行机械通气 ALI 患者的 EBC 中未测出 TNF-α（本次实验的检出限为 0.28 ng/L）。其原因可能与 ALI 的原发病不同，或者与 TNF-α 在冷冻融化过程中不稳定的生物特性有关，机械通气对其影响仍需进一步研究。在两项独立的研究中，与健康对照组相比，COPD 患者的红细胞样本中的促炎细胞因子（包括 IL-1β 和 TNF-α）浓度升高。另一项研究显示，非吸烟者和吸烟者 EBC 中的 IL-1β 和 TNF-α 浓度没有显著差异。这些发现证实了无创性监测 EBC 中的 TNF-α 浓度变化在评估疾病治疗效果方面的价值。

四、基因类

EBC 基因组包括人类 DNA 和微生物 DNA。在 EBC 中可以检测到少量的 DNA。由于 EBC 由气道内衬液的雾化液滴组成，是流经肺部的气流的直接冷凝产物，也是肿瘤 DNA 的来源之一。从肺癌细胞脱落的 DNA 可以通过肺血管到达气道内衬液，也可以直接从肿瘤细胞释放到这种液体中。因此，对 EBC 中的 DNA 分子的分析能监测肺和呼吸道细胞发生的变化，例如基因突变或微卫星改变，可以通过不同的分子技术对 EBC 基因组进行分析，包括 PCR、定量 PCR 和 Sanger 测序。此外，一些创新的方法如第二代测序（next generation sequencing，NGS）也被应用于 EBC 中 DNA 的研究。

（一）非编码 RNA（non-coding RNA，ncRNA）

ncRNA 是未翻译的核苷酸短序列（<200 个核苷酸），包括非编码微小 RNA（microRNA，miRNA）及长链非编码 RNA（long non-coding RNA，lncRNA）。

2013 年，莫佐尼（Mozzoni）等首次在 NSCLC 患者的 EBC 中检测到 miR-21 和 miR-486 的异常表达。这体现出 miRNA 在 EBC 研究中的探索价值。Katherine 等的研究发现，miR-1247、miR-1276、hsa-miR-449c 等 6 种 miRNA 在铜绿假单胞菌感染的囊性纤维化患者 EBC 中显著差异表达。

Alanna 等则指出，哮喘患者 EBC 中的内源性 miR-570-3p 的表达显著降低。另外，miR-34a、miR-486 和 miR-21 等在 NSCLC 患者体内有着显著的差异表达。

（二）线粒体 DNA

线粒体是真核生物的主要内膜系统之一，在细胞生命和细胞死亡中起着核心作用。线粒体是活性氧的主要来源，在 COPD 的氧化反应中起着关键作用。因此，分析 EBC 样本能够了解线粒体成分在肺部疾病中的功能。氧化应激事件发生后早期，细胞线粒体质量和线粒体 DNA（mitochondria DNA，mtDNA）含量增加。卡尔帕尼亚诺及其同事通过实时 PCR 法分析了哮喘、COPD 和哮喘-COPD 重叠综合征患者 EBC 中的线粒体 DNA 和核 DNA 的比例（mtDNA/nDNA），结果表明，与健康组相比，患病组外周血中 mtDNA/nDNA 的值升高。

（三）基因突变

基因突变也已经在 EBC 中被检测出来。p53 基因分为野生型和突变型。野生型 p53 基因为抑癌基因，据推测，其在监视人类基因组完整性方面发挥积极的作用，其长度为 20 kb 左右，由 11 个外显子和 10 个内含子组成，而点突变最常发生于第 5~8 个外显子。在肺癌患者中常见 p53 突变。根据多步致癌作用的理论，p53 突变是一个重要的肺癌早期基因事件，参与了肺癌的发生和发展。大量研究资料表明，p53 基因突变在小细胞肺癌组织中阳性率可达 80% 以上，在 NSCLC 组织中阳性率也可达 60% 以上。检测 EBC 中 p53 基因突变是一种特异性较高的方法，对早期甚至原位癌患者进行 EBC 分析，有可能检测到极少量肺癌细胞 DNA 的 p53 基因突变，通过定期监测可以达到早期诊断的目的。此外，p53 检测技术也适用于高危人群的肺癌筛查。陈建荣团队证明了 p16 基因突变与肺癌发生具有相关性，并且发现 p16 基因突变率与肿瘤分期成正比。科迪亚克（Kordiak）等发现 NSCLC 的鼠类肉瘤病毒癌基因（KRAS）突变在癌组织中存在肿瘤内异质性和不均匀分布现象，并且 NSCLC 患者 EBC 中的 KRAS 突变与癌组织中 DNA 的 KRAS 突变高度一致，表明 EBC 中 DNA 的 KRAS 突变有望成为携带 KRAS 突变的肺癌患者的生物标志物。表皮生长因子受体-T790M 突变是 NSCLC 中酪氨酸激酶抑制剂最常见的耐药机制，血浆检测 T790M 的低灵敏度限制了其临床应用，史密斯（Smyth）等首次报道了对 EBC 中 DNA 的表皮生长因子受体-

T790M 突变进行检测，但样本量较少，需要通过进一步的实验来验证。

（四）DNA 甲基化

癌细胞的特征通常是全局性低甲基化和启动子特异性高甲基化。全局性低甲基化导致原癌基因被激活，而启动子特异性高甲基化导致基因表达减少，肿瘤抑制基因沉默。韩卫国等的研究表明，在 EBC 中检测 DNA 甲基化是可能的，他们研究了 DAPK、RASSF1A 和 PAX5 三个基因 β 启动子的甲基化模式，表明这三个基因与肺癌的发生有关。他们通过分析肺癌患者组和非癌症对照组的 EBC 样本，证明了 RASSF1A 甲基化密度高与吸烟密切相关。此外，在 DAPK 和 PAX5 基因 β 启动子上检查特定的 CpG 位点的甲基化状态，也已证明其与肺癌的进展显著相关。肖平等研究了 NSCLC 患者组和健康对照组 EBC 样本中 CDKN2A 基因启动子甲基化模式，证实 CDKN2A 基因甲基化是肺癌发生过程中最早的甲基化事件之一。研究表明，在 NSCLC 患者的 EBC 样本中可以检测到 CDKN2A 启动子的异常甲基化，而在健康对照组中检测不到，这充分显示出 CDKN2A 启动子甲基化状态作为诊断 NSCLC 的潜在生物标志物的价值。

（五）微卫星改变

微卫星是人类基因组中少于 10 个核苷酸的短片段重复序列，这种短片段重复序列具有遗传不稳定性，有较高的突变率。肿瘤中微卫星改变（microsatellite alterations，MAs）主要表现为微卫星不稳定性和杂合性缺失。研究发现，MAs 主要发生在肺癌早期，与肺癌病理类型、临床分期及分化程度无关；MAs 大多发生在肿瘤组织中，在正常组织中很少发生。因此，肺癌组织 MAs 具有较高的诊断特异性，如果增加微卫星检测位点，扩大样本数量，阳性率会进一步提高。研究还发现，肺癌组织 3P 部位上 MAs 是已知肺癌发生过程中最早出现的遗传学变化，可作为肺癌早期诊断的标志物；9P 部位上 MAs 与病理类型、临床分期和分化程度无关，但与肺癌淋巴结转移显著相关。伴有淋巴结转移的肺癌组织 MAs 检出率显著高于尚无淋巴结转移的肺癌组织。因此，9P 部位的 MAs 与肺癌的转移机制相关，且 9P 部位微卫星改变在肺癌组织中普遍存在，而在正常组织中很少存在，有可能成为早期诊断肺癌和监测转移复发的生物标志物。卡尔帕尼亚诺等招募 30 个经组织学证实的 NSCLC 患者和 20 个健康受试者，检测来自 EBC 和血液 DNA 上的 3P 部位 5 个微卫星位点（D3S2338、D3S1266、D3S1300、

D3S1304、D3S1289），结果显示，NSCLC 组在 53% 的 EBC DNA 和 10% 的全血 DNA 上发现了 MAs，健康对照组仅在 13% 的 EBC DNA 和 2% 的全血 DNA 上发现了 MAs。而且受试者吸烟量和 EBC DNA 的微卫星改变阳性率有直接关系。该研究显示，NSCLC 组 MAs 阳性率明显高于健康对照组，且 EBC 的 MAs 阳性检出率明显高于全血，说明检测 EBC 中的 MAs 有更高的灵敏度，这可能与大量癌变或正常支气管上皮细胞的 DNA 直接脱落到下呼吸道内衬液里有关。总之，EBC 中的 MAs 可作为肺癌患者早期诊断、病情监测与随访，以及对高危人群（如长期吸烟者）进行肺癌筛查的生物标志物。联合检测 EBC DNA 多个特异性微卫星位点的 MAs，可以进一步提高阳性检测率，该方法可能成为一种很有临床价值的肺癌早期诊断方法。

五、蛋白质

建立完整的人体体液蛋白质组图谱是丰富生物医学知识的重要一步。EBC 样本中蛋白质生物标志物的分析可以帮助预测各种肺部疾病的预后和评价治疗方法。在 EBC 中检测到下呼吸道分泌的蛋白质谱变化，可用于监测某些肺部疾病患者的病理状态。对 EBC 中蛋白质进行测定是一个新兴的研究领域，目的是了解它们是否能够成为监测呼吸道变化的合适工具。例如，拉科姆（Lacombe）等阐述了人类 EBC 的蛋白质组学特征，利用液相色谱-串联质谱法对检测出的 153 种蛋白质进行生物信息学分析，发现大多数蛋白质与呼吸道分泌的蛋白质一致。所以，研究健康受试者与患有呼吸道疾病的受试者之间蛋白质组情况的差异，有可能筛选出有关疾病诊断和预后的生物标志物，或者能够使用非特异性分析对不同疾病表型进行分类。费多尔琴科（Fedorchenkoet）等首先利用 LC-MS/MS 对肺癌患者的 EBC 样本进行分析，结果显示有 19 种蛋白质存在于早期肺癌患者的 EBC 样本中，这表明蛋白质组学作为肺癌诊断的生物标志物的潜在用途。另一项研究更是证实了使用 EBC 样本的蛋白质组学分析可以作为肺癌诊断的有效检测手段之一。洛佩兹桑切斯（Lopez-Sanchez）等采用 LC-MS/MS 分别对 49 例健康对照者、49 例危险因素吸烟者、46 例 COPD 患者和 48 例肺癌患者的 EBC 样本进行分析，结果在以上四组中鉴定出 384 种不同模式的蛋白质。

细胞角蛋白（cytokeratin，CK）又称为血清骨胶素，是上皮细胞特征性标志物。EBC 中的 CK 能很好地反映肺泡上皮细胞损伤情况。人的 CK 分为 CK1~CK20，其中，CK1~CK8 为 II 型角蛋白，分子量较大，等电点偏碱性；

CK9~CK20 为 Ⅰ 型角蛋白，分子量较小，等电点偏酸性。格斯纳等研究 30 例行机械通气的呼吸衰竭患者和 10 名健康志愿者 EBC 中的 CK 水平，患者均采用压力控制通气模式，结果显示，患者中有 3、2、0 条带的分别占 53.3%、26.7%、10%，健康志愿者均未检测到条带。采用基质辅助激光解析电离－飞行时间质谱（matrix-assisted laser desorption/ionization-time of flight，MALDI-TOF）方法分析，这些条带按分子量从大到小分别代表 CK2、CK9、CK10，阳性率依次是 53%、76.6%、76.7%。EBC 中的 CK 检出率与呼气末气道正压、吸入峰压、收集 EBC 前的机械通气时间正相关，与氧合指数负相关，原因可能是，在严重的肺损伤患者中肺扩张区域减少，扩张的区域呈过度膨胀状态，行机械通气时该部分肺泡进一步膨胀导致肺泡上皮细胞损伤。因此，EBC 中的 CK 水平可以作为判断 ALI/ARDS 进展和行机械通气过程中肺损伤程度的参考指标。

六、其他

在 EBC 中还可以检测到三磷酸腺苷及其代谢产物，包括腺苷。有研究指出，在哮喘、肺囊性纤维化和过敏性鼻炎患者体内，腺苷水平显著升高。

气道 pH 值在细胞生物学和气道生理功能中起着重要作用。在气道表面测得的 pH 值具有较好的重复性，健康气道的平均 pH 值约为 6.6。pH 值降低是炎症性呼吸系统疾病的一个主要特征，在支气管收缩、纤毛功能受损、气道黏液黏度增加中起重要作用。通过诱导气道酸化，低 pH 值与 EBC 之间的关联已在动物实验中得到证明。有研究显示，与戒烟者相比，肺癌患者的 EBC pH 值较低。吸烟是肺癌和 COPD 的危险因素，因此这两种疾病经常并存。此外，研究发现鳞状细胞肿瘤和胃食管反流病（gastroesophageal reflux disease，GERD）与 EBC 的 pH 值降低有关。在 COPD 患者和大量哮喘受试者中，EBC 的 pH 值降低与 GERD 相关。尽管在另一项研究中，患有 GERD 和不患有 GERD 的哮喘患者的 EBC pH 值没有差异，但 GERD 组在应用质子泵抑制剂治疗后 EBC pH 值升高。相反，也有其他研究得出的结论是，哮喘或慢性咳嗽的 GERD 患者和非 GERD 患者之间的 EBC pH 值没有差异。虽然 COPD 患者的 EBC pH 值降低可能与 GERD 相关，但目前的研究并没有直接证据证明这两种疾病之间显著关联。

嘌呤能信号是气道组织中重要的细胞外信号，由嘌呤核苷酸和核苷介导。嘌呤能信号参与关键的气道机制，如黏液纤毛清除、气道炎症、平滑肌和凋亡细胞清除。在呼吸系统疾病中，嘌呤能信号在哮喘、COPD、囊性纤维化、肺癌和肺动脉高压的发病机制中已有研究。EBC 是检测嘌呤能介质的理想体液。用荧光素–荧光素酶分析 EBC 样本中的三磷酸腺苷（adenosine triphosphate，ATP）浓度，结果显示，健康对照组和 COPD 患者组的 ATP 浓度没有差异。另外，对健康吸烟者、非吸烟者对照组和 COPD 患者组的 EBC 样本中腺苷、单磷酸腺苷（adenosine monophosphate，AMP）和苯丙氨酸进行质谱分析，结果发现 COPD 患者的气道嘌呤增加。此外，嘌呤能介质的浓度与 COPD 的严重程度正相关。这些结果提示 ATP 可能在气道疾病中发挥作用。

长期暴露在环境风险因素（如吸烟）中的人群，其呼吸道的正常微生物群会受到影响。对 COPD 急性加重期患者的痰样本的微生物群进行分析，结果发现病情变化可能会加剧肺部微生物平衡的破坏。最近的研究结果表明，可以将 EBC 作为肺部疾病患者的一种潜在的替代样本来调查微生物组成。Zaakharkina 等比较 COPD 急性加重期患者 EBC 和痰样本中的细菌和病毒核酸的组成和含量，结果表明 EBC 可用于肺部疾病的微生物群分析。此外，卡尔帕尼亚诺等分析了肺癌患者 EBC 中的真菌微生物群，发现了黑曲霉、赭曲霉或青霉的存在，为肺癌患者的 EBC 样本中存在真菌感染提供了证据。

除了上述化合物外，EBC 中还含有一些其他物质，它们只有在出现疾病的情况下才能被检测到。

（一）蛋白酶

胃蛋白酶是一种胃天冬氨酸蛋白酶，可将食物蛋白质降解为肽并引发消化过程。胃蛋白酶仅在胃中产生，因此，它一旦出现在其他器官中就表明它成为回流物到达了其他器官。该酶最近在疑似反流性食管炎患者的唾液及 EBC 中被检测到。在正常状态下，气道中不会出现胃蛋白酶，因此，它可能是反流性相关肺病的特异性生物标志物。

（二）癌胚抗原

癌胚抗原（carcinoembryonic antigen，CEA）是参与细胞黏附的糖蛋白，通常在胎儿发育期间在胃肠组织中产生，在胎儿出生前停止产生。它通常仅在健康成人的血液中以非常低的水平存在。然而在某些类型的癌症中，CEA 的血清水平升高。另外，CEA 也可能存在于 EBC 中，一些研究已经报道，EBC 中的 CEA 检测可能比在血清中检测到该生物标志物能更早地诊断肺癌。

（三）N-ε-羧甲基赖氨酸

N-ε-羧甲基赖氨酸（N-ε-carboxymethyl lysine，CML）是晚期糖基化终末产物（advanced glycation end products，AGEs）的最佳表征分析指标之一。已有研究发现 AGEs 修饰蛋白刺激单核细胞/巨噬细胞合成和释放 TNF、IL-1 和一些生长因子，如血小板衍生生长因子（platelet derived growth factor，PDGF）和胰岛素样生长因子 I（insulin-like growth factor-I，IGF-I）。肺巨噬细胞分泌的这些细胞因子和生长因子与肺纤维化可能的发病机理有关。

（四）三甲胺

三甲胺（trimethylamine，TMA）是通过氨基酸的生物合成途径即单甲胺的甲基化形成的，单甲胺是由肌氨酸或甘氨酸代谢衍生而来的。TMA 也是胆碱代谢的中间产物。在脱甲基过程中，它会分解成二甲胺。研究证明，TMA 在呼吸内衬液中的存在仅对肾病患者有典型提示作用。在健康受试者中，胺通常通过肾脏从体内排出，而在肾损伤患者中，胺会在体内累积。

（五）外源性化合物

上述化合物都是内源性的，并且根据个体的健康状况以不同的浓度呈现。然而，外源性因素也可能对 EBC 组合物产生影响，外源性化合物也可以通过肺排泄，这些化合物在排出体外之前可在 EBC 中被检测到。相关研究已经证实，许多药物随呼吸气呼出，可能成为诊断疾病的生物标志物。许多因素如体重指数、健康状况、多药治疗、成瘾和遗传，都会影响所需的治疗剂量。因此，治疗药物监测能知道确切的身体药物浓度，对于维持许多免疫抑制药物的疗效是必不可少的。治疗药物监测允许医生在患者面临任何不便之前立即调整所需药物的剂量。EBC 分析作为一种非常方便、快捷的采样方法，可以获得有关药物代谢动力学的即时准确信息。

第三节　EBC 检测临床应用特性

一、EBC 收集的安全性

EBC 的收集过程安全，不会改变气道表面状况，即使对于患有严重肺疾病的受试者也是安全且没有副作用的。不同的实验室用不同的设备所做的超过10000次的实验中无不良事件报道。EBC收集对肺功能或介质水平没有任何影响，可以在较短的时间间隔内多次重复。EBC收集比肺活量测量更安全，因为在EBC收集过程中受试者的呼吸模式是正常的，而肺活量的测量在一些哮喘患者中可能会引起支气管痉挛。值得注意的是，有些人在EBC收集过程中可能会出现过度通气现象，特别是在EBC收集的开始，但是这并没有导致任何不良事件。虽然从囊性纤维化（CF）患者潮式呼吸所取到的EBC样本中并没有检测到细菌的DNA片段，但是收集系统的其他组分有携带微生物的可能性。采用在嘴和冷凝器之间使用一次性螺纹管或者单向阀，或使用一次性冷凝器的方法，可以使感染的风险降到最低。另外，对重复使用的冷凝器进行消毒时必须特别小心，因为一些残留的消毒剂（例如甲醛）可能破坏消毒收集管中收集到的介质，影响后续样本质量。使用一次性冷凝器是一种替代做法。在大多数肺功能检测设备中，呼气微粒过滤器常用来消除机器的污染。然而在EBC的收集中，这种过滤器的使用出现了潜在的问题，冷凝器近端的呼气微粒过滤器对EBC中某种化合物浓度的影响将取决于这种化合物的特点。因为挥发性衍生物和带电非易失大分子通过同一个过滤器时受影响程度不同，挥发性衍生物更易被过滤器收集。在一般情况下，并不推荐在冷凝器之前插入这种过滤器。

EBC的收集和检测技术可以直接得出来自下气道的生化信息，可用于了解机械通气患者肺部损伤程度或炎症病理变化，但是针对机械通气患者操作时，呼吸机管道呼气端连接改装EcoScreen冷凝器，其内部结构和收集器中形成的冷凝物质有导致机械通气气流受限而阻力增高的可能，临床实施有潜在风险。研究显示，在使用EcoScreen冷凝器收集机械通气患者EBC的过程中，会出现气道压（PIP、Pmean）、V_T和V_M等部分呼吸参数的差异且具有统计学意义的轻微变化，同时受检者生命体征稳定且未发生临床不良事件，在30 min内可以收集到足量的EBC样本。

EBC收集过程中呼吸参数出现的轻微变化可能仅反映连接改装EcoScreen冷凝器后管道内部气流的变化。尽管不同的通气模式对患者呼吸控制程度不同，但V_T均轻度下降，同时伴随体现气道阻力的气道压轻度变化（VC模式时PIP下降，PC模式时Pmean升高）。其原因可能有：① 管道内串联冷凝器，增大通气死腔。在EcoScreen冷凝器连接呼吸机的体外测试过程中，当出现明显管道内部堵塞时潮气量下降和气道压升高，而本研究

30 min 没有观察到明显的堵塞。在串联冷凝器改变原有通气管道的早期即出现 V_T 下降，推测 V_T 的下降可能更大程度上与接入冷凝器后呼吸机呼气端管道死腔容积增大而损失部分呼出 V_T 有关。研究发现，PSV 或 A/C-PC 模式下主要出现 V_T、f 和 V_M 下降，可能与死腔增大、流量触发灵敏度下降导致触发次数减少有关，而 A/C-VC 模式主要应用于完全无自主呼吸的极危重患者，无自主触发呼吸，f 完全受控，故主要表现为 V_T 和 PIP 的下降。② EcoScreen 冷凝器内部为铝制金属套管结构，套管壁之间气流横截面减小，逐渐形成的附壁冷凝物也可能产生气流阻力。体外模型测试提示，收集管内冷凝物过多可以造成管道的部分堵塞。而在本研究样本收集过程中，冷凝收集器内部的 EBC 多为液态物质，可能与患者呼出气体带有一定的热量而不易凝结有关。本研究在 A/V-PC 模式下吸气相压力完全受控且维持在预设水平，Pmean 的升高可能反映了呼气相压力的升高，即呼气端管道内气流的受限。冷凝器内冷凝物的形成可以在一定程度上导致管道内气流受阻，但 30 min 内气道压（PIP、Pmean）或 V_T 监测数据的变化均小于 10%，而在正常呼吸机治疗过程中监护参数也存在一定的波动，故临床没有调整上述呼吸机参数的必要。一般情况下，限定时间的 EBC 收集造成呼吸参数的轻微变化不会影响机械通气治疗。

EBC 收集过程对患者没有明显不良影响，观察 30 min，患者生命体征（HR、MAP 和 SpO_2）维持稳定，未出现明显异常的临床事件而需要干预处理，呼吸机监测参数的变化幅度缺乏明显的实际临床意义。停止湿化有可能导致气道干燥，有类似研究发现，停止湿化可以导致呼气末正压（positive end expiratory pressure，PEEP）升高，本研究中未发现 PEEP 明显升高的变化，故短时间的非湿化通气不会因气道干燥致内源性 PEEP 升高而对患者造成明显的不利影响，实际操作中可根据需要的样本量和 V_M 监测值适当调整收集时间。有 1 例患者在收集期间约 20 min 时，使呼吸机突然出现气道堵塞报警，当时其生命体征无异常变化且处理措施仅为恢复加温湿化管道的连接，检查冷凝器内部发现冷凝物呈固态凝结，其可能的原因是患者处于休克状态，体温低至约 35 ℃，PSV 模式 V_T 偏低（约 250 mL）导致气流推动力弱而容易冷凝，因此对于 V_T 比较小的患者，可适当调整呼吸机参数以保证患者安全。尽管 EBC 未必能影响呼吸机的正常工作，但仍建议预先评估患者病情。下列情况应尽可能避免，因其可能中断 EBC 的收集：

① 极度烦躁，有意外拔管可能的患者；② 生命体征不稳定，随时需要医疗操作的患者；③ 收集过程中，有咳嗽、躁动、呼吸困难，需要气道湿化吸引的患者；④ 管道堵塞的患者。非湿化状态保持 30 min，EBC 的收集量可以满足检测需要。对研究数据进行偏相关分析显示，V_M 是影响 EBC 收集量的最主要因素，而且 V_M×时间 = 10 L×30 min 的 EBC 收集量约为（4.70±1.48）mL，其数量足够用于实验室检测。由于人体呼出气体温度高于外界温度，相对不易冷凝，体外实验已经证实 5 mL 的固态冷凝物即可造成收集器内部堵塞，故建议收集时令 V_M×时间<10 L×30 min。人体呼出水蒸气的浓度一般为 43.9 mg/L，而加温湿化器可提供至少 30 mg/L 的水蒸气，所以必定稀释 EBC 中的生物介质，而且湿化装备或设置不同，其稀释程度也会不同，已经有文献显示湿化状态下收集的 EBC 不能检出 8-iso-PG，故本研究仅对非湿化状态下收集的 EBC 中的生物介质进行检测、验证。结果显示，EBC 中的 8-iso-PG 和 NO 生物介质浓度高于酶免疫分析法（EIA）检测低限，满足临床预期需要。

本研究使用的 EcoScreen 冷凝器仅仅是把外部口腔咬口改装为呼吸机管道接人，内部的基本结构保持不变，对自主呼吸和利用机械通气途径呼出气体的冷凝过程是相同的，而且利用气管插管途径收集的 EBC 直接来源于下气道，其优点是可以避免口咽部污染。但是有文献报道，辅助通气对呼出介质的浓度也可能有微小影响，如 Schleiss 等发现对健康成人和哮喘患者提高呼气流量可导致 H_2O_2 浓度的下降，机械辅助被动通气与自主呼吸对气道内衬液或 EBC 中介质的影响尚不明确。

综上所述，机械通气患者对 EBC 收集有良好的耐受性，EBC 收集是一种无创、可重复的操作，临床应用具有安全性和可行性。由于机械通气患者病情危重，尤其需要降低收集过程中的潜在风险，建议预先评估患者的病情，适当提高潮气量，限制收集时间（小于 30 min），密切监测其 V_T、气道压等呼吸机参数和临床参数。

二、EBC 收集与传统呼吸道样本收集方法的比较

EBC 的收集是一种简单的、非侵入性的方法，可对下呼吸道进行全面采样。人们认为，在湍流气流中气道表面流体会被雾化，因此，EBC 来自细支气管和肺泡，反映了 BALF 的组成。与传统的呼吸道样本收集方法如 BALF、IS 相比，EBC 的收集具有多个优势，它是非侵入性的，并且在设备

和人员成本方面均较低。大多数肺部炎症性疾病的发生与组织中多种炎症介质的浓度升高有关，可在痰、支气管肺泡灌洗液和组织样本中检测到炎症介质。然而，除非暴露在刺激性溶液中，否则多数患者无法产生痰。灌洗和活检方法对患者都有一定的风险，不能常规用于监测肺部疾病的病程和这些疾病对治疗的反应。因此，EBC 监测作为一种非侵入性方法成为了研究热点。EBC 收集与检测方法的主要吸引力在于它可以无创地检测 ALF 中细胞因子和其他指标的浓度，可以避免其他传统方法的不适、风险、不便和高昂的费用。

（一）EBC 与 IS

在一项用液相色谱-串联质谱法测定 COPD 患者 EBC 和 IS 中的醛的研究中发现，EBC 中的醛水平与 IS 中的醛水平或痰细胞分类计数没有任何相关性。COPD 患者 EBC 中的丙二醛与病情严重程度呈负相关，而与其 IS 无相关性。在 EBC 和 IS 上清液中都可以检测到醛，但它们的相对浓度是不同的，并且相互之间没有相关性。痰含有高浓度的不同类型的细胞和酶，而 EBC 可以被认为是一种水溶液，含有低浓度的盐、脂质和蛋白质。因此，醛在这两种介质中的降解和生物转化可能是不同的。因此，对于脂质过氧化产物，EBC 和 IS 收集是相对独立的样本采集技术。

研究发现，EBC 检测结果与痰液检测结果相关性不好。病毒核酸和肺炎链球菌核酸仅在痰中被检出，而嗜肺军团菌 DNA 只在 EBC 中被发现。结果表明，EBC 在 COPD 患者微生物检测中也扮演着其独特的作用。

（二）EBC 与 BALF

感染在 COPD 和 AECOPD（慢性阻塞性肺疾病急性加重期）的发病机制中起着重要作用。AECOPD 中微生物的鉴定对于确定特定微生物在疾病发生发展过程中的作用以及选择有效的抗菌策略具有重要意义。感染和定植与 COPD 密切相关，微生物在 AECOPD 中的作用是复杂的。从环境中获得新的细菌菌株似乎是导致病情恶化的一个主要因素。痰通常被用来确定炎症标志物的水平和培养 AECOPD 患者的微生物。自然痰或 IS 的收集受到排痰困难、标准化程度低以及上呼吸道或唾液污染的限制。BALF 或受保护的样本刷检技术是侵入性的，AECOPD 患者通常对其耐受性较差，因此，EBC 可能提供了一种分析肺部微生物环境的机会。

BALF 被认为是分析气道局部炎症过程的"金标准"之一。在评估 EBC

和其他样本中炎症标志物之间的关系时，通过比较接受支气管镜检查的不同肺部疾病患者的 EBC 和 BALF 中炎症标志物的含量发现，BALF 中 Cys-LTs、LTB_4 和 8-异前列腺素的浓度明显高于 EBC，EBC 和 BALF 中 LTB_4、8-异前列腺素等已知脂质介质之间呈正相关。BALF 和 EBC 的相似性表明，这两种材料中的生物标志物具有相同的来源，它们可能是存在于气道腔内的吞噬细胞、上皮细胞和肺泡细胞。与 EBC 相比，BALF 中脂质介质的浓度较高，可能因其来源于液体中存在的细胞，也可能来自从上皮衬里液体中洗出的介质。EBC 中所有介质的水平都较低，可能是由于水蒸气稀释了呼吸树中产生的液滴。在这种情况下，含有炎症介质的液滴被稀释是不可避免的。BALF 和 EBC 中存在的介质水平之间的相关性表明，EBC 检测可以作为评估气道病理事件的一项有价值的技术。

第三章　EBC 的收集

第一节　EBC 的收集仪器

一、EBC 收集常用仪器

（一）内部装置

EBC 的收集是一个相对简单的非侵入性的过程，人咬住仪器咬嘴平静呼吸，呼出的气体通过冷凝管道冷却即可收集 EBC。冷凝管道由各种材料如玻璃、聚丙烯（polypropylene，PP）、聚乙烯（polyethylene，PE）、聚四氟乙烯（polytetrafluoroethylene，PTFE）、铝等制成，是 EBC 收集装置中最关键和最重要的部分。图 A3-1 所示为 EBC 收集装置的各种内部装置的示例。图 A3-1（a）所示为具有玻璃双壁并使用泵进行循环冰水冷却的管道。图 A3-1（b）所示更为简单，是将一根长 PTFE 管插入装满冰的桶中。图 A3-1（c）所示设备由两个玻璃容器组成，人通过单向阀呼吸，将呼出气吹入两个玻璃容器之间呼出，冰被放在较小的玻璃容器中。这三种设备比较笨重，不能做到便携式采集。图 A3-1（d）所示为一种新的便携式采样设备，呼出的气体通过吸管进入被冷却的聚丙烯管中。图 A3-1（e）所示设备与图 A3-1（d）相似，它使用冷却凝胶代替冰。这两种设备方便携带，在家中即可完成 EBC 的收集。图 A3-1（a）~（e）所示的五种设备均采用开放式设计，即呼出的气体通过冷凝管后被排到周围环境中而没有再循环，收集效率约为 50%。图 A3-1（f）所示设备采用改进的封闭式设计，具有呼吸再循环功能，可以提高收集效率。

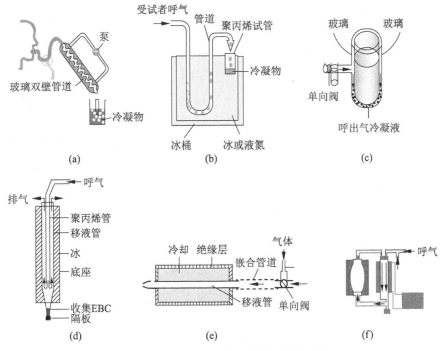

图 A3-1　EBC 收集装置的内部装置示例

（二）商用仪器

市场上可以买到各种类型的仪器，它们各有特点，有学者对它们进行了比较。

1. EcoScreen 冷凝装置

目前使用较多的商用 EBC 采集仪器是 EcoScreen 冷凝装置，它主要包括控制系统、制冷系统、采集装置三部分。EcoScreen 使用两级制冷。EcoScreen 中有多个温度传感器，能够保证系统及时获得温度反馈，让用户及时获得温度信息。另外，EcoScreen 具有温控系统，能够通过调节风扇的转速来调节、控制温度，实现温度控制的智能化、自动化。

EcoScreen 的 EBC 收集器主要包含以下部分：吹嘴、唾液收集器、长管及 EBC 收集器。受试者通过吹嘴将呼出的气体吹入收集器中，呼出的气体通过长管进入收集管，进而冷凝在收集管中。唾液收集器能够保证受试者呼出的气体中夹杂的唾液被收集，而不会污染 EBC。长管插入收集管的部分较长，而出收集管的部分较短，这能保证呼出气得到很好的冷凝，而不会未经冷凝直接排出。

如图 A3-2 所示，EcoScreen 有两种仪器（EcoScreen 1 和 EcoScreen 2），EcoScreen 1 包括单向管路系统、PTFE 涂层铝制双腔层流系统和一次性聚丙烯收集杯。它存在不能手动调节冷凝温度和在连续实验中无法清洁等缺点，目前已经停产。EcoScreen 2 将 EBC 收集在一次性聚乙烯袋子中，该仪器可将呼吸系统不同深度的冷凝液收集到两个独立的腔室中，从而可以将口腔和上呼吸道内的气体（被认为不含临床相关化合物）与从下呼吸道呼出的气体分离开来。这种设备的电压适用范围是 100 ~ 240 V，功耗大约是 150 W。该收集装置收集的样本容量大，生物标志物浓度高。该仪器还包含一个内置的肺活量计，可以测量呼出量。两种 EcoScreen 设备都不是便携式设备，重量均约为几十千克。

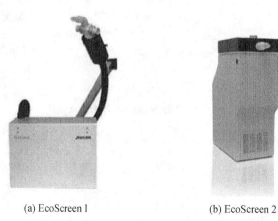

(a) EcoScreen 1　　　　　　　(b) EcoScreen 2

图 A3-2　EcoScreen 装置图

2. TURBO-DECCS 呼气冷凝收集器

意大利 All Service 公司生产的 TURBO-DECCS 呼气冷凝收集器是一款收集 EBC 的手提式便携装置，该装置结构如图 A3-3 所示，主要包括冷凝装置和收集装置两部分。TURBO-DECCS 的冷凝装置采用的是珀耳帖式电冷却系统，它的这种小容量制冷器的各种特性均优于压缩器制冷器，通过改变电流的大小就能调节冷凝温度，系统默认收集温度是 -5 ℃，最低温度可达 -10.5 ℃。TURBO-DECCS 的收集装置也是由吹嘴、唾液收集器、长管、单向呼吸阀及 EBC 收集管组成的。这一整套收集装置都是一次性的，能有效地避免重复使用造成的污染，但成本也较高。整个装置重约 5 kg，所需电压为 100~240 V，功率约为 80 W。该产品特点是：① 只要有电源即可操作，没有时间和功能限制。② 系统操作简易快捷，无须任何专业人员指导。③ 用户可根据自身实验要求调整采样冷凝温度。④ 满足自主呼吸患者和机械通气患者呼出气冷凝液的收集需求。

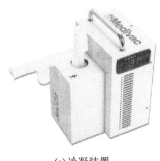
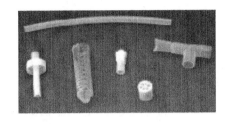

(a) 冷凝装置   (b) 收集装置

图 A3-3　TURBO-DECCS 装置结构

3. Rtube 收集装置

Rtube 收集装置是另一种得到广泛应用的商用 EBC 采集仪器。Rtube 比 EcoScreen 更加简单、灵活，其将制冷系统、收集装置、富集装置进行分离，这样能保证收集更加简便、容易。

使用 Rtube 进行 EBC 采集时，受试者手持 Rtube，吸气时空气从 Rtube 底部的单向阀进入受试者口腔，在呼气时气体会从 Rtube 顶部的单向阀呼出。Rtube 将收集管设置得很长，这样能保证冷凝液能够更好地冷凝，且冷凝管有足够的空间保证冷凝液附着。在 EBC 采集结束后将采集管从采集器中拆卸下来放入冰箱中，可使 EBC 中的物质充分冷凝成液体保存。Rtube 还能够采集多个患者样本进行保留，在样本采集结束后将其统一带到实验室进行收集。

Rtube 收集装置如图 A3-4 所示，将收集管安装在收集器中，收集管管壁上的液滴能够被收集器收集，从而在收集器中获得 EBC。整个操作过程简便且不易受到污染。Rtube 是目前操作最简单的市售仪器，该产品的特点是：① 设计具有易用性，方便在各场所使用，未经培训的人员可独立使用。② 分析结果可重复。③ 无须离心机，利用注射器式柱塞作用可收集少量冷凝液。④ 可将唾液分离，防止其进入冷凝管。⑤ 一次性使用设计，避免了交叉污染。主要缺点是：长时间收集大量 EBC 时，冷凝温度可能会发生变化。

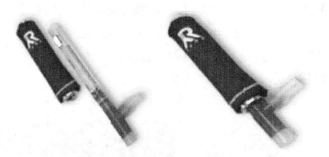

图 A3-4　Rtube 收集装置

4. BioScreen Ⅱ 呼出气冷凝液采集器

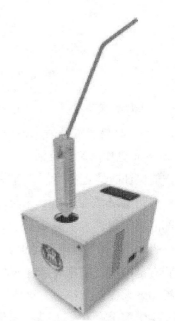

BioScreen Ⅱ 特有的分离盖设计，使得被采集者呼出的气体在离心管内形成旋风气流，旋风气流有助于分离呼出气溶胶颗粒，从而被冷凝液滴捕获，提高样本液浓度；吹气管与侧壁接触，有助于不断吹落侧壁冷凝液滴，减少液膜形成；选用50 mL 离心管，加大冷凝接触面积。采集到的冷凝液用于直接检验或冷藏备检。该装置结构如图 A3-5 所示，产品特点是：① 安全、无创、无痛，采集时不影响正常呼吸。② 收集装置轻巧便携、操作简单，冷凝温度实时显示。③ 采样管均为医用无菌一次性耗材，使用方便且可避免交叉污染。④ 体积小、重量轻，携带方便。⑤ 采集效率高，3~5 min 可采集 500~1000 μL 冷凝液。

图 A3-5　BioScreen Ⅱ 装置结构

5. MO-100 呼出气冷凝液采集器（国产）

呼出气冷凝液采集器 MO-100 的结构如图 A3-6 所示，其采集原理是呼出气在经过低温处理的疏水膜上快速冷凝形成水珠，收集后用于检测。该产品的主要特点是轻巧便携、操作简单，冷凝盒遇冷时间短、冷藏时间长，在使用过程中无需电源。采集过程中被采集者正常呼气。采集盒内衬和疏水膜为一次性用品，避免交叉污染。

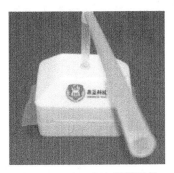

图 A3-6　MO-100 装置结构

总之，用于 EBC 收集的设备虽从相当复杂的台式仪器更新到便携式手持设备，但它们都使用了相同的收集原理，即通过冷却管使呼出的气体在其壁上凝结。除非收集管的材料不同，否则被分析化合物的浓度通常不受设备类型的影响。但是，为了提供一致的数据，EBC 收集系统需要在收集温度、材料以及其他参数（如潮气量、呼吸频率等）方面进行标准化。理想情况下，所有参数都应记录在案，并随每个研究进行发布。所有这些信息将为 EBC 数据的标准化和解释提供坚实的基础。

二、EBC 收集改装仪器

目前，EBC 收集仪器尚无统一标准，很多研究者根据自己所研究标志物的性质对 EBC 收集仪器进行设计。但考虑到不同的被覆材料、仪器设计、冷却方式等对测定物的影响，所以利用不同仪器收集的 EBC 进行研究，其研究结果可比性不高。为了实现 EBC 收集技术的标准化，有必要应用统一的收集仪器。但是不得不承认的是，由于不同测定物的理化性质各不相同，很难有一种理想化的 EBC 收集仪器能适用于所有测定物，但实现对某一类或某一种测定物的标准化收集还是可能的，也是十分必要的。

EcoScreen 冷凝器是常用的 EBC 收集装置，可以与口腔连接进行自主呼吸患者样本的收集。对于机械通气患者 EBC 的收集，国外主要使用 Vent Adapter 完成 EcoScreen 冷凝器与人工气道和呼吸机的连接。南通大学第二附属医院陈建荣团队将 EcoScreen 冷凝器外部接口进行了简单改装，可用于机械通气患者的 EBC 收集。原装和改装 EcoScreen 冷凝器的装置连接路径及呼吸气流示意图如图 A3-7、A3-8、A3-9 所示，肺部呼出气流经冷凝器后从呼吸机呼气端口排出体外。此改装不影响其内部冷凝结构，收集的样本完全来自下呼吸道，可避免口腔分泌物的污染。

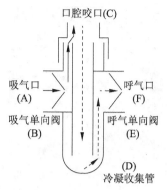

吸气途径如实线箭头所示：空气经吸气口（A）通过吸气单向阀（B）进入收集器，经口腔咬口（C）进入人体肺部。呼气途径如虚线箭头所示：呼出气经口腔咬口（C）进入收集器，然后在冷凝收集管（D）内-20℃低温下凝结，最后通过呼气单向阀（E）从呼气口（F）呼出。

图 A3-7　自主呼吸患者应用原装 EcoScreen 呼吸气流示意图

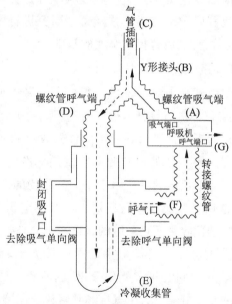

去除吸气单向阀和去除呼气单向阀将吸气口封闭，呼气口（F）开放。吸气途径如实线箭头所示：呼吸机递送气流，经螺纹管吸气端（A）、Y 形接头（B）、气管插管（C）进入人体肺部。呼气途径如虚线箭头所示：人体肺部呼出气流，经气管插管（C）、Y 形接头（B）、螺纹管呼气端（D）进入冷凝收集管（E）内局部-20℃低温下凝结，然后从收集器的呼气口（F）进入转接螺纹管，最后从呼吸机的呼气端口（G）呼出。

图 A3-8　改装 EcoScreen 与人工气道和呼吸机的连接及呼吸气流示意图

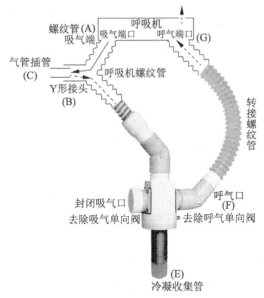

螺纹管(A)
吸气端
吸气端口
呼吸机
呼气端口 (G)

气管插管
(C)

呼吸机螺纹管

Y形接头
(B)

转接螺纹管

封闭吸气口
去除吸气单向阀

呼气口
(F)
去除呼气单向阀

(E)
冷凝收集管

图 A3-9　改装 EcoScreen 与人工气道和呼吸机的连接实物图及呼吸气流示意图

体外模拟肺测试结果显示，冷凝液的收集与干燥呼吸机管道是否与湿化器连接有关。① 不连接湿化器机械通气 60 min，可以收集 2.2 mL 冷凝液，固态冷凝物较少，不堵塞冷凝收集管管腔。② 连接不加温湿化器机械通气 50 min，可以收集 5 mL 冷凝液，且固态冷凝物较多，可堵塞冷凝收集管管腔，导致呼吸机管道阻力升高，呼吸机监测指标表现为 V_T 下降、气道压上升。③ 连接加温湿化器机械通气 60 min，可以收集 10.5 mL 冷凝液，冷凝器收集管腔内固态冷凝物较少，呼吸机监测指标显示气道压轻度升高、V_T 轻度下降，但收集量增加。由此可见，后两种收集方式有阻塞管道或稀释冷凝液的缺点，故建议以干燥呼吸机管道不连接湿化器进行收集。这种收集方法收集的气体接近于常规操作自主呼吸时由口腔吸入大气中未经湿化的空气。

人体测试结果显示：① 改装 EcoScreen 冷凝器与人工气道以及呼吸机连接，机械通气 20 min 可收集 2 mL EBC，与常规操作自主呼吸 30 min 经口腔收集的 EBC 量相似。② 在 20 min 的收集过程中，呼吸机监测指标基本维持稳定。冷凝收集管内仅有少量固态冷凝物，并未造成管腔堵塞。因此，20 min 的收集时间足够，而且比较安全。③ 在 20 min 的收集过程中，患者的生命体征也维持稳定，提示短时间的 EBC 收集操作不会影响患者的呼吸机治疗。Moloney 等的研究也表明呼吸机监测指标基本维持稳定，与作者团队研究结果一致。但 Muller 等的研究显示，使用 EcoScreen 冷凝器经呼吸机非湿化管道收集 EBC 30 min，只发现呼气末正压轻度上升，提示呼吸道湿化不充分有潜在增加气道阻力的可能。

总之，使用改装 EcoScreen 冷凝器连接人工气道以及呼吸机进行 EBC 收集，操作简单，临床应用可行。为防止 EBC 内生物介质被稀释，并保证足够的收集量和防止气道堵塞的发生，建议收集时注意以下几点：① 更换干燥呼吸机管道，脱离湿化器；② 收集时间在 20 min 左右；③ 在收集过程中，密切观察患者生命体征和呼吸机监测指标变化，加强气道管理。

具有开放式设计的设备（代表了大多数商业设备）不能冷凝呼出气中的全部成分，因为很大一部分呼出气体中的成分还没有被收集就离开了收集装置。为了避免这些损失，罗西亚（Rosias）等开发了一种具有呼吸再循环功能的装置，即装有一个用于存储未冷凝呼出气的恒温袋（37 ℃），该袋可以反复通过冷凝管循环以增加收集的 EBC 的量。该设备具有近 100% 的收集效率，对于需要大量 EBC 或从无法长时间持续呼吸的患者（例如儿童）收集 EBC 时非常有用，并且，无论有没有再循环装置，收集的化合物浓度都保持不变。

第二节　EBC 的收集

一、EBC 的收集原理

EBC 受到广泛关注的最主要原因就是，EBC 的收集是一个简单、非侵入性的过程，几乎能应用于任何情况。患者只需通过咬口向收集装置平静呼吸，呼出气就被引入一个冷却系统，低温使得呼出气冷凝为液体，即 EBC。EBC 的收集原理如图 A3-10 所示。

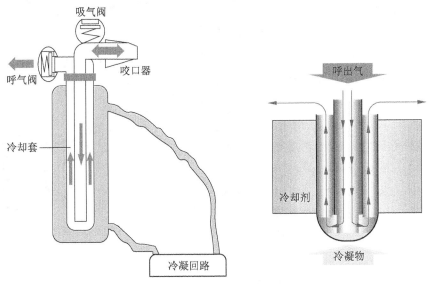

图 A3-10 EBC 收集原理

二、EBC 的收集方法

（一）可自主呼吸者

在温度为 20~25 ℃的室内，首先将收集器预冷 20 min，收集前受试者漱口清洁口腔，禁食含亚硝酸盐/硝酸盐的食品或药品，在冷凝液收集前 10 min，不做用力肺活量、时间肺活量和最大通气量检查，常规戴鼻夹，通过咬口器做平静呼吸 20~30 min，呼出气经冷凝装置形成冷凝物，收集冷凝物，冷凝物融化后用移液管移至收藏管内再放入低温冰箱（-70 ℃）保存待测。图 A3-11 所示为可自主呼吸的 EBC 收集示例图。

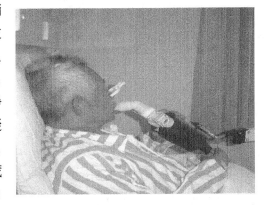

图 A3-11 可自主呼吸者 EBC 收集示例

（二）行机械通气者

收集前 15 min 避免在气道内注入生理盐水湿化吸痰的护理操作，收集时更换干燥的灭菌呼吸机螺纹管，脱开加温湿化器，将冷凝器串联接入呼吸机管道呼气端和呼吸机之间，开启电源进行 EBC 收集。收集过程中，若患者有咳嗽、呼吸急促等疑似呼吸道痰液堵塞的表现，则临时进行气管插管内非湿化的负压吸引。收集结束，呼吸机管道立刻恢复连接加温湿化器。每次收集时间为 20～30 min。ICU 温度稳定控制在 20～25 ℃。图 A3-12 所示为行机械通气患者的 EBC 收集示例图。

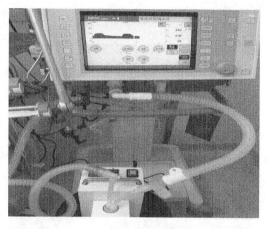

图 A3-12　行机械通气患者的 EBC 收集示例

三、EBC 收集的注意事项

（一）收集前

由于运动可能影响 EBC 中化合物的浓度，因此采样前 1 h 内不建议运动。此外，建议受试者在 EBC 收集前 3 h 内不要吸烟，因为吸烟对 EBC 中的 H_2O_2、8-异前列腺素和 NO 代谢物浓度有直接影响。当测定 EBC 中腺苷的浓度时，禁止饮用含咖啡因的饮料。取样前也不能饮用碳酸饮料和水，因为它们会引起 EBC pH 值显著降低。食物消化情况还没有被证明对 EBC 的生物标志物的浓度有影响。由于 EBC 研究的主要目标是检测来自下呼吸道的化合物，需排除唾液、口腔和上呼吸道产生的蛋白质和中间产物的干扰，所以受试者在 EBC 收集之前使用 4.5% 碳酸氢钠漱口以及在 EBC 收集期间定期吞咽等可以避免对 EBC 的污染。另外，受试者在进行以下医学检查后不建议收集 EBC：① 支气管镜检查、肺泡灌洗等有创性支气管检查后一个星期内；② 有吸入过敏原测试或非特殊性激发测试的三天内；③ 用力肺活量测试后 10 min 内。

（二）收集中

① 专业冷凝液收集装置的收集管应配备唾液截流装置、单向阀滤膜装置。收集管应是一次性的，不会释放某些危险性化合物，避免破坏冷凝液中的生物分子。EBC 应保持液相，将样本反复冻融会损害一部分分子化合物。② 受试者在收集期间应保持恒定呼吸，喉舌与吹嘴应保持一个完整密

封空间。③ 连续收集 20~30 min 以满足正常样本收集量。

（三）收集后

样本收集后最好立即检测，不然应储存于低温冰箱（-70 ℃）待测。

第三节　影响 EBC 收集效果的因素

一、影响 EBC 收集量的因素

（一）收集设备

目前，市面上的 EBC 收集仪器冷凝效率各有不同，冷凝效率取决于：① 冷凝器表面积；② 呼出气体和采样系统之间的温度梯度。已有研究表明，增大冷凝器表面积可以增加收集到的 EBC 量和生物标志物的量。EBC 中的某些成分对温度变化很敏感，这些成分在 EBC 中的浓度与冷凝温度密切相关。

（二）收集时间

采集时间的长短直接决定采集量的多少。一个成年受试者平静呼吸 10 min 后，收集装置可以收集到 1~3 mL 的 EBC。不同研究团队收集 EBC 的时间平均是 20~30 min，但也有团队收集时间长达 1 h。成人和 4 岁以上的儿童适合 10 min 左右的收集时间，因为这是大多数受试者能够耐受的时间，并能提供足够的 EBC 量。研究中应该根据研究对象及样本所需量的不同来调整收集时间。

（三）呼吸模式

假设冷凝器条件恒定，每次呼出气体的体积是决定每次收集的 EBC 体积的最重要的因素。因此，必须报告呼出气体的量和收集时间，以评估 EBC 的收集效果。有研究发现，增加每分钟通气量可以显著提高 EBC 的收集量，McCafferty 等证明，采用 7.5 L/min、15 L/min 和 22.5 L/min 的通气量，6 min 内可分别收集 627 μL、1019 μL 和 1358 μL 的 EBC，相对较低的通气量会导致更少的 EBC 量。

受试者采样时采用潮式呼吸不会影响肺功能，但自主呼吸模式中的变量可能显著影响 EBC 的采集和成分。低气流对 EBC 采集是有利的，因为随着呼气流速的增大，收集效果会变得越来越低。因此，建议受试者在 EBC 采集前至少 1 h 内避免运动。推荐缓慢的呼吸周期，即平静的潮式呼吸，因为与肺泡通气相关的低潮气量和高死腔通气导致 EBC 样本主要来自传导气道而不是外周气道。

（四）鼻夹

不佩戴鼻夹的受试者（鼻吸气—口呼气）会经鼻吸气，所以呼出的气体较多，能够收集到更多的 EBC。鼻腔吸气主要有两个特点：① 鼻吸过程中，吸入的空气在上气道加湿；② 鼻腔吸气时会把鼻腔的一些物质吸入下呼吸道，然后再呼到 EBC 中。当潮式呼吸用于无阻力的样本收集时，软腭没有关闭，存在于鼻子和鼻窦中的介质可添加到样本中。鼻夹的使用是使鼻咽部颗粒的雾化最小化。

（五）环境条件

环境温度和相对湿度可能会导致 EBC 结果的可变性。在研究中实施 EBC 采集时，应考虑冬季和夏季呼吸温度会发生显著变化，这将影响呼出气与采集系统之间的温度梯度。

二、影响 EBC 成分的因素

（一）仪器设备因素

1. 收集仪器材料

EBC 收集仪器具有许多不同的涂层材料，比如 PTFE、聚丙烯、玻璃、硅胶或铝。冷凝仪器涂层材料对不同的生物标志物具有显著影响。某些材料对 EBC 中某些物质具有吸附作用，比如塑料能够吸附蛋白质，从而导致 EBC 中蛋白检测值偏低，因此，采集装置使用的材料对于 EBC 采集的质和量均有较大影响。在设计 EBC 采集装置时，整个回路部分都应该选择不会吸附、分解采集物，也不会与采集物发生任何反应的材料。

2. 仪器冷凝温度

EBC 中的不同成分对冷凝温度有不同的敏感度，某些成分的浓度取决于冷凝温度。数据显示，用冰收集的氨浓度比用水收集的要低。冷凝温度对不稳定介质很重要，比如白三烯和嘌呤。

（二）受试者因素

1. 年龄

H_2O_2 是一种受受试者年龄影响最大的 EBC 生物标志物，与青年人相比，老年人含有较高水平的 H_2O_2，此物质在儿童中并没有年龄依赖性。

2. 吸烟

吸烟（包括慢性和急性烟雾暴露）对受试者 EBC 中的 H_2O_2、8-异前列腺素、NO_2^- 和 NT 水平有相当大的影响。对于健康受试者，吸烟也能导致 EBC 中的 H_2O_2、8-异前列腺素和 NT 浓度增加，但对 IL-1β 或 TNF-α 没有影响。哮喘患者急性烟雾暴露时，EBC 中的 H_2O_2 水平也会上升。

3. 口呼吸和鼻呼吸

不同呼吸方式导致 EBC 成分存在显著差异。进行口呼吸时建议使用鼻夹，因为鼻夹可有以下功能：① 防止通过鼻子吸入空气，以此防止鼻上皮可能出现生物标志物污染；② 防止下呼吸道生物标志物通过鼻子泄漏；③ 防止鼻腔气体和支气管气体混合。有研究指出，健康受试者佩戴鼻夹和不佩戴鼻夹时，收集的 EBC 中腺苷、血栓素 B_2 和氨的浓度没有差异。然而在受试者有上气道炎症时，鼻吸气—口呼气受试者 EBC 中腺苷的浓度比口吸气—口呼气受试者的高，这表明上气道炎症产生的腺苷被呼出到 EBC 样本中了。这些结果表明，上气道炎症对 EBC 样本中的介质有潜在影响。由于鼻腔及口腔都会对 EBC 中的成分带来污染，在进行 EBC 采集及检测时应充分评估鼻腔及口腔对 EBC 中该物质的影响程度。如果被检测物在鼻腔或口腔中存在，则应该考虑排除鼻腔或口腔中该物质的干扰。

4. 饮食

饮食可能会影响相应的生物标志物水平。例如，影响酸度的食品可能会影响与 NO、pH 或氧化应激有关的生物标志物。食物摄入可显著影响 EBC 的组成。

（三）环境因素

空气中的化合物可能通过以下几种机制影响 EBC 的组成：① 直接影响 EBC 中的分子水平；② 通过化学反应改变或消耗 EBC 中的成分；③ 导致气道炎症，从而引起 EBC 组成的变化。有研究表明，大气中的 NO 能够降低呼出气中 H_2O_2 的水平。如果样本收集后暴露在室内空气中，EBC 样本也可以与环境空气相互作用，如果研究的是不稳定介质或者挥发性化合物，这将导致介质的浓度发生巨大变化。为避免 EBC 在不确定的环境条件下受到污染，可以在吸气阀上安装合适的过滤器。清洁程序也可能影响 EBC 中生物标志物的浓度，因此，应仔细评估清洁材料所引起的任何潜在的影响。

医院使用的肺功能检测装置和雾化器的清洁程序在相关指南中有详细描述，但这不能作为冷凝器清洁的直接依据。

（四）储存条件因素

EBC 含有不稳定的挥发性物质：在收集过程中和收集后，挥发性物质会被释放（蒸发），并且 EBC 的成分会因正在进行的生化过程而改变。例如，将 EBC 在室温下储存 1 h，会导致 CO_2 分压显著降低且 pH 值升高。因此，必须实时或在收集后立即对 EBC 进行 pH 和 H_2O_2 的测量。

EBC 容易被细菌污染，空气中某些物质进入也会导致 EBC 浓度的改变。储存 EBC 的材料应是惰性的，应如 EBC 收集材料一样。待检测化合物的稳定性决定了 EBC 的保存时间。此外，应避免对 EBC 进行反复的冷冻和解冻，因为这样会造成不稳定化合物被破坏。最好可以检测存储温度下介质的稳定性，以保证能够在待测物质的稳定期内进行检测。如果需多次检测同一 EBC 样本，应将样本存储在多个分装管中，避免多次解冻和冷冻而破坏某些介质，如前列腺素、白三烯和 H_2O_2。一些介质在长期存储后浓度会降低，如 H_2O_2。在-80 ℃下储存样本时，未发现 EBC 中细胞因子浓度与长达 1 年的储存时间之间存在相关性。在-80 ℃下为期 2 周的稳定性研究中，未发现异前列腺素的显著损失。相比之下，白三烯会在几周或几个月内发生显著降解。为了解决存储的问题，一些研究小组在 EBC 样本中加入可与待检测物质相互反应的物质，通过生成稳定的物质来保存 EBC。

（五）唾液污染因素

EBC 收集的是下呼吸道黏膜表面的物质，而口腔唾液中某些物质与下呼吸道黏膜表面的物质一致，如果不排除唾液的干扰，则可能造成最终检测结果发生偏差，因此，EBC 采集要避免唾液的污染，可通过受试者定期吞咽来避免唾液污染。研究中还通过检测 EBC 中是否含有唾液淀粉酶以确定其是否被唾液污染。口咽中的微生物活动对 EBC 中氮氧化合物的浓度有显著影响，让受试者使用洗必泰漱口可避免这种影响。

（六）昼夜变异性因素

健康受试者和慢性阻塞性肺疾病患者 EBC 中的 H_2O_2 水平存在昼夜变异性。为了考虑昼夜变化的潜在作用，应计划在一天中的同一时间进行采样，还应研究 EBC 中介质的昼夜变化。

第四章 EBC 检测技术

第一节 EBC 检测方法

EBC 的应用依赖于高灵敏度和可重复测定的检验方法。到目前为止，研究者已经报道了许多用于测定 EBC 样本中各种生物标志物的方法，应用不同的方法或它们的组合来监测特定疾病的生物标志物已成为可能。常见的 EBC 的联合检测方法，即利用吸光光度法或荧光测定法或高效液相色谱法（high performance liquid chromatography，HPLC）结合另外的检测方法，如紫外检测、荧光检测（fluorescence detection，FD）、电化学检测（electrochemical detection，ECD）或质量光谱检测（mass spectrometry，MS）、气相色谱（gas chromatography，GC）与 MS 结合法、毛细管电泳法（capillary electrophoresis，CE）、基于抗体的测定和一些其他新方法（见图 A4-1）。下面介绍几种 EBC 检测的典型方法及仪器。

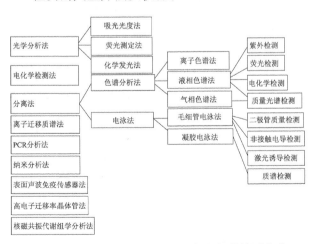

图 A4-1 用于测定 EBC 中生物标志物的检测方法

一、光学分析法

目前研究人员已经开发了许多光谱和基于光谱的装置，用于检测 EBC 中的生物标志物（见表 A4-1）。

（一）吸光光度法

最常用的检测吸光度的方法是紫外线检测器。EBC 样本中 NO_2^-/NO_3^- 含量的测定主要基于格里斯重氮化反应，随后在 540~550 nm 光谱处测量吸光度。为了测量 NO_3^- 的含量，需要通过 NO_3^- 还原酶将 NO_3^- 还原为 NO_2^-，然后进行亚硝酸盐的测定。除了格里斯重氮化反应之外，还可以使用其他方法。Sepehretal 等使用 Berthelot 方法检测 EBC 样本中 NO_2^- 的含量。为此，他首先通过向 EBC 样本中添加 Zn 粉和 H_2SO_4 将 NO_2^- 还原为特发性肺纤维化（idiopathic pulmonary fibrosis，IPF）铵，然后用碱性溶液中的苯酚和次氯酸盐将铵衍生化，形成蓝色产物，这样可以在 655 nm 光谱处对其进行测定。这些反应中使用的试剂可以制备为特定试剂盒。例如，酶联免疫吸附测定（enzyme-linked immunosorbent assay，ELISA）试剂盒，其因成本较低且使用简便而大受欢迎。一些商业 ELISA 试剂盒可用于测定 3-NT（其吸光度在 450 nm 处）、亚硝基硫醇（用 $HgCl_2$ 或 $CuCl_2$/半胱氨酸溶液裂解 S—NO 键后成为 NO_2^-，吸光度在 540~550 nm）、8-异前列腺素、LTB_4、前列腺素类、细胞因子、GSH、TXB_2、转化生长因子-β_1（transforming growth factor-β_1，TGF-β_1）和其他分子（如各种呼吸系统疾病患者 EBC 中的蛋白质和角蛋白）。

此外，蒂姆斯（Timms）等报道了一种基于单特异性抗体试验的 ELISA 方法，结果发现，与无并发胃食管反流病（GERD）的 COPD 患者相比，患有 GERD 的 COPD 患者的 EBC 中胃蛋白酶平均含量明显较高；索耶（Soyer）等还使用自制 ELISA 试剂盒测定了患有 GERD 的小儿哮喘患者 EBC 中的胃蛋白酶。有文献报道了 EBC 中 NO_x 含量与胃食管反流的严重程度呈负相关，这表明 GERD 患者 EBC 中的 NO_x 含量降低与其呼吸道氧化应激增加有关。

这些商用或自制试剂盒的缺点在于它们仅能单次使用。

表 A4-1　光学分析法在各种疾病患者呼出的非挥发性生物标志物/化合物检测中的应用

方法	生物标志物	EBC 收集装置	受试者	检出限	检测范围	样本数量
吸光光度法	亚硝酸盐/硝酸盐	EcoScreen	OSA 患者	2 μmol/L		50
吸光光度法	亚硝酸盐/硝酸盐	EcoScreen	哮喘患者	0.44 μmol/L	2.24~3.55 μmol/L	14
吸光光度法	亚硝酸盐	EcoScreen	COPD 患者	0.44 μmol/L	3.76~4.48 μmol/L	13
吸光光度法	亚硝酸盐	EcoScreen	哮喘患者	1 μmol/L		125
吸光光度法	硝酸盐	EcoScreen	哮喘患者	2.5 μmol/L		125
吸光光度法	亚硝酸盐	Lab made setup	健康受试者	1.5 ng/mL	24.2~31.3 ng/mL	15
吸光光度法	3-硝酪氨酸	EcoScreen	COPD 患者		3.31~7.77 nmol/L	90
吸光光度法	8-异前列腺素	EcoScreen	幽门螺杆菌感染患者		6.13~8.82 pg/mL	68
吸光光度法	IL-6	EcoScreen	幽门螺杆菌感染患者		1.48~2.91 pg/mL	68
吸光光度法	3-硝酪氨酸	EcoScreen	幽门螺杆菌感染患者		1.71~1.87 pg/mL	68
吸光光度法	亚硝基硫醇	Glass-condensing device suspended in an ice bath	哮喘、CF、COPD 患者	0.025 μmol/L		51
吸光光度法	8-异前列腺素	Double-jacketed glass tube cooled by air	COPD 患者	4 pg/mL	7~34 pg/mL	30
吸光光度法	8-异前列腺素	EcoScreen	COPD 患者		4.2~40 pg/mL	50
吸光光度法	白三烯 B₄	EcoScreen	哮喘患者	4 pg/mL	2~23.02 pg/mL	68
吸光光度法	白三烯 B₄	Rtube	哮喘患者	13 pg/mL	2.3~89.23 pg/mL	81
吸光光度法	白三烯 B₄	TURBO-DECCS	特应性皮炎患者		3.6~12.85 pg/mL	56
吸光光度法	白三烯 B₄	EcoScreen	哮喘患者	4.4 pg/mL	47.9~131.9 pg/mL	48
吸光光度法	白三烯 B₄	EcoScreen	AECOPD 患者		20.8~22.6 pg/mL	20
吸光光度法	IL-6	EcoScreen	AECOPD 患者		0.4~0.6 pg/mL	20
吸光光度法	前列腺素 E₂	EcoScreen	哮喘患者	30 pg/mL	37~54.1 pg/mL	27

方法	生物标志物	EBC 收集装置	受试者	检出限	检测范围	样本数量
吸光光度法	前列腺素 $F_{2\alpha}$	EcoScreen	哮喘患者	8 pg/mL	7.7~12.2 pg/mL	27
吸光光度法	血栓素 A_2	EcoScreen	哮喘患者	10 pg/mL	7.8~10.4 pg/mL	27
吸光光度法	前列腺素 E_2	Tube covered with dry ice	COPD 患者	13 pg/mL	20~41.1 pg/mL	27
吸光光度法	IL-6	EcoScreen	哮喘患者	0.1 pg/mL		49
吸光光度法	IL-8	EcoScreen	哮喘患者	0.1 pg/mL		49
吸光光度法	肿瘤坏死因子-α	EcoScreen	哮喘患者		3.45~3.74 pg/mL	49
吸光光度法	细胞因子	EcoScreen	炎症性肠病患者	0.16~0.39 pg/mL	0.0~0.97 pg/mL	84
吸光光度法	半胱氨酸	EcoScreen	IPF 患者		2.7~49.9 pg/mL	14
吸光光度法	肿瘤坏死因子-α	Glass collection device cooled with wet ice	NSCLC 患者	0.2 pg/mL	0.51~1.02 pg/mL	44
吸光光度法	细胞因子	Rtube	社区获得性肺炎患者		0.0~3.82 pg/mL	74
吸光光度法	IL-6	Lab made setup	健康受试者		0.3~2.3 pg/mL	36
吸光光度法	谷胱甘肽	自制设置	长期缺氧受试者		3.32~6.08 μmol/g	15
吸光光度法	血栓素 B_2	EcoScreen	哮喘患者	13.6 pg/mL	8~125 pg/mL	52
吸光光度法	转化生长因子-$β_1$	EcoScreen	NSCLC 患者		9.6~20.8 ng/mL	269
吸光光度法	蛋白质	EcoScreen	肺移植患者	4.0 μg/mL	8~125 μg/mL	49
吸光光度法	胃蛋白酶	EcoScreen	胃食管反流病患者		0~17 ng/mL	62
吸光光度法	亚硝酸盐	EcoScreen	哮喘患者	0.26 ng/mL	0.42~11.8 μmol/L	36
吸光光度法	亚硝酸盐	EcoScreen	哮喘患者		0.72~47.2 μmol/L	20
荧光测定法	细胞因子	EcoScreen	ALI/ARDS 患者	5 pg/mL		44
荧光测定法	细胞因子	Double-jacketed glass tube cooled by ice water	哮喘和 CF 患者	20 pg/mL	0~7.2 pg/mL	80

续表

方法	生物标志物	EBC 收集装置	受试者	检出限	检测范围	样本数量
荧光测定法	细胞因子	Tedlar gas sample bag	哮喘患者	1~2.9 pg/mL	1.7~44.8 pg/mL	70
荧光测定法	促红细胞生成素	EcoScreen	COPD、OSA 患者	0.24 mIU/mL		22
荧光测定法	肿瘤坏死因子-α	EcoScreen	COPD、OSA 患者	1.7 pg/mL		22
化学发光法	亚硝酸盐	EcoScreen	哮喘患者		2.18 μmol/L	18
化学发光法	硝酸盐	EcoScreen	哮喘患者		2.5 μmol/L	18
化学发光法	细胞因子	EcoScreen	哮喘患者	1~50000 pg/mL	2.6%~27.7%	26
化学发光法	ATP	Rtube	COPD 患者	25 pmol/L	10~1556 pmol/L	56
化学发光法	CEA	EcoScreen	NSCLC 患者		0.82~3.59 mg/L	262

（二）荧光测定法

迄今为止，学者们已经采用多种基于荧光的方法检测 EBC 中的生物标志物。例如，赫拉德科娃（Chladkova）等将 2，3-二氨基萘衍生化后，通过荧光法测定哮喘患者 EBC 中的 NO_2^- 浓度。该反应产生的 2，3-萘三唑是一种稳定的荧光化合物，发射波长约为 430 nm。NO_3^- 在被酶还原酶还原成 NO_2^- 之后测定。巴林特（Balint）等报道了基于荧光的 EIA 测定 CF 患者的 EBC 中的 3-NT，他们发现 CF 患者 EBC 中的 NO_2^- 和 NO_3^- 水平和健康人的没有显著差异。

还有一种基于荧光的流式细胞术。基于荧光的流式细胞术的原始名称是 Bpulse 细胞光度法。现代流式细胞仪每秒能够实时分析数千个颗粒，并且可以主动分离具有特定性质的颗粒。格斯纳（Gessner）等开发了一种流式细胞术可分别测定 COPD、哮喘和 CF 患者的细胞因子。他们观察到，与健康志愿者相比，COPD、哮喘和 CF 患者在急性加重期时细胞因子浓度显著增加。罗西亚（Rosias）等发现，与健康对照儿童相比，哮喘儿童 EBC 中的 TNF-α 浓度显著降低。舒曼（Schumman）等还报道了通过细胞光度法在 COPD、OSAS 和 OSA 患者的 EBC 中检测促红细胞生成素，但是他们发现与非这些疾病患者相比，患者的促红细胞生成素水平没有显著差异。他们团队还同时检测到了 TNF-α，在 COPD 患者中，TNF-α 浓度明显更高。

（三）化学发光法

化学发光（chemiluminescence，CL）法也是有吸引力的检测方法之一，具有许多明显的优势，如高灵敏度、宽线性范围、仪器使用简单，以及无背景散射光干扰。帕莎（Pasha）等先将 NO_2^-/NO_3^- 转化为 NO，通过 NO 和臭氧之间的气相化学发光反应测定 NO，从而测定采用低剂量丙酸氟替卡松/沙美特罗治疗的轻度持续性哮喘患者 EBC 中的 NO_2^-/NO_3^- 水平。他们发现哮喘患者采用低剂量丙酸氟替卡松/沙美特罗联合治疗一周后，其气道炎症和气道高反应性迅速降低。此外，侯赛因（Hussain）等使用 NO 分析仪测定哮喘患者的 NO_2^-/NO_3^- 水平。Arcêncio 等对接受心脏瓣膜手术患者的 EBC 中的 NO_2^-/NO_3^- 水平进行了类似研究。结果显示，患有术后呼吸系统并发症的患者，从术后第四个小时开始，与经历了平稳期的患者相比，术后患者 EBC 中的 NO_x 水平显著上升。松纳加（Matsunaga）等使用基于 CL 的膜蛋白阵列同时分析哮喘患者中的细胞因子表达，结果显示，与健康受试者相比，哮喘患者的 IL-4、IL-8、IL-17、TNF-α、干扰素-γ、TGF-β、巨噬细胞炎症蛋白（macrophage inflammatory protein，MIP）MIP-1α 和 MIP-1β 表达水平明显上升。Lázár 等检测了 EBC 中的 ATP，结果显示，COPD、哮喘患者与不吸烟及吸烟健康个体的 ATP 浓度相似。有学者使用 CL 法测定从 NSCLC 患者和健康个体收集的 EBC 样本中的 CEA，结果显示，NSCLC 组 EBC 中的 CEA 水平高于健康组。

二、电化学检测法

电化学检测法是通过电化学传感器获取生物输入并将其转换为电信号以便用于检测的一种方法。如用于呼吸分析的电化学传感器，传感器电极上产生的电流大小与样本中化学物质的浓度成正比。表 A4-2 列出了电化学检测法在不同疾病患者呼出的非挥发性生物标志物/化合物检测中的应用。

埃弗罗斯（Effros）和 Zacharasiewicz 使用离子选择电极测定 OSAS、哮喘和 CF 患者 EBC 中的钠、钾和氯离子，还开发了用于测定 EBC 中其他小分子（如乳酸）的电化学传感器。凯林娜（Karyakina）等报道了一种利用流动注射电化学系统与离子交换预浓缩柱（填充了具有季铵取代基的吸附剂硅胶）联合检测 EBC 中的乳酸盐的方法，测出乳酸浓度为 $(1.5 \sim 3) \times 10^{-4}$ mol/L。

这些类型的传感器提供了微型或手持式感应功能。但到目前为止，它们仅限于检测生物样本中一种或几种目标化合物。梅克尔（Melker）等开发了基于电化学或电量分析的传感或监测设备，以分析严重呼吸窘迫综合征患者 EBC 中的葡萄糖浓度。他们发现 EBC 中的葡萄糖浓度与受试者血液中的葡萄糖浓度有关。凯林娜（Karyakina）等还使用电化学传感器监测糖尿病患者 EBC 中的葡萄糖水平，他们发现，EBC 葡萄糖水平与血糖水平呈正相关。卡尔森（Carlsen）和比科夫（Bikov）等研究了体育锻炼对运动诱发性支气管痉挛形成过程中的 EBC pH 值的影响。研究发现，EBC pH 值的降低与运动诱发性支气管痉挛的发展和严重程度有关。

表 A4-2　电化学检测法在不同疾病患者呼出的非挥发性生物标志物/化合物检测中的应用

方法	生物标志物	EBC 收集装置	受试者	检出限	检测范围	样本数量
电化学检测法	乳酸盐	EcoScreen	肺疾病患者	0.14~20 μmol/L	150~300 μmol/L	120
电化学检测法	葡萄糖	EcoScreen	糖尿病患者		11.5 μmol/L	30
电化学检测法	硝酸盐	EcoScreen	糖尿病患者	2.5 μmol/L		30
电化学检测法	pH	Rtube	哮喘患者		7.80~8.40	38

三、分离法-色谱分析法

（一）离子色谱法

离子色谱法（ion chromatography，IC）是一种经过充分验证的敏感的分离方法，可在数分钟内确定多重离子，并且无须制备样本。IC 的一大优势是可以同时分离和定量阳离子或阴离子。赫拉德科娃（Chladkova）等报道了一种 IC 检测方法，该方法采用 UV 检测来测定控制良好的哮喘患者 EBC 中的 NO_2^-/NO_3^-。报告显示，健康受试者和控制良好的哮喘患者 EBC 中的 NO_2^-/NO_3^- 平均水平没有差异。斯文森（Svensson）等报道了一种采用电导检测的 IC 方法来测定健康受试者 EBC 中的钠和钾，结果显示钠的含量在白天减少。

格林沃尔德（Greenwald）等开发了一种 IC 方法，用于在青少年运动员运动前后测定 EBC 的离子组成，包括无机阴离子、阳离子和有机酸。检测结果显示，运动导致 EBC 中的丙酸酯浓度降低和尿素浓度升高。

（二）液相色谱法

液相色谱法（liquid chromatography，LC）是一种用于分离、鉴定和定量混合物中成分的分析方法。最简单的 LC 方法是使用反相高效液相色谱（reversed-phase high performance liquid chromatography，RP-HPLC）和 UV 吸光度检测。蒙图斯基（Montuschi）等使用 RP-HPLC-UV 方法测定患有不同肺部疾病的受试者 EBC 中的 LTB_4。富莱萨尼（Folesani）等报道了一种 HPLC-UV 方法，用于验证尿素作为 EBC 中非挥发性生物标志物的归一化因子。他们测定了不同临床条件下 EBC 中的尿素浓度，结果显示，尿素浓度不受所检查的三种慢性气道疾病（COPD、哮喘和 CF）的影响。卡索玛（Csoma）等使用 HPLC-UV 方法测定哮喘和对照受试者 EBC 中的腺苷，他们指出，体育锻炼会导致支气管痉挛，哮喘患者 EBC 中的腺苷水平显著增加，而健康受试者则没有。拉扎尔（Lázár）等在 COPD 患者 EBC 中测定了 ATP。

FD 可以用作 HPLC 方法的选择性检测器。Rihák 等使用 HPLC-FD 测定了哮喘、COPD 和 IPF 患者 EBC 中的 NO_2^- 和 NO_3^-，结果显示，在没有哮喘、活动性 IPF 和 COPD 恶化的成年皮质激素初治患者中，NO_2^- 浓度升高，而在稳定的 COPD 患者中，NO_2^- 的浓度与健康受试者相当。

HPLC 的 ECD 方法可能比 HPLC-UV 或 HPLC-FD 方法更具选择性。塞里奥（Celio）等使用 HPLC-ECD 方法测定哮喘、CF 和健康对照儿童 EBC

中的 3-NT。但是结果显示，该方法不适用于对 EBC 中游离 3-NT 进行分析，因为许多样本的 3-NT 浓度接近或低于检测限。

如上所述，由于 HPLC 检测器的低选择性，这些方法不能检测非挥发性生物标志物的浓度，并且需要复杂且费时的预处理程序以从样本中消除干扰物质。用 HPLC 分析生物样本的挑战之一是获得必要的选择性，实现这一目标的一种直接方法是将 HPLC 与 MS 方法结合使用。

此外，LC-MS 为同时检测同一 EBC 样本中数百个甚至数千个大小和极性差异很大的化合物提供了一种理想方法。其他检测呼吸道化合物的方法，例如某些免疫测定法，对于仅检测一种化合物非常具有特异性。因此，LC-MS 被认为是"金标准"，尤其是在测定人呼出气中的低分子量非挥发性化合物时，具有很高的特异性并且通常足够灵敏。例如，对于 EBC 中的 3-NT 进行分析，使用串联质谱仪可获得较高的灵敏度。巴拉尔迪（Baraldi）等通过 LC-MS/MS 在哮喘和健康儿童的 EBC 中以同位素稀释法测量了 3-NT 水平。结果显示，哮喘儿童 EBC 中 3-NT 的水平较高，这表明在哮喘患者的肺部，亚硝化过程更为活跃。

有时即使采用 LC-MS 方法，其检测限和定量限也不足以对大多数生物样本中的生物标志物进行定量测定。为了提高灵敏度，需要在分析之前使用固相萃取（SPE）进行样本净化和预浓缩。Göen 等在利用 LC-MS/MS 进行 3-NT 测量之前使用了净化和预浓缩步骤。蒙图斯基（Montuschi）等还使用了两种耦合方法，即离子阱 LC-MS 和 LC-MS/MS 方法，在使用抗哮喘药物的哮喘患者的 EBC 中测量 LTB_4。他们在报告中指出，仅在未接受抗炎治疗的哮喘患者中检测到呼出的 LTB_4。LC-MS 方法还可用于其他研究包括 LTB_4、8-异前列腺素、类花生酸脂质介质、ATP、AMP、CML、乳酸盐、氨基酸、脂肪酸代谢物、蛋白质、美沙酮的测定以及蛋白质组学和代谢组学的研究。

作为正相液相色谱的一种变体，亲水相互作用液相色谱（hydrophilic interaction liquid chromatography，HILIC）提供了一种在极性固定相上有效分离小极性化合物的替代方法。像正相液相色谱一样，HILIC 也采用传统的极性固定相，但其所用的流动相与反相液相色谱中的类似。HILIC 还可以像在 IC 中一样分析带电物质。

近年来，大多数 HPLC 仪器和色谱柱制造商都推出了超高压液相色谱（ultra high performance liquid chromatography，UHPLC）。与传统 HPLC 相比，

UHPLC 性能大大提高，在需要快速运行时间和对色谱柱/流动相条件变化快速响应的方法开发的情况下，UHPLC 尤其有优势。有研究者已经使用这种方法对 EBC 中的生物标志物进行了测量，包括使用三种基于 MS 的方法对囊性纤维化相关糖尿病患者 EBC 中的葡萄糖进行定量。一项先导研究将 UHPLC 结合高分辨率质谱（HRMS）对患有急性呼吸衰竭休克的患者 EBC 中的代谢物和代谢模式进行了研究。

代谢组学是一种强大的方法，该分析方法可检测各种浓度、极性和质量的代谢物，以评估生理状态对环境变化或侵害（如微生物感染）的反应。该方法还可以对代谢物进行半定量分析，最大定量到 1500 Da，包括有机酸、脂质、氨基酸、碳水化合物、肽、维生素、类固醇、异生物素等。

（三）气相色谱法

气相色谱（gas chromatography，GC）是色谱的一种常见类型，用于分离和分析可以蒸发而不分解的化合物。GC 与 MS 结合使用对分析分子量约为 1000 Da 的小分子非常有用。但是，用 GC-MS 分析 EBC 标志物的一项挑战是从 EBC 样本中去除水，因为水的存在可能会损坏 GC 的毛细管柱。因此，EBC 检测需要将生物标志物与基质隔离或分离，利用萃取剂的极性，可以使用液-液萃取法在 GC-MS 表征之前从水性基质中分离化合物。另外，也可以使用 SPE 浓缩 EBC 组分并去除基质干扰组分。佩拉尔沃（Peralbo）等报告了一种基于高分辨率模式下 GC-TOF-MS 分析的健康受试者 EBC 的非靶向代谢组学分析方法，比较了 LLE 固相萃取法针对两种不同的样本的制备方法。他们发现 LLE 提供了有关 EBC 组成的更多信息。萨纳克（Sanak）等将 GC-负离子化学电离（negative ion chemical ionization，NICI）-MS 用于健康受试者 EBC 的靶向脂质组学分析。他们通过这种方法测定了 20 种不同的类花生酸化合物，它们代表了主要的花生四烯酸脂氧合和环氧合途径。由于这些介体是非挥发性的，因此可通过三步衍生化五氟苄基酯、三甲基甲硅烷基酯和甲氧基肟的方法制备 EBC 提取物，以修饰类花生酸的羧基、羟基和酮基。

能通过 GC-MS 测定的其他生物标志物包括 3-NT、8-异前列腺素、LTB_4、Cys-LTs、TMA 和脂肪酸。

四、分离法-电泳法

（一）毛细管电泳法

毛细管电泳法（capillary electrophoresis，CE）是电动分离方法，在分离效率、分析时间、分离度、对样本基质的灵敏度以及样本的消耗量（10～20 nL）方面，CE 优于其他分析方法。

对于带有二极管阵列检测器（diode array detector，DAD）的 CE 系统，由于其数据收集率很高，所以 DAD 优于单波长检测。事实证明，DAD 检测可以帮助开发分离方法，根据其紫外可见光谱识别峰并检查峰纯度。哈米迪（Hamidi）等以堆积模式使用 CE-DAD，通过直接注射 EBC 样本来测定接受 MMT 的患者 EBC 中的美沙酮浓度。另一项研究还使用电驱动分离方法对接受外消旋美沙酮的患者 EBC 中的美沙酮对映异构体进行定量，结果发现，在所研究的 EBC 样本中，R-美沙酮和 S-美沙酮的浓度没有显著差异，没有发现美沙酮从全身血流到肺衬液的立体选择性渗透，但发现了 EBC 中美沙酮的水平与血清或尿液样本之间相关性较差。

对于具有电容耦合非接触电导（capacitively coupled contactless conductivity，C_4D）检测功能的 CE 系统，C_4D 是分析低分子量化合物的最佳检测模式之一。格雷古什（Greguš）等使用 CE-C_4D 系统对 EBC 进行离子谱分析，结果显示，呼吸模式对形成的气溶胶颗粒的数量有显著影响，因此对收集的 EBC 中分析物的浓度有显著影响。在另一项研究中，该研究小组开发了一种便携式 CE-C_4D 系统，可通过一次呼气在 EBC 中进行离子分布（亚硝化应激标志，包括 NO_2^- 和 NO_3^-）分析。其中在线连接的微型 EBC 采样器用于收集 EBC，收集后立即对其分析。该仪器重量轻（<5 kg），所有必需的零件都放在一个塑料公文包中，可以进行小分子样本（10 μL）的流体动力学注射，并且可以连续运行至少 10 h。此方法提供了一种可在临床实践中应用的快速筛选工具。库班（Kubáň）等使用 CE-C_4D 分离怀疑甲醇和乙二醇中毒人群的 EBC 后，将草酸盐、甲酸盐和乙醇酸盐作为有毒代谢物进行分离，结果发现健康个体的 EBC 中包含少量分析物，但是全部在生理范围内，然而在所有甲醇中毒患者 EBC 样本中，甲酸盐的浓度升高（8.6～16.6 mmol/L）。

双对立注入毛细管电泳（DOI-CE）是一种分离方法，利用毛细管的两端进行样本引入。使用 DOI-CE 时，一次运行中同时分析氮基阴离子和阳离子具有显著优势。格雷古什（Greguš）等报道了使用 DOI-CE-C_4D 方法对各种呼吸系统疾病（COPD、哮喘、肺纤维化、结节病和 CF）患者 EBC 样本中的 14 种离子（无机阴离子、阳离子和有机酸）进行分析。库班

（Kubáň）等还报道了用 DOI-CE-C₄D 方法在 2 min 内对 EBC 的离子含量进行分析，在上呼吸道急性炎症和轻度 COPD 患者中可以观察到离子浓度的变化，此外，运动后患者的 EBC 中乳酸浓度增加了大约 4 倍。

值得注意的是，氯、钠、钾和有机酸等小分子不被认为是肺部疾病的生物标志物，但它们在一定程度上有助于 EBC 的 pH 值和稀释液的标准化。

（二）凝胶电泳法

凝胶电泳法是一种根据分子和电荷的大小对大分子（DNA、RNA 和蛋白质）及其片段进行分离和分析的方法。该凝胶通常由琼脂或聚丙烯酰胺制成。凝胶电泳法通常在通过聚合酶链反应（polymerase chain reaction，PCR）扩增 DNA 后用于分析，但在使用其他方法（如 MS 限制性片段长度多态性）之前也可以用作制备方法。格里斯语（Griese）等报道了一种二维凝胶电泳（two-dimensional gel electrophoresis，2-DE）方法，用于对健康受试者的 EBC 进行蛋白质模式分析。2-DE 是凝胶电泳的一种形式，通常用于分析蛋白质。2-DE 从第一维电泳开始，然后垂直于第一维分离分子以在第二维生成电泳图。将在 EBC 中观察到的斑点模式与在 BALF 中观察到的蛋白质组进行比较，EBC 和 BALF 中存在的蛋白质相似。

凝胶电泳法可以与其他分离方法结合使用，这种结合使其能够鉴定生物样本中潜在的生物标志物。例如：① 凝胶电泳结合 1-DE/2-DE/μ-HPLC/MS 方法，对 α1-抗胰蛋白酶缺乏症患者的 EBC 进行蛋白质谱分析；② 凝胶电泳与 MS/MS 联合用于吸烟者 EBC 中角蛋白的含量检测；③ 凝胶电泳结合 MS 对健康受试者进行蛋白质组学表征；④ 凝胶电泳结合 MALDI/TOF-MS 进行 ALI/ARDS 患者的细胞角蛋白分析；⑤ 凝胶电泳结合蛋白质免疫印迹和表面增强激光解析电离（surface enhanced laser desorption/ionization，SELDI）-MS 用于检测多种炎症细胞因子如 IL-1α、IL-1β、IL-2、IL-12、IL-15。

五、离子迁移质谱法

质谱（mass spectrometry，MS）是一种将化学物质电离并根据其质荷比对离子进行分类的分析方法。它可以与其他分析方法结合使用，还可以作为一种独立方法，称为离子迁移质谱法，用于分析 EBC 中的生物标志物。Zang 等报道了实时传输模式直接分析（TM-direct analysis in real time，TM-DART）-TWIMS-TOF-MS 是一种用于 EBC 样本代谢组学研究的方法，是常规直接输注（direct infusion，DI）、电喷雾离子化（electrospray ionization，ESI）和大气压化学电离（atmosphere pressure chemical ionization，APCI）的高通量替代方案。研究结果显示，对生成的 TM-DART-TWIMS-TOF-MS 数据集进行多变量分析，可以成功地区分来自 CF 患者和健康对照者的 EBC 样本。表 A4-3 列出了不同疾病患者呼出非挥发性生物标志物/化合物分离研究的特点。

六、PCR 分析法

PCR 是一种相对简单且便宜的工具，可用于分子生物学，以跨多个数量级扩增 DNA 片段的单个拷贝或几个拷贝，生成特定 DNA 序列的数千个到数百万个拷贝。PCR 常用于诊断疾病、识别细菌和病毒。PCR 也可用于与 EBC 样本有关的诊断。

七、纳米分析法

纳米技术的应用具有巨大的潜力，等离子体和顺磁性的纳米粒子、量子点、纳米壳和其他纳米粒子，可作为造影剂、荧光材料或分子研究工具用于不同的医学方面，例如诊断和治疗，这是由于它们具有独特的光学、电学和机械特性。一些研究使用基于纳米技术的方法检测 EBC 中的生物标志物。例如，梅克尔（Melker）等使用基于纳米颗粒的组装系统来诊断不同疾病或判断患者身体状况。基于纳米颗粒的组件包括纳米管、替代标记和用于检测的由抗体、蛋白质和适体组成的特定化学实体的装置。由于替代标记仅在特定化学实体存在下才从纳米颗粒中释放出来，因此检测到替代标记就表明特定化学实体存在于 EBC 样本中，可以用于诊断特定疾病。该研究小组在另一项工作中，使用了相同的系统来测定核酸、蛋白质、炸药、毒素、致癌物和过敏原，包括血液和 EBC 样本在内的体液中的抗氧化剂。

基于纳米颗粒的方法可用于监测 EBC 样本中的药物。为了对 EBC 样本中的药物分析进行系统研究，有研究小组使用氨基磺酸封端的银纳米颗粒（Ag nanoparticles，AgNPs）测定接受拉莫三嗪治疗的癫痫患者 EBC 中的拉莫三嗪。该方法的原理是，拉莫三嗪诱导的纳米粒子聚集会导致 ASA-AgNPs 产生从黄色到红色到紫色的视觉颜色变化。该研究小组还开发了一种 AgNPs 增强的荧光方法，用于对接受去铁酮（deferiprone，DFP）治疗的患者 EBC 中的 DFP 进行定量。由于 AgNPs 显著提高了 DFP 系统的荧光强度，因此这种方法可以对非常低水平（60 μg/L）的 DFP 进行定量测量。

表A4-3 不同疾病患者呼出非挥发性生物标志物/化合物分离研究的特点

方法	生物标志物	EBC收集装置	受试者	检出限	检测范围	样本数量
离子色谱法	亚硝酸盐	EcoScreen	哮喘患者	0.4~20 μmol/L	0.42~11.8 μmol/L	36
离子色谱法	硝酸盐	EcoScreen	哮喘患者	0.5~50 μmol/L	0.72~47.2 μmol/L	20
离子色谱法	钠	EcoScreen	健康受试者	0.0~20 mg/L	0.02~0.14 mmol/L	10
离子色谱法	钾铵	EcoScreen	健康受试者		0.06~0.22 mmol/L	10
反相高压液相色律谱法	LTB$_4$	EcoScreen	不同肺疾病患者	10~250 pg/mL	248~1018 pg/mL	22
高压液相色谱法	尿素	TURBO-DECCS	慢性阻塞性肺疾病、哮喘和肺囊性纤维化患者	0.25~1 μmol/L	0.7~4 μmol/L	22
高压液相色谱法	美沙酮	Lab made cooling trap system	美沙酮维持治疗者	0.5~500 μmol/L	229~839 μmol/L	53
高压液相色谱法	腺苷	EcoScreen	哮喘患者	3~48 nmol/L	4~33 nmol/L	21
高效液相色谱荧光检测法	亚硝酸盐	EcoScreen	哮喘、慢性阻塞性肺疾病和特发性肺纤维化患者		1.3~12.3 μmol/L	106
液相色谱质谱法	3-NT	冰水冷却玻璃冷凝器	哮喘患者	3.0~200 nmol/L		38
SPE-LC-MS/MS	3-NT	EcoScreen	非吸烟健康受试者	10~500 pg/mL	3.9~184 pg/mL	20
液相色谱质谱法	LTB$_4$	EcoScreen	哮喘患者	100~1000 pg/mL	255.1~586.7 pg/mL	10
液相色谱质谱法	LTB$_4$	EcoScreen	哮喘患者	10~500 pg/mL	87.3~314.7 pg/mL	67

续表

方法	生物标志物	EBC 收集装置	受试者	检出限	检测范围	样本数量
液相色谱质谱法	8-异前列腺素	EcoScreen	健康受试者		43~73.6 pg/mL	85
液相色谱质谱法	类花生酸	Rtube	哮喘、慢性阻塞性肺疾病患者		0.0~7.4 pg/mL	87
液相色谱质谱法	类花生酸	EcoScreen	健康受试者	10~500 pg/mL		87
液相色谱质谱法	ATP	Rtube	肺囊性纤维化患者	0.1~100 nmol/L		14
液相色谱质谱法	异前列腺素	EcoScreen	石棉肺患者	0~250 pg/mL	15.9~101.3 pg/mL	44
液相色谱质谱法	O-酪氨酸-羟基-2-脱氧鸟苷	EcoScreen	石棉肺和矽肺患者	25~250 pg/mL	43~66.5 pg/mL	20
液相色谱质谱法	乳酸盐	EcoScreen	健康受试者	0.5~100 μmol/L		20
液相色谱质谱法	氨基酸	TURBO-DECCS condenser	白血病患儿	0.05~400 ng/ml	0.15~173.8 ng/ml	20
液相色谱质谱法	脂肪酸代谢物	Rtube	哮喘患者		15~180 pmol/L	11
液相色谱质谱法	美沙酮	EcoScreen	美沙酮维持治疗者	100~2000 pg/mL	23.6~275 pg/mL	14
HILIC/MS/MS	3-NT	EcoScreen	健康受试者	0.01~1 μg/L	5~1686.5 μg/L	27

续表

方法	生物标志物	EBC 收集装置	受试者	检出限	检测范围	样本数量
HILIC/MS/MS	酪氨酸	EcoScreen	健康受试者	1.0~100 μg/L	2.4~99.1 μg/L	27
HILIC/MS/MS	反式羟脯氨酸	EcoScreen	健康受试者	0.01~1 μg/L	5~516.5 μg/L	27
HILIC/MS/MS	CML	EcoScreen	透析患者	10~1000 pg/ml	13~205 pg/ml	20
HILIC/MS/MS	赖氨酸	EcoScreen	透析患者	1.0~100 ng/mL	3.6~46.4 ng/ml	20
超高效相液相色谱-飞行时间质谱法	葡萄糖	Rtube	CFRD 患者	0.09~50 μmol/L		6
液相色谱-串联质谱法	精氨酸代谢物	TURBO-DECCS	哮喘患者		0.2~133 nmol/L	33
毛细管气相色谱-负离子化学电离源质谱法	类花生酸	EcoScreen	健康受试者		0.13~250.4 pg/mL	58
气相色谱/质谱法	3-NT	EcoScreen	哮喘患者	0~5 nmol/L	14~212 pmol/L	18
毛细管气相色谱-负离子化学电离源质谱法	8-异前列腺素	TURBO-DECCS	哮喘患者		32.8~68 pg/mL	20
气相色谱/质谱法	8-异前列腺素	冰水冷却玻璃冷凝器	急性呼吸窘迫综合征、急性肺损伤患者		8~78 pg/mL	22

续表

方法	生物标志物	EBC 收集装置	受试者	检出限	检测范围	样本数量
气相色谱/质谱法	LTD$_4$	EcoScreen	哮喘患者		3~52 pg/mL	161
气相色谱/质谱法	LTE$_4$	EcoScreen	哮喘患者		51~192 pg/mL	161
气相色谱/质谱法	LTB$_4$	EcoScreen	哮喘患者		65~369 pg/mL	161
毛细管电泳法	美沙酮	Lab made cooling trap system	美沙酮维持治疗者	0.3~5 μg/mL	0.6~2 μg/mL	4
毛细管电泳法	美沙酮	Lab made cooling trap system	美沙酮维持治疗者	0.15~5 μg/mL	0.16~1.06 μg/mL	7
CE−C$_4$D	氯化物	Lab made setup (aluminum cooling cylinder)	哮喘患者	5~200 μmol/L		15
CE−C$_4$D	亚硝酸盐	Lab made setup (aluminum cooling cylinder)	哮喘患者	2.5~100 μmol/L		15
CE−C$_4$D	硝酸盐	Lab made setup (aluminum cooling cylinder)	哮喘患者	2.5~100 μmol/L		15
CE−C$_4$D	硫酸盐	Lab made setup (aluminum cooling cylinder)	哮喘患者	2.5~100 μmol/L		15
CE−C$_4$D	醋酸盐	Lab made setup (aluminum cooling cylinder)	哮喘患者	12.5~500 μmol/L		15

续表

方法	生物标志物	EBC 收集装置	受试者	检出限	检测范围	样本数量
CE−C₄D	乳酸盐	Lab made setup（aluminum cooling cylinder）	哮喘患者	5~200 μmol/L		15
CE−C₄D	丙酸盐	Lab made setup（aluminum cooling cylinder）	哮喘患者	12.5~500 μmol/L		15
CE−C₄D	丁酸盐	Lab made setup（aluminum cooling）	哮喘患者	5~200 μmol/L		15
CE−C₄D	铵	Lab made setup（aluminum cooling）	哮喘患者	2~200 μmol/L		15
CE−C₄D	钾	Lab made setup（aluminum cooling）	哮喘患者	1~100 μmol/L		15
CE−C₄D	钙	Lab made setup（aluminum cooling）	哮喘患者	1~100 μmol/L		15
CE−C₄D	钠	Lab made setup（aluminum cooling）	哮喘患者	1~100 μmol/L		15
CE−C₄D	镁	Lab made setup（aluminum cooling）	哮喘患者	1~100 μmol/L		15
CE−C₄D	氯化物	Lab made setup（aluminum cooling cylinder）	肺囊性纤维化患者	5~100 μmol/L		20

续表

方法	生物标志物	EBC 收集装置	受试者	检出限	检测范围	样本数量
CE-C$_4$D	亚硝酸盐	Lab made setup (aluminum cooling cylinder)	肺囊性纤维化患者	1.25~25 μmol/L		20
CE-C$_4$D	硝酸盐	Lab made setup (aluminum cooling cylinder)	肺囊性纤维化患者	1.25~25 μmol/L		20
CE-C$_4$D	硫酸盐	Lab made setup (aluminum cooling)	肺囊性纤维化患者	2.5~50 μmol/L		20
CE-C$_4$D	醋酸盐	Lab made setup (aluminum cooling)	肺囊性纤维化患者	10~200 μmol/L		20
CE-C$_4$D	乳酸盐	Lab made setup (aluminum cooling)	肺囊性纤维化患者	10~200 μmol/L		20
CE-C$_4$D	丙酸盐	Lab made setup (aluminum cooling)	肺囊性纤维化患者	10~200 μmol/L		20
CE-C$_4$D	丁酸盐	Lab made setup (aluminum cooling)	肺囊性纤维化患者	10~200 μmol/L		20
CE-C$_4$D	甲酸盐	Lab made setup (aluminum cooling)	肺囊性纤维化患者	10~200 μmol/L		20
CE-C$_4$D	草酸甲酸盐	Lab made setup	甲醇中毒者	0~100 μmol/L		20
CE-C$_4$D	乙醇酸盐	Lab made setup	甲醇中毒者	0~100 μmol/L	8.6~16.6 mmol/L	20

方法	生物标志物	EBC 收集装置	受试者	检出限	检测范围	样本数量
DOI-CE-C_4D	氯化物	Lab made setup (aluminum cooling cylinder)	COPD、哮喘、肺纤维化、结节病和肺囊性纤维化患者	0~100 μmol/L	0.68~67.75 μmol/L	60
DOI-CE-C_4D	亚硝酸盐	Lab made setup (aluminum cooling cylinder)	COPD、哮喘、肺纤维化、结节病和肺囊性纤维化患者	0~50 μmol/L	0.3~11.34 μmol/L	60
DOI-CE-C_4D	硝酸盐	Lab made setup (aluminum cooling cylinder)	COPD、哮喘、肺纤维化、结节病和肺囊性纤维化患者	0~50 μmol/L	0.33~17.72 μmol/L	60
DOI-CE-C_4D	硫酸盐	Lab made setup (aluminum cooling cylinder)	COPD、哮喘、肺纤维化、结节病和肺囊性纤维化患者	0~50 μmol/L	0.16~2.56 μmol/L	60
DOI-CE-C_4D	醋酸盐	Lab made setup (aluminum cooling cylinder)	COPD、哮喘、肺纤维化、结节病和肺囊性纤维化患者	5~200 μmol/L	16.13~176 μmol/L	60
DOI-CE-C_4D	乳酸	Lab made setup (aluminum cooling cylinder)	COPD、哮喘、肺纤维化、结节病和肺囊性纤维化患者	0~150 μmol/L	0~112.09 μmol/L	60
DOI-CE-C_4D	丙酸盐	Lab made setup (aluminum cooling cylinder)	COPD、哮喘、肺纤维化、结节病和肺囊性纤维化患者	0~100 μmol/L	4~78.88 μmol/L	60

续表

方法	生物标志物	EBC 收集装置	受试者	检出限	检测范围	样本数量
DOI–CE–C₄D	丁酸	Lab made setup (aluminum cooling cylinder)	COPD、哮喘、肺纤维化、结节病和肺囊性纤维化患者	0~50 μmol/L	0~12.60 μmol/L	60
DOI–CE–C₄D	铵	Lab made setup (aluminum cooling cylinder)	COPD、哮喘、肺纤维化、结节病和肺囊性纤维化患者	10~1000 μmol/L	128.7~663 μmol/L	60
DOI–CE–C₄D	钾	Lab made setup (aluminum cooling cylinder)	COPD、哮喘、肺纤维化、结节病和肺囊性纤维化患者	0~100 μmol/L	1.03~88.69 μmol/L	60
DOI–CE–C₄D	钙	Lab made setup (aluminum cooling cylinder)	COPD、哮喘、肺纤维化、结节病和肺囊性纤维化患者	0~100 μmol/L	2.07~31.31 μmol/L	60
DOI–CE–C₄D	钠	Lab made setup (aluminum cooling cylinder)	COPD、哮喘、肺纤维化、结节病和肺囊性纤维化患者	0~150 μmol/L	1.31~29.80 μmol/L	60
DOI–CE–C₄D	镁	Lab made setup (aluminum cooling cylinder)	COPD、哮喘、肺纤维化、结节病和肺囊性纤维化患者	0~50 μmol/L	0.33~1.65 μmol/L	60
DOI–CE–C₄D	铵	Lab made setup (cooled by ice)	慢性阻塞性肺疾病患者	1~1000 μmol/L	0~1000 μmol/L	75

续表

方法	生物标志物	EBC 收集装置	受试者	检出限	检测范围	样本数量
DOI-CE-C$_4$D	钾	Lab made setup (cooled by ice)	慢性阻塞性肺疾病患者	1~250 μmol/L	1~150 μmol/L	75
DOI-CE-C$_4$D	钙	Lab made setup (cooled by ice)	慢性阻塞性肺疾病患者	1~250 μmol/L	20~300 μmol/L	75
DOI-CE-C$_4$D	钠	Lab made setup (cooled by ice)	慢性阻塞性肺疾病患者	1~250 μmol/L	9~200 μmol/L	75
DOI-CE-C$_4$D	镁	Lab made setup (cooled by ice)	慢性阻塞性肺疾病患者	1~250 μmol/L	0~10 μmol/L	75
DOI-CE-C$_4$D	氯化物	Lab made setup (cooled by ice)	慢性阻塞性肺疾病患者	1~250 μmol/L	0~200 μmol/L	75
DOI-CE-C$_4$D	亚硝酸盐	Lab made setup (cooled by ice)	慢性阻塞性肺疾病患者	1~25 μmol/L	0~10 μmol/L	75
DOI-CE-C$_4$D	硝酸盐	Lab made setup (cooled by ice)	慢性阻塞性肺疾病患者	1~25 μmol/L	0~10 μmol/L	75
DOI-CE-C$_4$D	硫酸盐	Lab made setup (cooled by ice)	慢性阻塞性肺疾病患者	1~25 μmol/L	0~10 μmol/L	75
DOI-CE-C$_4$D	醋酸盐	Lab made setup (cooled by ice)	慢性阻塞性肺疾病患者	1~250 μmol/L	5~200 μmol/L	75
DOI-CE-C$_4$D	乳酸盐	Lab made setup (cooled by ice)	慢性阻塞性肺疾病患者	1~250 μmol/L	5~250 μmol/L	75

续表

方法	生物标志物	EBC 收集装置	受试者	检出限	检测范围	样本数量
DOI-CE-C$_4$D	磷酸盐	Lab made setup（cooled by ice）	慢性阻塞性肺疾病患者	1~250 μmol/L	1~150 μmol/L	75
CE-LIF	谷胱甘肽	Lab made setup	健康受试者		0~1.7 nmol/L	5
Gel electrophoresis - MAODI/TOF-MS	IL-6	EcoScreen	急性肺损伤、急性呼吸窘迫综合征患者		8.3~9.3 pg/mL	40
Gel electrophoresis - MAODI/TOF-MS	IL-8	EcoScreen	急性肺损伤、急性呼吸窘迫综合征患者		11.3 pg/mL	40
SDS-PAGE-WB 与 SELDI-MS 联用法	细胞因子	Rtube	健康的吸烟者和慢性阻塞性肺疾病、抗胰蛋白酶缺乏症患者		6.8~21.7 μg/mL	83

八、表面声波免疫传感器法

表面声波（surface acoustic wave，SAW）免疫传感器是一类微机电系统，依靠表面声波感测物理现象。作为压电传感器的 SAW 是一种性能优异的无标记免疫分析质量检测装置，它的优点很多，可实时监测且使用简便。Zhang 等报道了一种 SAW 免疫传感器，可用于检测癌症患者 EBC 中的 CEA。利用金纳米颗粒-抗体结合物的常规夹心免疫测定法，以及随后用金染液进行质量增强的方法，在已开发的 SAW 免疫传感器中，使得 CEA 与金纳米颗粒-抗体结合物的混合物首先被固定在传感器表面的捕获抗体识别，然后注入金染液以提高灵敏度，免疫传感器的反应与 CEA 浓度成正比。在另一项研究中，该研究小组报告了一种微型 SAW 免疫传感器，与以前的版本相比，它具有在 EBC 中自动在线检测 CEA 的能力。据报道，区分肺癌患者和健康受试者 EBC 中 CEA 浓度的临界值为 1.85 ng/mL。由于该方法的检出限小于临界值，因此该免疫传感器可成功用于 EBC 中的 CEA 检测。

九、高电子迁移率晶体管法

高电子迁移率晶体管（high electron mobility transistor，HEMT）是一种场效应晶体管，也称为异质结构场效应晶体管或调制掺杂场效应晶体管。氮化铝镓（aluminum gallium nitride，AlGaN）/GaN HEMT 在化学性质上是非常稳定的，并且包括由应变 AlGaN 层的压电极化和自发极化引起的高电子片载流子浓度沟道。位于 HeGaN 表面层的正电荷是由位于 AlGaN/GaN 界面的二维电子气云引起的。环境条件的任何细微变化都会影响 HEMT 的表面电荷，从而改变 AlGaN/GaN 界面沟道中的电子浓度。HEMT 传感器的响应时间为数秒钟。Chu 等使用 AlGaN/GaN HEMT 传感器来测定 EBC 中的 pH 值和葡萄糖，以进行与气道病理学相关的研究，他将传感器设计为便携式无线套件以便用于远程监控，来自传感器的数据以无线方式存在，并且可以由具有适当接收器的任何设备进行记录。Chu 和 Ren 等还报道了一种具有固定化葡萄糖氧化酶的 ZnO 纳米棒门控 HEMT 传感器，用于检测 EBC 中的葡萄糖。此外，有学者证明，基于 HEMT 的传感器可用于检测不同的材料，例如，使用固定在 AgCl 薄膜上的 HEMT 传感器来测定氯离子，使用 AlGaN/GaN HEMT 传感器来测定糖尿病患者 EBC 的 pH 值，这项技术验证了在 EBC 中检测生物标志物的可能性。

十、核磁共振代谢组学分析法

核磁共振（nuclear magnetic resonance，NMR）是提供体液中低分子量内源性代谢物（包括氨基酸、极性/非极性代谢物、糖和大代谢物）的整体生化特征的最强大方法之一。该方法能够表征最有代表性的含质子化合物、已知和未知的代谢物、新型生物标志物，从而提供被分析样本的代谢指纹，以深入了解疾病机理。与其他方法（如MS）相比，基于NMR的代谢组学研究具有多种优势，NMR几乎不需要样本预处理，可快速（10~15 min）、无创检测并提供高度可重复的结果。

对EBC样本进行广泛的基于NMR的代谢组学研究，结果均显示患者和健康个体的NMR光谱之间有明显区别。

第二节　EBC检测要点

EBC中含有99%的水，因此EBC中来自ALF的物质被大量冷凝的水蒸气高度稀释，且稀释的倍数从1000到50000不等。除水溶性挥发性化合物外，由呼出液滴组成的剩余液体中含有极低水平的非挥发性化合物，每1 mL EBC中含有<0.1 μL的ALF液滴。呼出的空气通过气道的湍流作用使飞沫从覆盖在呼吸道表面的ALF中分离出来。然而在呼气过程中，飞沫不仅仅从支气管和气管脱落，还从喉、咽、上消化道、鼻腔和口腔脱落，因此无法确定生物标志物的确切来源。

EBC包括来自ALF的呼出气溶胶（exhaled breath aerosols，EBA），EBA是在平静呼吸期间产生的，EBA占EBC总体积的0.1%，在正常的潮式呼吸中，EBA颗粒的粒径分布在5 μm以下。肺毛细血管床的面积较大，远端呼吸道的血浆和呼吸结构之间可以交换气体及细胞代谢产物。肺表面周围的水蒸气饱和，由此产生的潮湿空气在维持肺部环境湿度、防止肺上皮层受损和稳定气体交换方面发挥着关键作用。EBC的溶质包含多种肺部病变的预期生物标志物，并与EBC的雾化颗粒密切相关。呼气期间EBC的稀释会导致收集的EBC的体积和溶质浓度出现较大差异。图A4-2所示为呼吸道区域飞沫的形成过程。

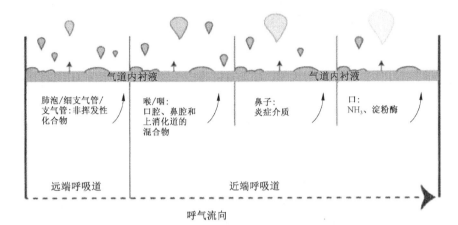

图 A4-2　呼吸道区域飞沫的形成过程

EBC 中非挥发性化合物的浓度可用以下方程式表示：

$$[X]_{EBC} = [X]_{ALF} \frac{V_{ALF}}{V_{EBC}} = [X]_{ELF} = \frac{n\overline{V}_{ALF}}{n\overline{V}_{ALF} + V_{vapor}}$$

EBC 稀释因子通常是指 EBC 中非挥发性分析物的浓度与 ALF 中非挥发性分析物浓度的比值，其变化很大，因此，EBC 中非挥发性物质的浓度在不同个体间甚至在同一个体的不同样本间都千差万别。为了使不同数据间具有可比性，急需寻找一种稀释度因子作为衡量标准，这种因子要具有稳定的理化特性，且在血浆和 ALF 中有相同的浓度。稀释度＝血浆中该因子浓度/EBC 中该因子浓度。当前，已报道的稀释度因子有尿素、总阳离子浓度和低温冻干后的 EBC 电导率，但尚无可用于评估稀释度因子的"金标准"。

合适的稀释度因子应是在血液中具有已知且稳定浓度的化合物，并且能通过细胞膜扩散，但不在肺泡或气道中产生。贾亚拉曼（Jayaraman）等在寻找这种稀释度因子时发现，呼吸道分泌物具有与血浆相同的渗透压，另外，ALF 中的 Na^+ 和 K^+ 浓度与其在血浆中的典型浓度密切相关。有研究表明，来自同一个体（或不同个体）的 EBC 连续样本的组成一般也各不相同，但一些非挥发性离子却显示出较好的相关性。

多年来，研究者已经提出了三种稀释度参考指标（尿素、总阳离子浓度和低温冻干后的 EBC 电导率）用于 EBC。至关重要的是，它们在各自的血浆和 ALF 中的浓度都相似，并且在肺中既不合成也不破坏。尿素是近乎理想的指示器，因为除满足这些标准外，它还在 ALF 和血浆之间被动扩散。

但是，血浆尿素浓度可能变化很大，需要在每次 EBC 分析期间进行血浆测定，而且在感染期间，可能会因产生脲酶的细菌存在而导致局部尿素浓度降低。EBC 电导率测量是最简单的方法，因为它灵敏度高，操作简便、快速，同时不需要大量的 EBC 样本。

也有研究指出，在两种情况下不需要稀释度因子。一是联合测定样本中相关标志物的比值，如干扰素-γ/IL-4、亚硝酸盐/硝酸盐（NO_2^-/NO_3^-）、GSH/GSSG 和 pH（可认为是 H^+/OH^-）。二是"开-关"指标，即这种物质只要存在就能明确诊断，如结核分枝杆菌 DNA（通过 PCR 方法检测）、胃蛋白酶、鼻病毒 RNA（通过逆转录 PCR 方法检测）和炭疽毒素等。此类检测中的假阳性必须为零。

为了提高被检测标志物在 EBC 中的浓度，可以适当地对样本进行预浓缩，目前最常用的预浓缩方法是"冷冻干燥法"，使水直接在低温下从固态升华为气态，跳过"液-气"转化过程，可有效避免样本中的标志物降解，但是这种方法的再现性和可靠性缺乏相关研究证明。

不同测量结果源自三个方面：标志物本身水平不同、不同收集方式导致的差异以及测量误差引起的差异。为了提高测量结果的可信度、再现性和可比性，对 EBC 检测的建议如下：① 用两种以上检测方法验证结果。② 注意稀释度对检测结果的影响。由于尚无标准的稀释标志物，EBC 中单个标志物水平不能很好地代表其在 ALF 中的水平，因此推荐联合测定样本中相关标志物的比值，这样，检测结果才更可信。③ 注意 EBC pH 值对目标标志物的影响。不同疾病进展的受试者 EBC pH 值往往不同，而许多标志物的活性和稳定性受到 pH 值的影响，因此不推荐在 pH 值测量之前对 EBC 进行常规脱气。由于利用不同方法测定 pH 值会导致观测值存在很大差异，因此在纵向和多中心研究中应采用相同的方法，同时应进行两次 pH 值测定，即在处理 EBC 之前和之后分别测定，并将这两个结果和处理技术一起报告，或者应提供在 5.33 kPa 的 CO_2 水平下的标准化 CO_2 浓度下的 pH 值读数。④ 许多标志物（如细胞因子）含量极低，接近测量精度的极限，要确保测量结果的准确性相当困难。所以可以对样本进行预浓缩处理，提高标志物浓度（注意浓缩倍数和稀释度），或寻求更为敏感可靠的测量方法。⑤ 收集和检测之间的时间应尽可能短，并且在储存期间检查待测生物标志物的稳定性。⑥ 如果使用了分析试剂或蛋白酶抑制剂等样本添加剂，应明确说明。

B.临床应用篇

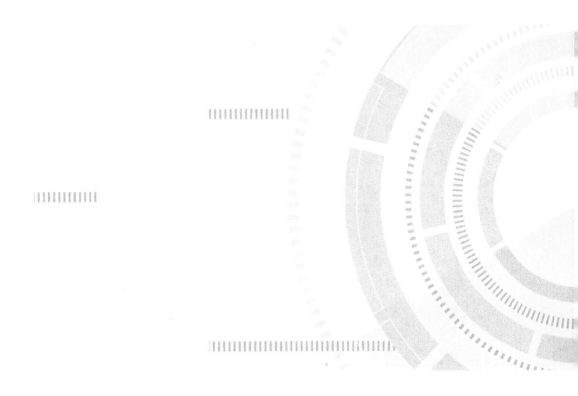

第一章　肺　癌

第一节　肺癌的基本特点

一、定义及流行病学

肺癌，又称原发性支气管癌或原发性支气管肺癌，被世界卫生组织定义为起源于呼吸上皮细胞（支气管、细支气管和肺泡）的恶性肿瘤，是最常见的肺部原发性恶性肿瘤。

肺癌主要可分为小细胞肺癌（small cell lung cancer，SCLC）和非小细胞肺癌（non-small cell lung cancer，NSCLC）。SCLC 起源于神经内分泌细胞，约占所有原发性肺癌的 15%。这种癌细胞极快速增殖的癌症通常采用化学疗法进行治疗，最初具有良好的肿瘤反应。然而，在最初的反应后，SCLC 几乎总是在发展，很少有长期幸存者。NSCLC 主要起源于支气管或肺泡细胞，包括腺癌、鳞癌和大细胞癌，是原发性肺癌的最常见形式。NSCLC 患者的治疗方法是基于肿瘤的严重程度选择的。原则上，有限期的 NSCLC 肿瘤可通过外科手术治疗，有时还需采用化学疗法和放射疗法，晚期可使用细胞毒性药物和靶向药物联合治疗。与 SCLC 相比，NSCLC 癌细胞的生长分裂速度相对缓慢，扩散转移的时间相对较晚。所以绝大部分 NSCLC 患者发现自己罹患癌症时已处于中晚期，5 年总体存活率低于 20%。

肺癌的病死率为所有恶性肿瘤中的最高者。在过去的 20 年里，西方国家男性肺癌的发病率和病死率有所下降，发展中国家的这一数据则持续上升；女性肺癌死亡率在世界大部分地区仍在继续上升。与既往的数据相比，肺癌的发病率和病死率总体上呈上升趋势。根据 2021 年 2 月 4 日发布的 *Global cancer statistics* 2020，在新发癌症病例中，肺癌数量居于前列（约占 11.4%）；在癌症死亡的病例中，肺癌是最主要的死因（约占 18%）。肺癌的发病高峰期在 55~65 岁，男性多于女性，男女比约为 2.1 : 1。肺癌的临床表现比较复杂，其症状和体征的有无、轻重及出现的早晚取决于肿瘤的发生部位、病理类型、有无转移、有无并发症，以及患者的反应程度和耐受性的差异，所以肺癌的临床表现多是隐匿性的，以咳嗽、咳痰、咯血和消瘦等为主要表现，其 X 线影像学主要表现为肺部结节、肿块影等。肺癌的早期症状常较轻微，甚至可无任何不适。中央型肺癌症状出现早且重，周围型肺癌症状出现晚且较轻，甚至无症状，常在体检时被发现。因此，积极寻找与肺癌早期筛查、早期诊断相关的检测手段就显得尤为迫切。

二、病因和发病机制

肺癌的病因和发病机制迄今为止尚未明确，但是有证据显示与下列因素有关：① 吸烟，目前被认为是主要的危险因素。约 85% 的肺癌患者有吸烟史，包括吸烟者和已戒烟者（定义为诊断前戒烟至少 12 个月以上者）。吸烟 20~30 包年（定义为每天 1 包，吸烟史 20~30 年）者罹患肺癌的风险比吸烟量小的明显增加。吸烟与肺癌之间存在着明确的相关性，开始吸烟的年龄越小，吸烟的时间越长，吸烟量越大，肺癌的发病率和病死率越高。环境烟草烟雾（或称二手烟，或被动吸烟）也是肺癌的病因之一。来自环境烟草烟雾的危险低于主动吸烟，与吸烟者共同生活多年后，非吸烟者罹患肺癌的风险增加 20%~30%，且其罹患肺癌的危险性随吸烟者吸烟量的增多而升高。② 职业致癌因子，已被确认的致癌物质包括石棉、砷、双氯甲基乙醚、铬、芥子气、镍、多环芳香烃类，以及铀、镭等放射性物质衰变时产生的氡气等。这些因素可使肺癌的发生危险性增加 3~30 倍。③ 空气污染，城市中的工业废气、汽车尾气等都有致癌物质，如苯并芘、氧化亚砷、放射性物质、镍铬化合物、二氧化硫、一氧化氮及不燃的脂肪族碳氢化合物等。在室内吸烟、燃烧燃料和烹调过程中均有可能产生致癌物，接触煤烟或煤炭不完全燃烧物也为肺癌的危险因素。④ 电离辐射，可以是职业性的或非职业性的，有来自体外或因吸入放射性粉尘和气体引起的体内照射。不同射线产生的效应也是不同的。⑤ 饮食与体力活动，有研究显示，成年期水果和蔬菜的摄入量低，肺癌发生的危险性升高。血清中 β 胡萝卜素水平低的人，肺癌发生的危险性高。也有研究显示，中高强度的体力活动使肺癌发生的风险下降 13%~30%。⑥ 遗传和基因改变，遗传因素与肺癌的相关性应引起关注，如有早期肺癌（60 岁前）家族史，则亲属罹患肺癌的危险性升高 2 倍。肺癌可能是外因通过内因而发生的，外因可诱发细胞的恶性转化和不可逆的基因改变，包括原癌基因的活化、抑癌基因的失活、自反馈分泌环的活化和细胞凋亡的抑制。肺癌的发生是一个多阶段逐步演变的过程，涉及一系列基因改变，多种基因变化的积累才会导致细胞生长和分化控制机制紊乱，使细胞生长失控而发生癌变。与肺癌发生关系较为密切的癌基因主要有 HER 家族、RAS 基因家族、Myc 基因家族、ALK 融合基因、Sox 基因及 MDM2 基因等。相关的抑癌基因包括 p53、Rb、p16、nm23、PTEN 基因等。与肺癌的发生发展相关的分子发病机制还包括生长因子信号转导通路激活、肿瘤血管生成、细胞凋亡障碍和免疫逃避等。⑦ 其他，美国癌症学会将结核列为肺癌的发病因素之一，结核病患者罹患肺癌的风险是正常人群的 10 倍，主要组织学类型为腺癌。某些慢性肺部疾病如 COPD、结节病、特发性肺纤维化、硬皮病，以及病毒感染、真菌毒素（黄曲霉）等，与肺癌的发生可能也有一定的关系。

三、临床分期和诊断

2015 年，国际肺癌研究学会（International Association for the Study of Lung Cancer，IASLC）公布了第 8 版 TNM（tumor，node，metastasis）分期见表 B1-1、表 B1-2。SCLC 亦可分为局限期和广泛期。局限期指病灶局限于同侧半胸，能安全地被单个放射野包围；广泛期指病灶超过同侧半胸，包括恶性胸腔积液或心包积液以及血行转移。IASLC 公布的新分期标准采纳了来自 16 个国家的 35 个数据库，包含了 1999—2010 年发病的 94708 个肺癌病例。与第 7 版相比，第 8 版分期变更的最主要内容是原发肿瘤（T）分期的变化，它更加细化了肿瘤大小对于预后指导的重要性，更能适应目前临床的需求，能更好地反映不同分期肺癌患者的预后情况。

表 B1-1　IASLC 第 8 版 TNM 分期（1）

原发肿瘤（T）分期：

　　Tx：未发现原发肿瘤，或者通过痰细胞学或支气管灌洗发现癌细胞，但影像学及支气管镜无法发现。

　　T0：无原发肿瘤的证据。

　　Tis：原位癌。

　　T1：肿瘤最大径≤3 cm，周围包绕肺组织及脏层胸膜，支气管镜见肿瘤侵及叶支气管，未侵及主支气管。

　　　　T1a（mi）：微浸润腺癌（minimally invasive adenocarcinoma，MIA）；[a]

　　　　T1a：肿瘤最大径≤1 cm；[b]

　　　　T1b：肿瘤最大径>1 cm，≤2 cm；

　　　　T1c：肿瘤最大径>2 cm，≤3 cm。

　　T2：肿瘤最大径>3 cm，≤5 cm；侵犯主支气管（不常见的表浅扩散型肿瘤，不论体积大小，侵犯限于支气管壁时，虽可能侵犯主支气管，仍为 T1），但未侵及隆突；侵及脏层胸膜；有阻塞性肺炎或者部分或全肺肺不张。符合以上任何一个条件即归为 T2。

　　　　T2a：肿瘤最大径>3 cm，≤4 cm；

　　　　T2b：肿瘤最大径>4 cm，≤5 cm。

　　T3：肿瘤最大径>5 cm，≤7 cm；直接侵犯以下任何一个器官，包括胸壁（包含肺上沟瘤）、膈神经、心包；同一肺叶出现孤立性癌结节。符合以上任何一个条件即归为 T3。

　　T4：肿瘤最大径>7 cm；无论大小，侵及以下任何一个器官，包括纵隔、心脏、大血管、隆突、喉返神经、主气管、食管、椎体、膈肌；同侧不同肺叶内孤立癌结节。

区域淋巴结（N）分期：

　　Nx：区域淋巴结无法评估。

　　N0：无区域淋巴结转移。

　　N1：同侧支气管周围及（或）同侧肺门淋巴结以及肺内淋巴结有转移，包括直接侵犯而累及的。

　　N2：同侧纵隔内及（或）隆突下淋巴结转移。

　　N3：对侧纵隔、对侧肺门、同侧或对侧前斜角肌及锁骨上淋巴结转移。

远处转移（M）分期：

　　Mx：远处转移无法评估。

　　M0：无远处转移。

　　M1：远处转移。

　　　　M1a：局限于胸腔内，包括胸膜播散（恶性胸腔积液、心包积液或胸膜结节）以及对侧肺叶出现癌结节（许多肺癌患者胸腔积液是由肿瘤引起的，少数患者胸腔积液多次细胞学检查阴性，既不是血性也不是渗液，如果各种因素和临床判断认为渗液和肿瘤无关，那么不应该把胸腔积液纳入分期因素）。[c]

　　　　M1b：远处器官单发转移灶为 M1b。[d]

　　　　M1c：多个或单个器官多处转移为 M1c。

　　注：IASLC：International Association for the Study of Lung Cancer。

　　a. 单发结节，肿瘤直径≤3 cm，以贴壁生长为主，病灶中任何一个浸润灶的最大直径≤5 cm。

b. 任何大小的非常见浅表肿瘤，只要局限于支气管壁，即使累及主气管，也定义为 T1a。

c. 大部分肺癌患者胸腔积液或者心包积液是由肿瘤引起的，但是如果胸腔积液多次细胞学检查未能找到癌细胞，胸腔积液又是非血性和非渗出的，临床判断胸腔积液和肿瘤无关，属于 M0。

d. 具有这些特点的 T2 肿瘤，如果直径≤4 cm 或者不能确定的属于 T1a，如果直径>4 cm，≤5 cm 归为 T2b。

表 B1-2　IASLC 第 8 版 TNM 分期（2）

	N0	N1	N2	N3	M1a	M1b	M1c
T1a	Ⅰa1	Ⅱb	Ⅲa	Ⅲb	Ⅳa	Ⅳa	Ⅳb
T1b	Ⅰa2	Ⅱb	Ⅲa	Ⅲb	Ⅳa	Ⅳa	Ⅳb
T1c	Ⅰa3	Ⅱb	Ⅲa	Ⅲb	Ⅳa	Ⅳa	Ⅳb
T2a	Ⅰb	Ⅱb	Ⅲa	Ⅲb	Ⅳa	Ⅳa	Ⅳb
T2b	Ⅱa	Ⅱb	Ⅲa	Ⅲb	Ⅳa	Ⅳa	Ⅳb
T3	Ⅱb	Ⅲa	Ⅲb	Ⅲc	Ⅳa	Ⅳa	Ⅳb
T4	Ⅲa	Ⅲa	Ⅲb	Ⅲc	Ⅳa	Ⅳa	Ⅳb

肺癌的诊断可以按照下列步骤进行：

（1）CT 确定部位：有临床诊断或放射学征象怀疑肺癌的患者先行胸部和腹部 CT 检查，发现肿瘤的原发部位、纵隔淋巴结侵犯和其他解剖部位的播散情况。

（2）组织病理学诊断：怀疑肺癌的患者必须获得组织学样本诊断。肿瘤组织多可以通过微创技术获取，如支气管镜、胸腔镜，但是不推荐利用痰细胞学确诊肺癌。浅表可扪及的淋巴结或皮肤转移也应给予活检。如果怀疑有远处转移病变，也应获取组织样本，如软组织肿块、溶骨性病变、骨髓、胸膜或肝病灶。胸腔积液则应获得足量的细胞团或进行胸腔镜检查。目前建议对高度怀疑为Ⅰ期和Ⅱ期的肺癌患者直接行外科手术切除。

（3）分子病理学诊断：有条件的肺癌患者应该在组织病理学确诊的同时检测肿瘤组织的表皮生长因子受体（epidermal growth factor receptor，EGFR）基因突变、ALK 融合基因和 ROS1 融合基因等，如果是 NSCLC，也可以考虑检测 PD-L1 的表达水平，以利于制定个体化的治疗方案。

四、预后评估和预防

肺癌的预后评估取决于早发现、早诊断、早治疗。早期诊断不足致使肺癌患者的预后差，约80%的患者在确诊后5年内死亡；只有约15%的患者在确诊时病变局限，治疗后这些患者的5年生存率可达50%。

肺癌的预防要从发病因素着手。避免接触与肺癌发病相关的因素如吸烟和大气污染，加强职业接触中的劳动保护，可以降低肺癌的发病危险。由于目前尚无有效的肺癌化学预防措施，所以不吸烟和多呼吸新鲜空气可能是预防肺癌的最有效手段。

总之，病理学诊断依旧是目前临床上确诊肺癌的"金标准"，但是其不具备简单易行性。此外，临床上用于筛查肺癌的方法有很多种，包括胸部CT、肺癌肿瘤标志物筛查等。但是上述检查方法均存在一定的局限性，如胸部CT有放射性危害及结果假阳性、肺癌肿瘤标志物筛查的敏感性和特异性不高等。因此，敏感性和特异性相对高的、无创的、新型的生物标志物检测在肺癌的早期筛查、临床诊断及预后评估等方面具有重要的临床应用价值。

第二节　肺癌患者 EBC 检测的相关研究

根据美国国立卫生研究院的说法，生物标志物是一种能对治疗干预的正常生物过程、致病过程或药理学反应的客观测量和评估的特征性检测物质。它是一种能在组织或体液中发现的生物分子，可用于不同的临床应用：确定疾病发生的风险（风险生物标志物）；识别疾病或正常情况的受试者（诊断生物标志物）；预测疾病的未来进程或结果（预测生物标志物）；预测和监测患者对干预措施的临床反应（预测生物标志物）。生物标志物必须以某种方式影响临床决策，从而改善患者的预后，解决临床需求，并赋予自身优于标准实践的优势。值得注意的是，鉴定临床上肺癌早期和转移阶段有用的生物标志物是医学上的迫切需要。

在过去的几年里，许多技术被用于探索 EBC 中不同类型的生物分子。EBC 生物分子研究可以分为几大类：基因组、转录组、表观基因组、代谢组、蛋白质组和微生物群。

一、基因组和转录组

EBC 基因组包括人类 DNA 和微生物 DNA。由于 EBC 是由气道内衬液的雾化液滴组成的，从肺癌细胞脱落的 DNA 可以通过肺血管到达气道内衬液，也可以直接从肿瘤细胞释放到气道内衬液中，因此它是肿瘤 DNA 的来源之一。对 EBC 中的 DNA 分子进行分析可能会识别肺和呼吸道细胞发生的变化，例如基因突变或微卫星改变。目前 PCR、定量 PCR 和 Sanger 测序已被用于 EBC 基因组研究。此外，一些创新的方法，如第二代测序（NGS），也被应用于 EBC 基因组的研究。

加斯纳（Gassner）等首次证明了使用套式 PCR 和 Sanger 测序检测 NSCLC 患者 EBC DNA 中的 TP53 突变。类似地，张丹等研究了从一名患有鳞状细胞癌的重度吸烟者身上提取的 EBC DNA，其中的 EGFR 突变。用同样的方法，Chen 等首次在 NSCLC 患者外显子 1 和外显子 2 检测到 CDKN2A 的突变。科迪亚克（Kordiak）等研究结果显示，在 10 名肺癌患者手术后第 30 天的 EBC DNA 中可检测到 KRAS 突变丢失，强调了游离循环 DNA 作为分析和监测基因组变化的替代物的作用。此外，科迪亚克（Kordiak）等进行了另外一项研究，即评估 EBC DNA 和肿瘤组织 DNA KRAS 突变状态的一致性、血液 DNA 和肿瘤组织 DNA KRAS 突变状态的一致性，进一步证明了 EBC 作为监测肺部恶性肿瘤特定遗传生物标志物的诊断工具的有用性。有趣的是，他们观察到 EBC 和肿瘤组织之间的 KRAS 突变状态比血液和肿瘤组织之间的 KRAS 突变状态有更高的一致性，证实 EBC 这种基质可以作为肺癌诊断的遗传生物标志物的来源。

约瑟夫（Youssef）团队是首批使用 NGS 进行 EBC 分析的团队之一。虽然从 EBC 中提取的 DNA 量很低，但是他们能够使用 AmpliSeq panel 和 Ion PGM 系统分析从 20 名健康的不吸烟者 EBC 中分离的 DNA 中癌症基因热点区域的突变，共检测到 35 个热点突变，突变频率最高的基因是 TP53、KRAS、NRAS、Smad4、MET、CTNNB1、PTEN、BRAF、DDR2、EGFR、PIK3CA、NOTCH1、FBXW7、FGFR3 和 ERBB2。此外，约瑟夫团队还检测到 106 个新的改变，这些改变之前在 COSMIC 或 dbSNP 数据库中均没有被报道。通过这项研究，约瑟夫等强调从健康受试者中提取的 EBC DNA 可以呈现与癌症相关的突变，这些突变可能表明非常早期的致癌变化，也可能是带有突变的受损细胞的正常凋亡过程。因此，灵敏的基于扩增子的 NGS 使从 DNA 含量非常少的 EBC 样本中检测全基因组的基因改变成为可能，显示了 EBC 检测作为吸烟者高危个体的非侵入性筛查方法的潜在用途。此外，约瑟夫（Youssef）等还使用 NGS 分析了 26 名肺癌患者和 20 名健康对照者的 EBC DNA 的突变。通过为对照组和肺癌患者组设置相同的截止标准，只考虑质量评分≥20 和等位基因频率≥3%的突变，他们在肺癌患者中检测到 39 个热点突变，在对照组中检测到 35 个热点突变。通过比较肺癌患者组和对照组中最频繁突变的基因，他们发现肺癌患者组的平均突变等位基因比例高于健康对照组。因此，EBC DNA 样本的 NGS 分析可以作为肺癌诊断和分子图谱分析的有用工具。当然，对 EBC 样本的 NGS 研究还处于早期阶段，还需要进行其他深入的研究，以进一步明确 NGS 在 EBC 样本中的临床应用。

目前，一种用于 EBC 样本的高通量和超灵敏突变检测的新方法是 Ultra-Sek™，这是一种基于质谱的技术，它可以在多重反应中发现微小的变异，最低可达 1%。利用这项技术，史密斯（Smyth）等首先详细介绍了 EBC 在检测 EGFR-T790M 突变方面的潜在用处。EGFR-T790M 突变是应用第一代酪氨酸激酶抑制剂治疗后在 NSCLC 患者中获得的耐药性标志。在该研究中，他们招募了 19 名Ⅳ期肺腺癌患者（10 名被确诊为 EGFR-T790M 疾病进展的患者，9 名为与 EGFR-T790M 不同的具有其他敏感 EGFR 突变的对照患者），采集了每个患者的 EBC 和血浆样本。研究发现，10 份 EGFR-T790M 阳性患者的 EBC 样本中有 9 份存在 EGFR-T790M 突变，有 7 份血浆样本存在该突变。他们推测，EGFR-T790M 突变在血液和 EBC DNA 之间的差异可能是由于血浆野生型基因组 DNA 水平高，隐藏了突变等位基因以及血液的高核酸酶活性。EBC 是无细胞的，因此具有较低的野生型 DNA 水平和核酸酶活性，所以 EBC 检测可以作为肺癌患者 EGFR-T790M 突变的血浆检测的替代或辅助方法。

在 EBC 中发现的 DNA 的另一个遗传变化是微卫星不稳定性，即随机重复的短核苷酸序列的高度变异性。2005 年，卡尔帕尼亚诺（Carpagnano）等首次观察到 NSCLC 患者 EBC DNA 中 3p 染色体上 5 个微卫星改变（MAs）的频率高于对照组。此外，他们还发现来自 EBC 和肿瘤组织的 DNA 的 MA 谱重叠，强调了 EBC 中可能存在有助于肺癌早期诊断的遗传标记。随后，卡尔帕尼亚诺等通过多次实验证明，NSCLC 患者 EBC DNA 中 3p 染色体上有 5 个 MAs 与 NSCLC 患者的存活率低密切相关。

对 EBC 中提取的 DNA 进行的另一项相关研究是线粒体 DNA 的突变分析。线粒体 DNA 的突变主要积累在 D-环区，这是一个 1.1 kb 的非编码区，参与双链环状线粒体基因组的复制和转录。Yang 等用 PCR 测序的方法分析了 NSCLC 患者组和健康对照组 EBC DNA 中含有 D-环区的线粒体基因组片段。结果显示，与健康对照组相比，NSCLC 患者组的 EBC 中 D-环区突变频率明显更高，这表明 EBC 检测作为一种研究肺部线粒体 DNA 突变的方法是具有前景的。

EBC 中存在的另一种核酸是 RNA。目前还没有关于 EBC 转录学研究的公开数据，而且由于从 EBC 中分离出的 RNA 高度片段化，人们对这种生物体液中存在的信使 RNA 更是知之甚少。梅塔（Mehta）等首次证明从 EBC 中提纯的 RNA 可用于基于定量 PCR 的表达分析，主要研究了 GATA6 和 NKX2-1 的不同转录本的表达情况。这两个基因是肺发育的关键调控基因，每个基因都产生两种不同的亚型：胚胎亚型和成体亚型。胚胎亚型（Em）主要在肺发育早期表达，成体亚型（Ad）在肺发育后期表达。梅塔（Mehta）等证明 NSCLC 患者组 EBC 样本中 Em/Ad GATA6 和 NKX2-1 的表达水平较健康对照组 EBC 样本中明显升高，提示 EBC 中 GATA6 和 NKX2-1 在肺癌检测中具有潜在的应用价值。

二、表观基因组

表观基因组代表着对 DNA 和组蛋白的所有化学修饰，这些修饰可以调节基因的表达，而不会导致 DNA 序列的改变。最常见的表观遗传修饰包括 DNA 甲基化、组蛋白修饰和小的非编码 RNA（ncRNA）的转录。小的 ncRNA 是未翻译的核苷酸短序列（<200 个核苷酸），其有不同的分类，其中 miRNA 是肿瘤学研究的主要方向之一，因为它们在肿瘤细胞基因表达调控中的作用已被广泛证实。

莫佐尼（Mozzoni）等研究分析了 NSCLC 患者组和健康对照组 EBC 样本中 miRNA 表达的差异。结果显示，NSCLC 患者组 EBC 样本中 miR-21 的表达水平明显高于健康对照组。相反的是，与健康对照组相比，NSCLC 患者组 EBC 样本中 miR-486 的表达水平显著降低。这些结果表明，miRNA 的检测有可能与传统的成像技术一样能作为高危人群的筛查试验应用于临床。

表观遗传修饰的另一个机制是 DNA 甲基化。癌细胞的特征通常是全局性低甲基化和启动子特异性高甲基化。整体低甲基化导致原癌基因被激活，而启动子高甲基化导致基因表达减少，从而导致肿瘤抑制基因沉默。Han 等的研究表明，在 EBC 中检测 DNA 甲基化是可能的，他们还研究了 DAPK、

RASSF1A 和 PAX5 三个基因 β 启动子的甲基化模式，这三个基因与肺癌的发生有关。此外，他们通过分析肺癌患者和非癌症对照组的 EBC 样本，证明了 RASSF1A 甲基化密度高与吸烟密切相关。此外，在 DAPK 和 PAX5 基因 β 启动子上检查的特定 CpG 位点的甲基化状态已经被证明与肺癌的疾病进展显著相关。Xiao 等研究分析了 NSCLC 患者组和健康对照组 EBC 样本中 CDKN2A 基因启动子甲基化模式，以证实 CDKN2A 基因甲基化是肺癌发生过程中最早的甲基化事件之一。结果显示，在 NSCLC 患者的 EBC 样本中可以检测到 CDKN2A 启动子的异常甲基化，但是在健康对照组 EBC 中检测不到，这充分显示出 CDKN2A 启动子甲基化状态作为诊断 NSCLC 的潜在生物标志物的价值。

三、代谢组

代谢组是指代谢途径中的一整套代谢物、底物、中间体和产物，与生命系统相关，以响应基因修饰、病理生理刺激和环境的变化。人体内的代谢体是由内源性分子组成的，包括脂质、氨基酸、肽、维生素、核酸、有机酸、硫醇、多酚、生物碱、碳水化合物和无机物等，其中许多分子功能尚不清楚。细胞、体液或组织的代谢评估是检测包括癌症在内的各种疾病生物标志物的有价值的工具。在癌症研究中，大量关于代谢组学的文章已经发表，但是与肺癌患者 EBC 样本代谢组学分析相关的文章不多。

Peralbo-Molina 等对肺癌患者的 EBC 样本进行了代谢组学分析，他们使用气相-飞行时间/质谱检测（GC-TOF/MS）的方法对肺癌患者组、携带危险因素组和健康对照组进行了 EBC 样本分析，发现了可以区分肺癌患者组和携带危险因素组的暂定化合物，即饱和的单酰甘油和角鲨烯。这些结果表明，EBC 在肺癌诊断和高危个体筛查方法研究中具有潜在的应用价值。随后，Peralbo-Molina 对由经常吸烟者和戒烟者组成的危险因素组，以及由健康的非吸烟者组成的另一组的 EBC 样本进行了 GC-TOF/MS 分析，研究发现，单酰甘油衍生物、脂肪酸甲酯、单萜和烟草相关化合物可以区分肺癌患者组和两个对照组，强调了它们在肺癌早期筛查中的潜在价值。

此外，除了质谱法，核磁共振（NMR）波谱法也是代谢组学分析中使用的一种主要光谱技术。艾哈迈德（Ahmed）等对 NSCLC 患者组和良性呼吸疾病患者组的 EBC 和痰样本进行 NMR 分析，他们检测到 NSCLC 患者的 EBC 样本中的特定化合物（如固有酸、乙醇、丙酮和醋酸）的浓度高于良性呼吸疾病患者组。然而，与良性呼吸疾病患者组相比，NSCLC 患者 EBC 中的甲醇浓度显著降低。EBC 样本中甲醇浓度的显著降低提示这种化合物的代谢途径可能发生了变化，可能是由正常细胞的恶性转化引起的。

四、蛋白质组

蛋白质组代表着可能构成一个生物系统的所有单个蛋白质。研究蛋白质组可以获得更多关于生物体表型的信息，因为表型不是直接来自基因，而是来自蛋白质。虽然已经有研究估计大约有 19000 个蛋白质编码基因，但是人类蛋白质组中蛋白质总数仍然是未知的。由于外周血中蛋白质浓度低和不方便重复研究的问题，肺癌患者外周血中蛋白质的分析仅限于特定蛋白质组的分析。在过去的几年里，蛋白质组学研究技术的进步使深入研究低蛋白含量的生物样本（如 EBC）的蛋白质图谱成为可能。

第一个进行全面的 EBC 样本中蛋白质组学分析的是穆奇利（Muccill）等。他们使用 LC-MS/MS 分析了健康人 EBC 样本中的蛋白质组成，共鉴定出 167 种独特的基因产物，其中有 54 种在之前的 EBC 研究中被鉴定出来。随后，费多尔琴科（Fedorchenkoet）等利用 LC-MS/MS 对肺癌患者的 EBC 样本进行分析，以确定早期疾病的潜在生物标志物，结果显示，有 19 种蛋白质存在于早期肺癌患者的 EBC 样本中，这表明蛋白质组学作为诊断肺癌生物标志物具有潜在用途。

另一项研究更是证实了使用 EBC 样本的蛋白质组学分析可以作为肺癌诊断的有效检测手段之一。洛佩兹桑切斯（Lopez-Sanchez）等采用 LC-MS/MS 对 49 例健康对照者、49 例危险因素吸烟者、46 例慢性阻塞性肺疾病患者和 48 例肺癌患者的 EBC 样本进行分析。结果显示，他们在四组中鉴定出 384 种不同模式的蛋白质。值得关注的是，肺癌患者样本的平均蛋白质数量均明显高于其他组，这表明肺癌发生过程中患者 EBC 样本中的蛋白质表达水平可能明显增加。

五、微生物群

微生物群是各种微生物的集合，包括细菌、病毒、寄生虫和真菌。肺部有多种微生物群落，肺部最常见的细菌是变形杆菌、厚壁菌和拟杆菌。使用基于 RNA/DNA 测序或微阵列的独立培养技术，能从健康人的 BALF 中检测到肺中这些不同的微生物群落。气道刷检和支气管肺泡灌洗是研究肺部微生物区系最常用的采样技术，但是这两种方法都需要受试者接受支气管镜检查。因此，考虑到有创性和受试者的依从性，这两种方法用于微生物区系研究都有一定的局限性。所以，EBC 的收集作为一种简单的非侵入性技术，可以广泛应用于肺部微生物区系样本的收集。EBC 已经用于研究呼出气中的细菌、病毒和真菌。

卡尔帕尼亚诺（Carpagnano）等首次研究了肺癌患者的 EBC 样本中是否存在人乳头瘤病毒（human papilloma virus，HPV）感染，结果显示，在 NSCLC 患者的 EBC 样本中可以检测到 HPV 感染，而在健康对照组中未检测到 HPV 感染。这表明在 EBC 样本中检测 HPV 可以作为肺癌早期筛查的手段。随后，卡尔帕尼亚诺等分析了与肺癌发生相关的其他病毒对气道定植的影响，结果显示，肺癌患者的 EBC 样本中存在 EB 病毒和巨细胞病毒感染，表明在 EBC 中检测这些病毒能广泛应用于肺癌的早期筛查。

除了病毒感染外，EBC 还是一种适用于呼吸道真菌定植检测的样本。事实上，在另一项研究中，卡尔帕尼亚诺等分析了肺癌患者 EBC 中的真菌微生物区系，观察到黑曲霉、赭曲霉或青霉的存在，为肺癌患者 EBC 样本中存在真菌感染提供了证据。

尽管目前在肺癌的治疗和早期筛查方面已经取得了许多进展，但是肺癌诊断明确时大多已处于晚期，也就是已发生大量的遗传和表观遗传学改变。而 EBC 是肺癌生物标志物的来源之一，它可以提供更多关于肺部和其他呼吸道肿瘤发生发展过程的信息。EBC 采集是一种非侵入性的收集技术，允许在随访期间重复采集样本，而不会给患者带来不适。此外，EBC 已经被证明是一种可管理的生物体液，可以在不同类别的先进方法中应用，如基因组学、转录组学、表观基因组学、蛋白质组学和代谢组学。

虽然 EBC 检测可能是癌症诊断、分子图谱分析、治疗监测和高危个体筛查的有用工具，但是 EBC 检测目前还没有被广泛应用于临床，这可能是因为 EBC 中的蛋白质和核酸浓度较低，而且需要费用昂贵且复杂的先进技术来检测 EBC 中的分子。为了将一项新技术引入临床实践，在采样和结果解释方面都需要高质量的标准化。欧洲呼吸学会制定了与肺部疾病呼出气生物标志物相关的指南，其中强调了三个要点：EBC 收集方法缺乏标准化；缺乏有效的稀释因子和浓缩方法；在分析的下限附近检测到许多生物标志物。这些因素以及缺乏确定的 EBC 生物标志物正常参考值的大样本，使得 EBC 的蛋白质组、代谢组和基因组生物标志物还没有得到充分的表征。这需要更多的研究和临床试验来检测 EBC 在临床上的适用性，并建立参考值。相信在不久的将来，随着研究的不断深入，EBC 分析很有可能在肺癌的临床诊疗中得到广泛应用。

总而言之，EBC 检测可以作为 NSCLC 生物标志物的检测方法，在 NSCLC 的疾病诊断、病情评估等方面拥有广阔的前景。

第三节　陈建荣课题组关于 EBC 在肺癌中的相关应用研究

陈建荣课题组多年来积极探寻 EBC 中对肺癌的早期诊断、病情进展监测及预后评估等方面具有价值的肿瘤标志物。目前，陈建荣课题组的研究表明，p53 蛋白、p53 基因突变、p16 基因突变、p16 启动子甲基化、let-7、miR-675、miR-34a、miR-21、miR-486、miR-186、miR-485、癌胚抗原（CEA）、内皮素-1（endothelin-1，ET-1）、血管内皮生长因子（VEGF）、IL-1β、IL-6、IL-11 等因子均可在 NSCLC 患者的 EBC 样本中被检测出来，并且有望成为早期筛查 NSCLC 的指标，也能用于辅助评估 NSCLC 的疾病进展和不良预后。

一、表观基因组

（一）p53 蛋白

p53 蛋白是一种抑癌基因，定位于人类染色体 17p13.1。因其编码由 393 个氨基酸组成的 53 kD 的核内磷酸化蛋白，故被称为 p53 蛋白。p53 蛋白是细胞生长周期中的负调节因子，与细胞周期的调控、DNA 修复、细胞分化、细胞凋亡等重要的生物学功能有关。p53 蛋白可分为野生型和突变型两种，其产物也分为野生型和突变型。野生型 p53 蛋白极不稳定，半衰期仅数分钟，并具有反式激活功能和广谱的肿瘤抑制作用。突变型 p53 蛋白稳定性增强，半衰期延长，可被免疫组织化学方法检测出来。p53 蛋白的突变或缺失是人类肿瘤的常见事件，与肿瘤的发生、发展有关。一般认为 p53 过表达与肿瘤的转移、复发及不良预后相关。

陈建荣课题组利用免疫组织化学方法检测肿瘤组织并对照正常肺组织中的 p53 蛋白表达水平，通过 ELISA 检测肺癌组及对照组 EBC 中 p53 蛋白的水平。结果显示：NSCLC 患者肿瘤组织中 p53 蛋白表达阳性率为 60.70%，明显高于对照组（$P<0.01$）；不同病理类型及不同病理分期肿瘤

组织中 p53 蛋白表达无显著性差异；NSCLC 患者 EBC 中 p53 蛋白浓度为（50.81±14.23）ng/L，较对照组明显升高（$P<0.01$）；不同病理类型 NSCLC 患者 EBC 中 p53 蛋白浓度无显著性差异，Ⅱ＋Ⅲ＋Ⅳ期 NSCLC 患者 EBC 中 p53 蛋白浓度较Ⅰ期高（$P<0.05$）；肺癌组肿瘤组织中 p53 蛋白检测的敏感性和特异性为 60.70% 和 90.00%，而 EBC 中的为 42.40% 和 93.40%，两种检测途径无显著性差异（$P>0.05$）。研究表明，NSCLC 患者肿瘤组织及 EBC 中 p53 蛋白检测可用于 NSCLC 的辅助诊断及病情监测。

（二）p53 基因突变

p53 基因属于人体抑癌基因。该基因编码一种分子量为 43.7 kDa 的蛋白质，但因蛋白条带出现在 Marker 所示的 53 kDa 处，所以命名为 p53。p53 基因的失活对肿瘤形成起重要作用。mdm2 突变与 p53 突变不共存。p53 基因的野生型使癌细胞凋亡，从而防止癌变，此外，它还具有帮助细胞基因修复缺陷的功能，而 p53 基因的突变型会提升癌变率。

陈建荣课题组通过 PCR 结合 DNA 测序法检测 53 例 NSCLC 患者（治疗前）EBC 中 p53 基因第 5、6、7、8 号外显子的突变情况，同期选取 32 名健康体检者 EBC 样本作为对照组。结果显示：NSCLC 患者组（治疗前）EBC 样本中扩增到 p53 基因有 26 例，其中 10 例中检测到 p53 基因突变，突变率为 38.5%；正常对照组 EBC 样本中扩增到 p53 基因有 15 例，均未检测到 p53 基因突变；肺癌患者 p53 基因突变率高于正常对照组（$P<0.01$）。研究表明，在 EBC 中检测 p53 基因突变，将有助于肺癌发病机制研究和临床诊断。

（三）p16 基因突变

p16 基因又叫多肿瘤抑制基因，是 1994 年美国冷泉港实验室的卡姆布（Kamb）等发现的新抗癌基因。p16 基因是细胞周期中的基本基因，直接参与细胞周期的调控，负责调节细胞增殖及分裂。人类 50% 肿瘤细胞株中均有纯合子缺失、突变，因此 p16 基因被认为是比 p53 基因更重要的一种新型抗癌基因。目前，p16 基因已经在乳腺癌、脑肿瘤、骨肿瘤、皮肤癌、膀胱癌、肾癌、卵巢癌等肿瘤中发现，其纯合子缺失以及无义、错义及移码突变，表明 p16 基因以缺失、突变方式广泛参与肿瘤形成，检测 p16 基因有无改变对判断受试者肿瘤的易感性以及肿瘤的预后具有十分重要的临床意义。

陈建荣课题组分别收集 30 例 NSCLC 患者的肿瘤组织和 EBC 样本，同期收集20名健康体检者 EBC 样本作为对照组。提取 NSCLC 患者肺癌组织中的 DNA，对 β-actin 基因片段扩增阳性的 EBC 样本和提取的肺癌组织 DNA 进行 p16 基因 1、2、3 号外显子 PCR 扩增，并进行 DNA 基因测序，用 dnastar 软件进行突变比对。结果显示，在 NSCLC 患者的 EBC 和癌组织样本中均能检测到 p16 基因突变，并且具有高度的一致性。研究表明，对 EBC 样本中 p16 基因突变进行检测可以作为一种简便、快速、有效的肺癌诊断方法。

(四) p16 启动子甲基化

p16 基因为抑癌基因，p16 基因启动子区 5′-CpG 岛异常甲基化使基因失活，进而促进肿瘤细胞的增殖。陈建荣课题组分析了来自60个个体的180个样本中 p16 的异常启动子甲基化，包括30个 NSCLC 患者（取癌组织、癌旁组织、血浆和 EBC）和30个健康对照者（取血浆和 EBC）。结果显示，p16 启动子甲基化的阳性率在癌组织中为86.66%、血浆中为50%、EBC 中为40%，在患者癌旁组织及健康对照组的 EBC 和血浆中未观察到阳性甲基化 p16 基因。研究表明，在 EBC 样本中检测 p16 启动子甲基化可能成为诊断 NSCLC 独立有效的生物标志物。

(五) let-7

let-7 是发现较早的一类 miRNA，最早在线虫中发现，其能参与调控细胞分裂的周期。大量证据表明，let-7 参与动物多个器官发育的调控过程，并且与人类疾病发生密切相关。let-7 通过调节众多信使 RNA（mRNA）与特定基因的结合，参与肿瘤细胞的增殖、分化、凋亡和侵袭等生物学行为，其中包括致癌基因如 HMGA2、整合素 β3 、c-Myc、MAP4K3、Ras 和 HOXA1 等，以及不同的信号通路，如 CDK2/HOXA1/let-7c、NF-κB/Ras/let-7 和 MAPK/ERK 等。

陈建荣课题组通过荧光定量 PCR（RT-qPCR）方法分别检测30例 NSCLC 患者 EBC、血清、癌组织、癌旁组织与30例健康人群 EBC、血清中 let-7 的表达水平。结果显示，NSCLC 患者癌组织、血清及 EBC 样本中 let-7 的表达水平均低于对照组（$P<0.05$）；TNM 分期早期 NSCLC 患者癌组织、血清及 EBC 样本中 let-7 的表达水平高于晚期患者（$P<0.05$）；淋巴结转移组的 NSCLC 患者癌组织、血清及 EBC 样本中 let-7 的表达水平均低于非淋巴结转移组（$P<0.05$）；NSCLC 患者癌组织、血清及 EBC 样本中 let-7 的表

达水平与吸烟、年龄、性别、组织病理学分型无明显相关性（$P>0.05$）；NSCLC 患者 EBC 样本中 let-7 检测曲线下面积为 0.750，灵敏度为 76.70%，特异性为 66.70%。研究表明，检测 NSCLC 患者 EBC 样本中的 let-7 具有较好的诊断价值。

（六）miR-675

miR-675 是一种高度保守的小分子 RNA，lncRNA H19 可作为前体编码生成 miR-675。最初报道 miR-675 在胚胎及胚胎细胞系中存在失调，miR-675 的上调可导致细胞增殖的减少。另外，lncRNA H19/miR-675 轴在应激条件下，如在 p53 的减少及缺氧条件下，可以激活细胞的致瘤程序，通过调节上皮细胞到间充质干细胞的转变和间充质干细胞到上皮细胞转变的过程，在不同的癌症中发挥作用。lncRNA H19/miR-675 轴还可靶向调节下游促癌分子导致肿瘤的发生，如在乳腺癌中来自 H19 的 miR-675 可靶向抑制 E3 泛素连接酶 c-Cbl、Cbl-b，激活 AKT 及 ERK 通路可促进乳腺癌细胞增殖及转移。此外，miR-675 也可靶向抑制抑癌基因视网膜母细胞瘤蛋白，促进结直肠癌细胞及肝癌细胞的增殖。

陈建荣课题组通过 RT-qPCR 方法分别检测 51 例 NSCLC 患者 EBC、血清、癌组织、癌旁组织与 30 例健康人群 EBC、血清中 miR-675 的表达水平。结果显示，NSCLC 患者癌组织、血清和 EBC 样本中 miR-675 的高表达有助于 NSCLC 的诊断；不同 TNM 分期 NSCLC 患者血清和 EBC 中 miR-675 的表达水平对其病情严重程度的判断具有一定的临床意义；NSCLC 患者 EBC 中 miR-675 的表达水平对于鉴别 NSCLC 患者的病理类型具有一定的价值。研究表明，对 NSCLC 患者 EBC 样本中 miR-675 进行检测可用于肺癌患者的病情诊断及评估。

（七）miR-34a

miR-34a 是 miR-34 家族的一员，是一类高度保守的 miRNA，与多种疾病相关。miR-34a 有多个作用位点，如 MET、CDK4/6、NOTCH1、CD44、Bcl-2、c-Myc、SirT1 基因 STAT3 等，与细胞的生长、肿瘤的转移都有关系。miR-34a 还可以作为抑癌基因 p53 的效应分子，从而抑制多种癌细胞的增殖，它也可以下调 Bcl-2 和 c-Myc 基因，从而发挥抑癌作用。

陈建荣课题组通过 RT-qPCR 方法分别检测 50 例 NSCLC 患者 EBC、血清、癌组织、癌旁组织与 30 例健康人群 EBC、血清中 miR-34a 的表达水平。结果显示，NSCLC 患者癌组织、血清和 EBC 样本中 miR-34a 的表达水平显著低于癌旁组织；TNM 分期晚期 NSCLC 患者组织中 miR-34a 的表达水平明显低于早期患者；鳞癌患者血清中 miR-34a 的表达水平低于腺癌患者，而癌组织和 EBC 中的差异无统计学意义；NSCLC 患者 EBC 中 miR-34a 检测的曲线下面积为 0.776，当临界值取 0.68 时，灵敏度和特异度分别为 72.00% 和 78.00%。研究表明，对 EBC 样本中 miR-34a 进行检测可用于 NSCLC 患者的辅助诊断和病情评估。

（八）miR-21

miR-21 为研究最广泛的 miRNA，其与多种肿瘤相关。miR-21 可以作用于抑癌基因 MARCKS、PDCD4、Cdc25A 以调节肿瘤细胞的增殖、迁移及对化疗的敏感性，也可作用于 STAT3 位点来促进肺癌细胞的脑转移。

陈建荣课题组通过 RT-qPCR 方法分别检测 50 例 NSCLC 患者 EBC、血清、癌组织、癌旁组织与 30 例健康人群 EBC、血清中 miR-21 的表达水平。结果显示，NSCLC 患者癌组织、血清及 EBC 中 miR-21 的表达水平明显高于癌旁组织及健康人群；TNM 分期晚期 NSCLC 患者的癌组织、血清和 EBC 中 miR-21 表达水平均高于早期患者；鳞癌患者癌组织、血清和 EBC 中 miR-21 的表达水平高于腺癌患者；NSCLC 患者 EBC 中 miR-21 检测的曲线下面积为 0.841，当临界值取 1.755 时，灵敏度和特异性分别为 82.00% 和 80.00%，特异性均高于血清，但是灵敏度较差。研究表明，EBC 样本中 miR-21 的检测有望用于 NSCLC 患者的辅助诊断，且适用于早期 NSCLC 患者的筛查。

（九）miR-486

miR-486 是一类在哺乳动物中高度保守的 miRNA，在多种恶性肿瘤中其表达水平下降，如肝癌、结肠癌等。

陈建荣课题组通过 RT-qPCR 方法分别检测 50 例 NSCLC 患者 EBC、血清、癌组织、癌旁组织与 30 例健康人群 EBC、血清中 miR-486 的表达水平。结果显示，miR-486 在 NSCLC 患者的癌组织、血清及 EBC 中均呈低表达状态；癌组织、血清和 EBC 中 miR-486 的表达水平在晚期 NSCLC 患者中均低于早期患者；NSCLC 患者 EBC 中 miR-486 检测的曲线下面积为 0.792，当临界值取 1.08 时，灵敏度和特异性分别为 92.00% 和 52.00%，灵敏度高于癌组织和血清，但是特异性较低。研究表明，EBC 样本中 miR-486 的检测有望成为早期 NSCLC 的筛查手段，也有望成为诊断 NSCLC 的一种新型无创检测方法。

（十）miR-186

miR-186 位于染色体带 1q31.1。人类 miR-186 基因转录并被切割后，形成具有茎环结构的 pre-miR-186，随后在 Dicer 酶的作用下，pre-miR-186 被进一步切割成 miR-186-5p 和 miR-186-3p。miR-186 在癌症中扮演着致癌或抗肿瘤的双重角色，在肺癌、胃癌、肝癌、胰腺癌、乳腺癌中抑制肿瘤发生，在子宫内膜癌、淋巴瘤、腹膜癌中促进肿瘤进展。miR-186 在癌症中的作用决定了其对肿瘤生物学行为的影响，其细胞增殖、迁移、侵袭、凋亡，细胞周期改变，血管形成及淋巴管生成等方面参与肿瘤的发生过程。

陈建荣课题组选取 75 例 NSCLC 患者和 72 例健康对照者的血清及 EBC 样本，30 例配对的肺癌组织、癌旁组织样本，采用 RT-qPCR 检测 miR-186 表达水平。结果显示，NSCLC 患者血清和 EBC 中 miR-186 表达水平下降，并且都与 NSCLC 患者的 TNM 分期有关；血清和 EBC 中 miR-186 呈正相关；ROC 曲线分析显示，EBC 中的 miR-186 比血清中的 miR-186 具有更高的特异性，且联合检测血清和 EBC 中 miR-186 的诊断效能高于单独检测血清中 miR-186 的诊断效能。研究表明，对 EBC 样本中 miR-186 进行检测有助于辅助诊断 NSCLC，并且能够评估疾病严重程度，对早期肺癌的筛查也有一定的意义，miR-186 有望成为 NSCLC 早期筛查的生物标志物。

（十一）miR-485

miR-485 位于 14q32.31 号染色体区域，是一种肿瘤抑制因子。miR-485 可以通过多种方式参与肿瘤发生发展过程，一方面，miR-485 可以通过宿主基因的基因突变诱发疾病；另一方面，癌基因或者抑癌基因可以通过不同的转录水平影响 miR-485 的表达。如长链非编码 RNA NEAT1 可竞争性结合 miR-485，从而促进肝细胞癌的发生发展。此外，miR-485 也可以反过来靶向调控癌基因或者抑癌基因，例如 miR-485-5p 通过靶向调控 HMGA2 基因抑制膀胱癌的转移。大量的研究表明，miR-485 的异常表达与肿瘤密切相关，因此深入探索 miR-485 在肿瘤中的作用机制具有极大的临床意义。

陈建荣课题组通过 RT-qPCR 方法分别检测 72 例 NSCLC 患者的血清和 EBC 样本、30 例 NSCLC 患者癌组织和癌旁组织样本、69 例健康体检者的血清和 EBC 样本中 miR-485 的相对表达水平。结果显示，NSCLC 患者血清和 EBC 中 miR-485 表达水平下降，并且都与 NSCLC 患者的 TNM 分期有关；血清和 EBC 中 miR-485 呈正相关；ROC 曲线分析显示，相较于血清，在 EBC 中检测 miR-485 有着更高的特异性和敏感度，诊断效果更佳。研究表明，对 EBC 样本中 miR-485 进行检测可以作为一种有效检测途径，为 NSCLC 患者的辅助诊断及病情评估提供有效的依据。

二、蛋白质组

（一）癌胚抗原

癌胚抗原（carcinoembryonic antigen，CEA）作为经典的肿瘤标志物，不仅可以提示肺癌的发生、发展，而且与肿瘤的浸润和转移直接相关。CEA 可以较好地反映肿瘤细胞的生物学活性，如增殖、浸润、侵袭、迁移等能力。

陈建荣课题组采用非平衡放射免疫分析法测定 NSCLC 组和正常对照组 EBC 和血清样本中 CEA 的表达水平。结果显示，NSCLC 患者 EBC 中 CEA 的表达水平明显高于正常对照组，有显著性差异；EBC 中 CEA 的表达水平在肺腺癌中最高，与正常对照组比较，其差异有统计学意义；EBC 中 CEA 的表达水平随着 TNM 分期的增加而升高，组间的差异有统计学意义；肺癌组 EBC 和血清中 CEA 的表达水平呈正相关；肺癌组 EBC 中 CEA 检测的敏感度和特异性分别为 51.50% 和 93.30%，EBC 和血清中 CEA 联合检测的敏感度为 80.90%、特异性为 85.00%。研究表明，对 EBC 样本中 CEA 进行检测在肺癌的辅助诊断中具有重要的作用。

（二）内皮素-1

内皮素-1（ET-1）是从培养的猪主动脉内皮细胞上清液中分离获得的一种具有强烈收缩血管作用的活性肽。ET-1 相对分子质量为 2491.9，具有游离氨基和羧基末端，以及两个二硫键。ET-1 已被证明存在于许多哺乳动物中，包括人类。虽然血管内皮细胞是 ET-1 的主要来源，但心肌细胞、血管平滑肌细胞、肾小管上皮细胞和神经胶质细胞等均可产生 ET-1，提示 ET-1 可以独立参与各种器官的复杂调节机制。ET-1 在肿瘤血管形成过程中的作用应引起广泛的重视。ET-1 可通过旁分泌的方式直接或间接促进肿瘤血管的生成。

陈建荣课题组选取 60 例 NSCLC 患者、40 例肺良性疾病患者和 40 例健康对照者的 EBC 样本，采用 ELISA 方法检测各样本中 ET-1 的表达水平。结果显示，NSCLC 组 EBC 中 ET-1 的表达水平高于肺良性疾病组及健康对照组（$P<0.05$）；肺良性疾病组 EBC 中 ET-1 的表达水平高于健康对照组（$P<0.05$）。有远处转移的肺癌Ⅳ期患者 ET-1 的表达水平最高（$P<0.05$）。24 例肺癌患者经手术、放疗或化疗后，EBC 中 ET-1 的表达水平较治疗前明显下降（$P<0.05$）。研究表明，检测 EBC 样本中 ET-1 的表达水平对于发现肺癌的远处转移、及其预后评估、疗效判断具有重要的意义。

（三）血管内皮生长因子

血管内皮生长因子（VEGF）是一种能通过与特异性的、高亲和力的细胞膜受体结合，进而调节细胞生长和其他功能的多肽类物质，其在肿瘤细胞的发生发展过程中大多起到促进的作用。在机体肿瘤细胞发生发展的过程中，多种致癌因子会诱导促血管内皮生长因子的数量增加，从而引起肿瘤周围的大量血管增生，为肿瘤细胞的生长提供了丰富的血液，这个过程被认为是"血管生成开关"。

陈建荣课题组选取 132 例 NSCLC 患者、62 例肺良性疾病患者和 97 例健康对照者的血清及 EBC 样本，采用 ELISA 方法检测各样本中 VEGF 的表达水平。结果显示，NSCLC 组 EBC 和血清中 VEGF 的表达水平高于肺良性疾病患者组及正常对照组（$P<0.05$）；NSCLC 组Ⅲ+Ⅳ期 VEGF 的表达水平明显高于Ⅰ+Ⅱ期（$P<0.05$）；死亡组 EBC 和血清中 VEGF 的表达水平均高于存活组（$P<0.05$）；EBC 和血清中 VEGF 的表达水平呈正相关，相关系数为 0.613（$P<0.05$）；ROC 曲线分析显示，EBC 检测曲线下面积（0.922）大于血清检测曲线下面积（0.802）；EBC 样本中 VEGF 的表达水平对肺癌诊断的敏感性（87.9%）高于血清样本（65.9%）。研究表明，检测 EBC 样本中 VEGF 的表达水平对于 NSCLC 的早期诊断、病情监测和预后评估等方面有重要的价值。

（四）IL-1β

白细胞介素-1β（IL-1β），作为 IL-1 的另一个主要的存在形式，是一种参与急、慢性炎症反应的促炎细胞因子。这种细胞因子除了由血液单核细胞和组织巨噬细胞产生外，肺上皮细胞也可以产生并对这种细胞因子具有应答反应。有研究证明，IL-1β 被分泌到癌细胞周围，减少了癌细胞和间质细胞分泌血管内皮生长因子，从而促进了肿瘤的生长。也有研究证实，

IL-1β 可以通过多种途径促进肺癌的转移，包括肺癌细胞的黏附、侵入和肿瘤血管的生成。

陈建荣课题组选取 75 例 NSCLC 患者和 72 例健康对照者的血清及 EBC 样本，30 例配对的肺癌组织、癌旁组织样本，采用 ELISA 方法检测 IL-1β 的表达水平。结果显示，NSCLC 患者的血清和 EBC 样本中 IL-1β 的表达水平升高，并且都与 NSCLC 患者的 TNM 分期有关（$P<0.05$）；NSCLC 患者血清和 EBC 中 IL-1β 的表达水平呈正相关（$P<0.05$）；肺鳞癌患者血清 IL-1β 的表达水平高于肺腺癌患者（$P<0.05$）。研究表明，对 EBC 样本中 IL-1β 进行检测有望成为 NSCLC 的早期筛查手段之一。

（五）IL-6

白细胞介素-6（IL-6）是由单核巨噬细胞和活化的 Th2 细胞产生的一类多功能的蛋白质分子。IL-6 在不同细胞中的功能是不同的，它可以诱导 B 淋巴细胞增殖、分化和分泌抗体，也可以促进 T 淋巴细胞的增殖和激活、增强 T 淋巴细胞的细胞毒作用。IL-6 参与机体的抗感染免疫和自身免疫，且可以影响肿瘤的生长与转移。IL-6 还可以通过多条信号通路参与调控肿瘤细胞的增殖、侵袭和转移等过程。

陈建荣课题组通过 ELISA 方法检测 72 例 NSCLC 患者的血清和 EBC 样本，69 例健康体检者的血清和 EBC 样本中 IL-6 的表达水平。结果显示，NSCLC 患者的血清和 EBC 样本中 IL-6 的表达水平均升高，并且都与 NSCLC 患者的 TNM 分期有关（$P<0.05$）；NSCLC 患者血清和 EBC 中 IL-6 的表达水平呈正相关（$P<0.05$）。研究表明，对 EBC 样本中 IL-6 进行检测有望成为 NSCLC 的早期筛查和病情评估的手段之一。

（六）IL-11

IL-11 是近 30 年发现的具有多功能性的细胞因子。Paul 等首先在灵长类动物的骨髓基质细胞系 PU-34 的细胞上清液中检测出可溶性因子 IL-11 的表达，并且发现 IL-11 对质细胞瘤的活性具有刺激作用。他们随后在 cDNA 文库进行分子克隆，IL-11 又被认定为是另一种具有多种不同作用的多功能造血调节因子。人 IL-11 基因是一个 7 kb 的序列，由五个编码外显子和四个内含子组成。它位于染色体 19q13 的长臂上。北部研究所研究鉴定出两个 mRNA 转录物，分别为 1.5 kb 和 2.5 kb，两者都编码着相同的 IL-11 蛋白，这是两个多聚腺苷酸化位点交替使用的结果，而这两个多聚腺苷酸化位点存在于 IL-11 基因的 3′-非编码区。此外，IL-11 与同源受体亚基的相互作用依赖于蛋白质中的三个位点，分别为 Ⅰ、Ⅱ 和 Ⅲ。其中，位点 Ⅰ由 AB 环末端的 aa 和 D 螺旋的 C 端部分组成，负责与 IL-11Rα 相互作用。位点 Ⅱ 除包含 D 螺旋的 N 末端部分和从 AB 环开始的残基的位点 Ⅲ 外，还包括来自 A 螺旋和 C 螺旋的 aa 部分，负责参与 gp130 的募集。有研究表明，健康个体的血清中 IL-11 mRNA 呈低表达，或者很少能够被检测到。但是在许多炎症性疾病以及多种恶性肿瘤患者体内很容易检测到 IL-11 的表达。

陈建荣课题组分别收集 91 例 NSCLC 患者和 72 例健康体检者的血清和EBC 样本，同时选取与 40 例 NSCLC 患者配对的癌组织和癌旁组织样本，检测并分析 IL-11 在各组、各类型样本中的表达水平及差异性。结果显示，IL-11 在 NSCLC 患者的癌组织、血清及 EBC 样本中呈高表达（$P<0.05$），并且与 NSCLC 患者的 TNM 分期、分化程度及预后密切相关（$P<0.05$）；血清 IL-11、EBC IL-11 和 CEA 三者联合检测显示出更高的诊断价值；ROC曲线下面积为 0.944，灵敏度和特异性分别为 78.10% 和 100.00%。研究表明，对 EBC 样本中 IL-11 进行检测有望成为 NSCLC 早期筛查、辅助诊断、评估病情严重程度和预后的有效、简便的检测方法之一。

总之，相信在不久的将来，EBC 检测在肺癌的早期诊断、病情进展监测及预后评估等方面都会发挥巨大的作用。

第二章　慢性阻塞性肺疾病

第一节　慢性阻塞性肺疾病的基本特点

一、定义及流行病学

慢性阻塞性肺疾病（COPD）简称慢阻肺，是一种常见的、可以预防和治疗的慢性气道疾病。其特征是持续存在的气流受限和相应的呼吸系统症状；其病理学改变主要是气道和/或肺泡异常，通常与显著暴露于有害颗粒或气体相关；遗传易感性、异常的炎症反应以及肺异常发育等众多的宿主因素参与发病；严重的合并症可能影响疾病的表现和病死率。肺功能检查对确定气流受限有重要意义，受试者在吸入支气管舒张剂后，FEV_1 与占用力肺活量（forced vital capacity，FVC）之比（FEV_1/FVC）<70% 表明存在持续气流受限。

COPD 是一种危害人类健康的常见病，严重影响患者的生命质量，给患者及其家庭以及社会带来沉重的经济负担。2007 年，钟南山院士牵头对我国 7 个地区 20245 名成年人进行调查，结果显示，40 岁及以上人群中慢阻肺的患病率高达 8.2%。2018 年，王辰院士牵头的"中国成人肺部健康研究"调查结果显示，我国 20 岁及以上成年人慢阻肺患病率为 8.6%，40 岁及以上人群患病率高达 13.7%，由此估算我国慢阻肺患者数有近 1 亿人，提示我国慢阻肺发病仍然呈现高态势。2016 年，全球疾病负担调查显示，慢阻肺是我国人口死亡第 5 大原因。随着部分国家吸烟率的升高和人口老龄化的加剧，预测慢阻肺的患病率在未来 40 年将继续上升。

COPD 患病率在美洲地区最高，在东南亚和西太平洋地区最低。男性的患病率为 15.7%，女性为 9.93%。一项国际研究报告显示，从不吸烟者的 COPD 患病率为 12.2%，这可能归因于部分国家/地区的空气污染或室内固体燃料燃烧。在美国，从不吸烟者的 COPD 患病率为 2.2%，这些病例多因工作场所暴露所致。

二、病因及发病机制

（一）病因

本病的病因尚不完全清楚，可能是个体易感因素与多种环境因素长期相互作用的结果。

1. 个体因素

（1）遗传因素：慢阻肺有遗传易感性。α1-抗胰蛋白酶重度缺乏与非吸烟者的肺气肿形成有关，这是目前唯一明确的遗传因素，且欧洲的一项研究表明，α1-抗胰蛋白酶的 PIMZ 基因杂合性也是 COPD 发病的危险因素，且比 α1-抗胰蛋白酶缺乏带来的疾病风险更高，迄今为止我国尚未见 α1-抗胰蛋白酶缺乏引起肺气肿的正式报道。某些基因（如编码 MMP12、GST 基因）的多态性可能与肺功能的下降有关，全基因扫描显示，α-烟碱乙酰胆碱受体、刺猬因子相互作用蛋白等与 COPD 或者肺功能相关。国际 COPD 遗传学联盟最新研究发现 82 个与 COPD 有关的基因位点，不同的基因与 COPD 的不同病理或临床特征关联，从遗传基因的角度支持了 COPD 存在异质性。

（2）年龄和性别：年龄是 COPD 的危险因素，年龄越大，COPD 患病率越高。关于慢阻肺患病率在男女性别之间的差异，各报道结论不一致，但是有文献报道女性对烟草烟雾更敏感。

（3）肺生长发育：妊娠、婴幼儿和青少年时期直接或间接暴露于有害因素时，肺的生长会受到影响。肺的生长发育不良是 COPD 的危险因素。

（4）支气管哮喘（简称哮喘）和气道高反应性：哮喘不仅可以和 COPD 同时存在，也是 COPD 的危险因素；气道高反应性也参与 COPD 的发病过程。

（5）低体重指数：低体重指数也与 COPD 的发病有关，体重指数越低，COPD 的患病率越高。吸烟和体重指数对 COPD 有交互作用。

2. 环境因素

（1）烟草：吸烟是 COPD 最重要的环境致病因素，大约 90% 的病例与吸烟有关，COPD 发病率与吸烟总量也密切相关。与非吸烟者比较，吸烟者的肺功能异常率较高，FEV$_1$年下降速率较快，患者死亡风险增加。被动吸烟也可能导致呼吸道症状及 COPD 的发生。孕妇吸烟可能会影响子宫内胎儿发育和肺脏生长，并对胎儿的免疫系统功能有一定影响。

（2）燃料烟雾：柴草、煤炭和动物粪便等燃料燃烧产生的烟雾中含有大量有害成分，例如碳氧化物、氮氧化物、硫氧化物和未燃烧完全的碳氢化合物颗粒及多环有机化合物等。这些烟雾可能是导致不吸烟女性患 COPD 的重要原因，燃料燃烧所产生的室内空气污染与吸烟具有协同作用。改用清洁燃料同时加强通风，能够延缓肺功能下降的速率，降低 COPD 发病的风险。

（3）空气污染：空气污染物中的颗粒物质和有害气体（二氧化硫、二氧化氮、臭氧和一氧化碳等）对支气管黏膜有刺激和细胞毒作用。空气中 PM$_{2.5}$ 的浓度超过 35 μg/m^3 时，COPD 的患病危险性明显增加。空气中二氧化硫的浓度可随着颗粒物质浓度的升高而升高，且与 COPD 急性加重次数呈正相关。

（4）职业性粉尘：当职业性粉尘的浓度过大或接触时间过久，可导致 COPD 的发生。原因是职业环境中的刺激性物质、有机粉尘及过敏原等可导致气道反应性增高，这一途径增加了 COPD 发病的危险性。

（5）呼吸道感染和慢性支气管炎：呼吸道感染是 COPD 发病和加重的重要因素，病毒和细菌感染是 COPD 急性加重的常见原因。儿童期反复下呼吸道感染与成年期肺功能降低及呼吸系统症状的发生有关。有学者观察到，慢性支气管炎增加了 COPD 发生的可能性，并可能与急性加重的次数和严重程度有关。

（6）社会经济地位：COPD 的发病率与患者的社会经济地位相关。室内外空气污染程度、营养状况等不同与社会经济地位的差异可能存在一定的内在联系。

（二）发病机制

COPD 的发病机制复杂，尚未完全明确。吸入烟草烟雾等有害颗粒或气体可引起气道炎症反应、氧化应激反应以及蛋白酶/抗蛋白酶失衡等，这些可参与 COPD 发病。肺部及全身性炎症是 COPD 发病的重要机制之一，慢性炎症导致肺部结构性变化、小气道狭窄和肺实质破坏，最终导致肺泡与小气道的附着受到破坏，降低肺弹性回缩力。多种炎症细胞能参与 COPD 的气道炎症，包括巨噬细胞、中性粒细胞，以及 Tc1、Th1、Th17、IL-C3 淋巴细胞等。被激活的炎症细胞释放多种炎症介质作用于气道上皮细胞，诱导上皮细胞杯状化生和气道黏液高分泌；慢性炎症刺激气道上皮细胞释放生长因子，促进气道周围平滑肌和成纤维细胞增生，导致小气道重塑；巨噬细胞基质金属蛋白酶和中性粒细胞弹性蛋白酶等引起肺结缔组织中的弹性蛋白被破坏，Tc1 淋巴细胞释放颗粒酶穿孔素损伤肺泡上皮导致不可逆性肺损伤，引发肺气肿。气道炎症在 COPD 发病机制中发挥着重要作用，小气道黏膜表面免疫屏障对于维持内环境稳定有着一定的作用。最新研究指出，小气道局部免疫球蛋白 A 缺乏与细菌易位、小气道炎症及气道重塑具有相关性。即使在轻度 COPD 或易发肺气肿的吸烟人群中，其肺部微血管血流也存在显著异常，并随疾病进展而恶化。

氧化应激反应可能是 COPD 重要的放大机制。氧化应激的生物标志物（如过氧化氢、8-异前列腺素）在 COPD 患者痰、血液、EBC 中水平增高。COPD 急性加重时，氧化应激也进一步加重。氧化剂由香烟及其他吸入颗粒刺激产生，并通过中性粒细胞和巨噬细胞等活化的炎症细胞释放出来。在 COPD 患者中，也可能存在内源性抗氧化剂的减少，这源于 Nrf2 转录因子的减少，其对许多抗氧化基因发挥调节功能。

蛋白水解酶对组织有破坏作用，抗蛋白酶对弹性蛋白酶等多种蛋白酶有抑制功能，其中 α1-抗胰蛋白酶是活性最强的一种。蛋白酶增多或抗蛋白酶不足均可导致组织结构的破坏，产生肺气肿。吸入有害物质可以导致蛋白酶产生增多或活性增强，而抗蛋白酶产生减少或灭活加快；同时，氧化应激、吸烟等危险因素也可以降低抗蛋白酶的活性。先天性 α1-抗胰蛋白酶缺乏多见于北欧血统的个体，我国尚未见正式报道。此外，自身免疫调控机制、遗传危险因素以及肺发育不良相关因素也可能在 COPD 的发生发展中起重要作用。上述机制的共同作用导致 COPD 的发生。

肺气肿的病理改变可见于肺过度膨胀、弹性减退、外观灰白或苍白，表面可见多个大小不一的大疱。镜检可见肺泡壁变薄，肺泡腔扩大、破裂或形成大疱，血液供应减少，弹力纤维网被破坏。按累及肺小叶的部位，可将阻塞性肺气肿分为小叶中央型、全小叶型以及介于两者之间的混合型三类，其中以小叶中央型多见。小叶中央型是由于终末细支气管或一级呼吸性细支气管炎症导致管腔狭窄，其远端的二级呼吸性细支气管呈囊状扩张，其特点是囊状扩张的呼吸性细支气管位于二级小叶的中央区。全小叶型是指呼吸性细支气管狭窄，引起所属终末端肺组织以及肺泡管、肺泡囊和肺泡的扩张，其特点是气肿囊腔较小，遍布于肺小叶内。有时以上两型同时存在于一个肺内，称混合型肺气肿，多在小叶中央型的基础上，并发小叶周边区肺组织膨胀。

COPD 特征性的病理生理变化是持续气流受限致肺通气功能障碍。随着疾病发展，肺组织弹性日益减退，肺泡持续扩大，有回缩障碍，则残气量及残气量占肺总量的百分比增加。肺气肿加重导致大量肺泡周围的毛细血管受膨胀肺泡的挤压而退化，致使肺毛细血管大量减少，肺泡间的血流量减少，此时肺泡虽有通气，但肺泡壁无血液灌流，导致无效通气量增大；也有部分肺区虽有血液灌流，但肺泡通气不良，不能参与气体交换，导致功能性分流增加，从而导致通气与血流比例失调。同时，肺泡及毛细血管大量丧失，弥散面积减小。通气与血流比例失调与弥散障碍共同作用，导致换气功能发生障碍。通气和换气功能障碍可引起缺氧和二氧化碳潴留，患者可发生不同程度的低氧血症和高碳酸血症，最终出现呼吸功能衰竭。

三、诊断

对有慢性咳嗽或咳痰、呼吸困难、反复下呼吸道感染史或有 COPD 危险因素暴露史的患者，临床上应该考虑 COPD 诊断的可能性。COPD 的诊断主要依据吸烟史、暴露史等危险因素，患者症状、体征及肺功能检查等临床资料，并排除可引起类似症状和持续气流受限的其他疾病综合分析确定。肺功能检查表现为持续气流受限是确诊慢阻肺的必要条件，吸入支气管舒张剂后 $FEV_1/FVC < 70\%$ 即明确存在持续的气流受限。当基层医院不具备肺功能检查条件时，可通过筛查问卷发现慢阻肺高危个体，疑诊患者应向上级医院转诊，进一步明确诊断。非高危个体建议定期随访。

肺活量测定是评估肺功能和诊断慢性阻塞性肺疾病的"金标准"。辅助诊断技术，如脉冲振荡法、特定气道电导和放射学检查，有助于 COPD 的识别和定性。然而，COPD 的早期诊断对临床医生来说仍然具有相当大的挑战性。生物标志物可用于监测和识别正常或致病状态。先前的研究表明，在血液和 EBC 中发现的某些代谢和核酸生物标志物可能有助于 COPD 的早期诊断。近年来，对呼出气生物标志物在肺部疾病中的分析引起了研究者的兴趣。呼出气中含有挥发性和非挥发性有机化合物，此外还有脂质介质、蛋白质和核酸，它们均可用于肺部疾病的诊断和监测。

大量研究表明，氧化应激在 COPD 发病机制中起着关键作用。高水平的活性氧的产生有可能损害脂质、蛋白质和核酸等生物大分子。这些大分子可作为肺部病理过程的生物标志物。因此，对肺部生物标志物进行分析为现代医学提供了新的视角，有助于肺部疾病的风险评估、疾病预防、早期诊断和治疗效果监测。

四、综合评估

评估 COPD 病情应根据患者的临床症状、肺功能受损程度、急性加重风险，以及合并症等情况进行综合分析，其目的在于确定疾病的严重程度，包括气流受限的严重程度、患者健康状况及未来不良事件的发生风险（如急性加重或者死亡等），以最终指导治疗。

（1）症状评估：可采用改良版英国医学研究委员会（British Medical Research Council，MRC）呼吸困难问卷对呼吸困难严重程度进行评估，或采用 COPD 患者自我评估测试进行综合评估。

（2）肺功能评估：可使用 GOLD 分级，按照气流受限严重程度进行肺功能评估，即以 FEV_1 占预计值的百分比为分级标准。COPD 患者肺功能根据气流受限程度分为 1~4 级。

（3）急性加重风险评估：COPD 急性加重可分为轻度（仅需要短效支气管舒张剂治疗）、中度［需要使用短效支气管舒张剂并加用抗生素和/或口服糖皮质激素治疗］和重度（需要住院或急诊、ICU 治疗）。

急性加重风险评估是依据前一年的急性加重次数来评估的。若前一年发生 2 次及以上中/重度急性加重，或者 1 次及以上因急性加重住院，则评估为急性加重的高风险人群。未来急性加重风险的预测因素主要为既往急性加重史，其他可参考肺功能检测、嗜酸性粒细胞计数等数据资料。

（4）稳定期 COPD 综合评估与分组：依据上述肺功能分级和对症状及急性加重风险的评估，可对稳定期 COPD 患者的病情严重程度进行综合评估，并依据该评估结果选择稳定期的治疗方案。在综合评估系统中，患者气流受限程度分为 GOLD 1~4 级，根据症状水平和过去 1 年的中/重度急性加重史将患者分为 A、B、C、D 4 个组。

当患者的肺功能损害与症状之间存在明显的不一致时，应进一步评估患者的合并症、肺功能（肺容积及弥散功能）、肺部影像学结果、血氧和运动耐力等指标。对呼吸困难但肺功能损害不严重的 COPD 患者，需排查心血管疾病、胃食管反流病、肺血管疾病、焦虑/抑郁等其他导致呼吸困难的常见疾病；对存在严重气流受限，但临床症状轻微的慢阻肺患者，需注意因运动减少等因素导致的呼吸困难症状，这些因素容易被低估，可行 6 min 步行试验等运动耐力测试，以反映患者的症状严重程度，从而进一步判断其与初始评估是否一致，是否需要加强治疗。

（5）COPD 合并症的评估：在对 COPD 患者进行病情严重程度的综合评估时，还应注意患者的各种全身合并症，如心血管疾病（包括外周性血管疾病）、骨骼肌功能障碍、骨质疏松症、焦虑/抑郁症、睡眠呼吸暂停综合征、恶性肿瘤、代谢综合征、糖尿病、胃食管反流病等慢性合并症。

理想的综合评估指标体系应具备以下特征：① 临床数据相对容易获得；② 可以动态监测，能较好地反映疾病特定方面的病理生理学状态和病情进展；③ 可用于疾病分层/分型，区分具有不同诊疗需求的患者亚组；④ 预测作用，包括对治疗反应、预后（肺功能下降速度、急性加重风险、病死率等）的预测。然而，目前对慢阻肺的认识水平远未达到这个理想的标准。

五、预防

戒烟是预防 COPD 最重要的措施，在疾病的任何阶段，戒烟都有助于防止 COPD 的发生和发展。控制职业性粉尘和环境污染，减少有害气体或有害颗粒的吸入也是预防 COPD 的重要措施。积极防治婴幼儿和儿童期的呼吸系统感染，使用流感疫苗、肺炎链球菌疫苗、细菌溶解物和卡介苗多糖核酸等，对防止 COPD 患者反复感染可能有益。加强体育锻炼，增强体质，提高机体免疫力，可帮助患者改善机体一般状况。此外，对于有 COPD 高危因素的人群，应定期进行肺功能监测，以尽可能早期发现 COPD 并及时予以干预。COPD 的早期发现和早期干预十分重要。

第二节　慢性阻塞性肺疾病患者 EBC 检测的相关研究

目前，COPD 的病理生理机制尚未清楚。了解 COPD 背后的慢性炎症过程可能有助于更合理地进行药物治疗以及 COPD 新药开发。研究者对 COPD 生物标志物的识别兴趣与日俱增。这些生物标志物有如下特征：① 识别那些更易患 COPD 的易感人群；② 反映肺部炎症的程度和疾病的严重程度；

③ 在稳定的临床条件下重现；④ 采集方法无创，允许在随访中对患者重复测量；⑤ 在病情加重期间浓度升高；⑥ 有助于监测药物治疗效果。

EBC 分析可用于监测 COPD 炎症和氧化应激反应。其潜在的临床应用包括疾病诊断、疾病严重程度监测、治疗干预措施评估、表型分析和预测。到目前为止，研究主要集中在脂质介质、过氧化氢、核酸和气道液体酸化等标志物的水平测定上。基因组学、蛋白质组学和代谢组学技术的不断发展可能为 COPD 的发病机制提供更新和更深层次的见解。

一、基因组和表观基因组

多种遗传和表观遗传因素在 COPD 的发病机制中起着关键作用。氧化应激导致的肺细胞凋亡、坏死或自发性死亡会引发呼出气中核酸片段的释放，EBC 采集可用于肺部疾病循环核酸的分析。

（一）线粒体 DNA

线粒体是活性氧的主要细胞来源，在 COPD 的氧化应激反应中起着关键作用。氧化应激事件发生后，早期线粒体质量和线粒体 DNA（mtDNA）含量增加。卡尔帕尼亚诺等通过实时 PCR 分析了包括哮喘、COPD 和哮喘-COPD 重叠综合征在内的阻塞性肺疾病患者 EBC 中线粒体 DNA 和核 DNA 的比例（mtDNA/nDNA）。结果表明，患者 EBC 中 mtDNA/nDNA 较正常人高。

（二）非编码 RNA

表观遗传重编程，它在控制包括 COPD、哮喘、特发性肺纤维化和肺癌等多种肺部疾病的基因表达方面起着重要作用。miRNA 是一类短小的非编码 RNA。它们由 20~25 个核苷酸的内源性单链小片段构成，通过抑制翻译和降解基因介导基因沉默。平克顿（Pinkerton）等分析了来自健康人、哮喘患者及 COPD 患者的 EBC 样本中的一组 miRNA，并报告了不同慢性炎症性肺部疾病的独特 miRNA 图谱，这些图谱具有重要的诊断和预后评估意义。

（三）嘌呤和 ATP

嘌呤能信号是由嘌呤核苷酸和核苷介导的。EBC 是测定嘌呤能的理想介质。用荧光素酶分析 EBC 样本中的 ATP 浓度，结果表明，健康对照组和 COPD 患者组的 ATP 浓度没有差异。与此同时，对健康吸烟者、非吸烟者对照组和 COPD 患者组的 EBC 样本中的腺苷、AMP 和苯丙氨酸的质谱进行分析，结果表明，COPD 患者的气道嘌呤增加。此外，嘌呤能介质的浓度与

COPD 的严重程度呈正相关。线粒体 DNA 及调节 RNA 的成功提取，为研究气道组织中的遗传和表观遗传修饰提供了新的视角。EBC 样本中的核酸分析可能有助于 COPD 的早期检测。

二、脂质介质

脂质介质是对细胞外刺激的反应而产生的一种生物活性化合物。局部脂质介质的产生在呼吸道疾病的炎性级联以及随后的慢性炎症和组织破坏中起着重要作用。据报道，COPD 患者体内存在较高水平的脂质介质，其中一些介质已在 COPD 患者的 EBC 中被发现。

（一）白三烯

研究发现，COPD 患者 EBC 中的白三烯 B_4（LTB_4）浓度比年龄匹配的对照组高约 2.5 倍，这与 LTB_4 在 COPD 中的主要病理生理作用一致。同时，EBC 中的 LTB_4 浓度是痰中报告的 LTB_4 浓度的 1/30。白三烯是强有力的趋化和致痉挛因子，在呼吸道疾病中对白细胞的吸引和激活以及对支气管平滑肌的收缩起着关键作用。稳定期 COPD 患者 EBC 中 LTB_4 浓度升高，并且在急性加重期间浓度进一步升高，而在抗生素治疗后浓度逐渐降低。

有研究显示，应用雷公藤多苷治疗后 COPD 患者 IS 中的中性粒细胞比例降低。通过收集 COPD 患者治疗前后的 EBC，测定 EBC 中 LTB_4 浓度，结果显示，应用雷公藤多苷治疗对 EBC 中 LTB_4 浓度无影响。

在环氧合酶（cyclooxygenase，COX）抑制剂对呼出气中 LTB_4 和 PGE_2 浓度的短期影响的研究中发现，非选择性 COX 抑制剂可降低 EBC 中 PGE_2 浓度，增加 LTB_4 浓度，而选择性 COX-2 抑制剂对这些化合物无影响。EBC 中的 PGE_2 主要由 COX-1 活性导致，抑制 COX 活性可能使花生四烯酸代谢转向 5-脂氧合酶途径。

（二）血栓烷

COPD 患者肺循环内血栓并发症与血栓生物合成增加有关。血栓烷是由花生四烯酸合成的二十烷类化合物家族中的一员。TXB_2 是 TXA_2 的稳定代谢物。一项研究用酶免疫分析法比较了 COPD 患者和健康戒烟者 EBC 样本中的 TXB_2 浓度，然而在这项研究中，所有受试者的 EBC 中都检测不到 TXB_2。

（三）异前列腺素

异前列腺素是一类前列腺素类化合物，由二十烷类化合物通过非酶反应过氧化而产生。这些反应是由细胞内氧化应激导致的活性氧积累引起的。8-异前列腺素（8-iso-PG）是前列腺素 $F_{2\alpha}$（$PGF_{2\alpha}$）的脂质过氧化类似物，是肺部疾病氧化应激的生物标志物。8-异前列腺素与 $PGF_{2\alpha}$ 的比值是被用作定量测定慢性阻塞性肺疾病患者脂质过氧化的指标。在多项研究中，用酶免疫分析法检测 EBC 中 8-异前列腺素水平，结果显示 COPD 患者与正常对照组相比显著升高。然而，在无症状吸烟和不吸烟的成年人中，EBC 中的 8-异前列腺素的浓度没有显著差异。氧化应激在 COPD 的发病机制中起主要作用，氧化应激导致气道感染，进一步增加氧化负担，形成恶性循环。尽管如此，人们对抗氧化剂在 COPD 发病机制中的作用的了解仍然有限，部分原因是缺乏方便且非侵入性的技术来测定氧化应激的程度。因此，通过 EBC 评估氧化应激在研究 COPD 的发病机制和疾病监测方面具有广阔的前景。所以需要对 COPD 患者的 EBC 进行更多的研究，以进一步探索氧化剂和抗氧化剂在病理上的作用。

研究发现，8-异前列腺素水平与反映疾病严重程度的指标［如呼吸困难程度、FEV_1（%pred）、肺气肿改变和支气管扩张］相关。另外，氧化负荷与实质改变之间存在关联。不平衡的氧化应激可能通过形成氧化介质（如活性氧、异前列腺素和羟基壬烯醛）直接影响气道中的靶细胞，也可能通过激活信号转导通路、转录因子或通过凋亡间接影响靶细胞。有研究发现，EBC 8-异前列腺素水平与肺气肿之间存在显著相关性。同时，另一项研究结果证实了 8-异前列腺素与 FEV_1 缺乏联系。

三、无机物

（一）H_2O_2

研究发现，氧化应激与自我评估测试评分之间存在显著的相关性，自我评估测试使用包含 8 个项目的问卷，旨在评估和量化 COPD 症状对患者健康状况的影响，并与圣乔治呼吸问卷（SGRQ）的结果密切相关。EBC 中的 H_2O_2 可作为 COPD 的生物标志物。EBC 中的 H_2O_2 含量与诱导痰中的中性粒细胞计数及呼吸困难评分呈显著正相关。COPD 患者 EBC 中 H_2O_2 含量升高可能代表气道炎症加重，COPD 的恶化与气道炎症的加重密切相关。

（二）NO 相关产物

过氧亚硝基是由一氧化氮和超氧化物反应形成的一种强氧化剂（亚硝酸根）。研究表明，EBC 中的过氧亚硝基可能有助于监测 COPD 患者的气道硝化应激。另一项研究表明，吸入氟替卡松可降低支气管 NO 流量，但不影响 EBC 中的肺泡 NO 浓度或其他生物标志物。吸入氟替卡松治疗 COPD 期间，患者支气管 NO 水平升高与症状缓解和气道阻塞改善有关。

（三）金属离子

微量元素在呼吸道防御系统中具有激活或抑制作用，因此可能在 COPD 恶化中起促进作用。而烟草烟雾和受污染的环境空气中含有有毒金属离子，这些可能触发导致 COPD 恶化的机制。研究表明，与恢复时相比，入院时患者 EBC 中的锰（Mn^{2+}）和镁（Mg^{2+}）水平相对较高，而其他金属元素浓度没有明显的变化。稳定期 COPD 患者与不吸烟的受试者相比，其 EBC 中的有毒离子如铅、镉和铝的水平更高，而铜、铁的水平更低。同时，EBC 中的 Mn^{2+} 和 Mg^{2+} 水平受到 COPD 恶化的影响，而血清元素组成没有受到 COPD 恶化的影响。研究表明，在金属离子引起的呼吸道防御机制改变中，EBC 比血清有更高的敏感性。

四、蛋白质

细胞因子如促炎细胞因子、趋化因子、淋巴因子等，都是小的细胞信号蛋白，它们通过与靶细胞上的受体结合，能够在肺部和其他器官中诱导炎症细胞信号通路和趋化作用。蛋白质组学技术的出现为筛选作为 COPD 潜在生物标志物的蛋白质提供了可能性。

（一）促炎细胞因子

促炎细胞因子是免疫细胞分泌的一类信号分子，介导和促进炎症反应。在这类细胞因子中，肿瘤坏死因子（TNF）、白细胞介素-1（IL-1）和白细胞介素-6（IL-6）在慢性阻塞性肺疾病患者的 EBC 中被广泛研究。白细胞介素-33（IL-33）是 IL-1 家族的另一个成员，可在哮喘和 COPD 患者的血清、诱导痰和 EBC 中被检测到。慢性阻塞性肺疾病伴嗜酸性气道炎症患者 EBC 中的 IL-33 浓度显著升高，提示 IL-33 可能参与了非特应性 COPD 患者嗜酸性气道炎症的发生。健康受试者和慢性阻塞性肺疾病患者呼吸 28% 氧气后，EBC 中 IL-6 的浓度也会增加，这可能是由氧化反应产生活性氧所致。对吸烟者和非吸烟者的促炎细胞因子分析显示，吸烟者的 EBC 中 IL-6 浓度高于非吸烟者，IL-6 浓度与每天吸烟次数、呼出的一氧化碳浓度、LTB_4 及肺功能受损情况呈正相关。

通过研究利用噻托溴铵开始治疗前和治疗第一个月末患者 EBC 中的炎

症标志物发现，经治疗，COPD 患者的症状及肺功能明显改善，但是患者 EBC 中 IL-6、TNF-α 水平未发生显著改变。

COPD 合并恶病质的特点是炎症反应，表现为 TNF-α 水平升高。通过对患者治疗前后 EBC 的检测表明，英夫利昔单抗对 COPD 合并恶病质患者的局部炎症没有明显的减轻作用。

（二）趋化因子

趋化因子是细胞因子超家族中的小分子蛋白质，具有趋化作用，参与多种稳态和炎症过程。白细胞介素-8（IL-8）是一种由血液和组织中的各种细胞产生的趋化因子。它作为中性粒细胞、淋巴细胞和 T 细胞的趋化因子，诱导中性粒细胞呼吸爆发，导致活性氧的快速释放。COPD 合并慢性支气管炎患者 EBC 中 IL-8 水平明显高于肺气肿患者。COPD 患者短期暴露于与交通相关的空气污染后，EBC 中 IL-8 浓度升高。此外，气道炎症和细菌感染可诱导 COPD 患者呼吸道上皮细胞表达 IL-8。与健康对照组相比，COPD 患者的 EBC 中 IL-8 浓度升高，并且 COPD 患者的血清和 EBC 中 IL-8 浓度高于哮喘患者，这表明 IL-8 在 COPD 患者的气道和全身炎症中起着关键和特异作用。在 COPD 患者中研究的其他趋化因子包括生长相关癌基因 α（growth-related oncogene α，GRO-α），它主要作用于中性粒细胞和单核细胞趋化蛋白-1（monocyte chemoattractant protein 1，MCP-1）。结果显示，COPD 患者的 EBC GRO-α 浓度低于健康对照组，而 EBC MCP-1 浓度与健康对照组无显著差异。

（三）淋巴因子

淋巴因子是由活化的淋巴细胞，特别是 $CD4^+T$ 细胞产生的细胞因子的一个亚群，T 辅助细胞可分泌多种淋巴因子，如 IL-2、IL-3、IL-4、IL-5、IL-6、IL-10、IL-13 和干扰素-γ。格斯纳（Gessner）等发现，与稳定期 COPD 患者、健康吸烟者和不吸烟者相比，急性 COPD 恶化患者 EBC 中的 IL-6 和 IL-10 浓度升高。在这项研究中，利用多重阵列测试试剂盒同时分析多种促炎细胞因子、趋化因子和淋巴因子生物标志物，可以作为一种有价值的非侵入性方法用于 EBC 细胞因子图谱分析。

五、免疫应答分子

可溶性分子 sCD25 是通过与 IL-2 结合来中和 IL-2 依赖的免疫应答，很可能是由于负反馈机制中的 sCD25 水平升高限制了 GOLD Ⅱ 患者免疫系统的过度激活。同时，阻断 IL-2 受体，例如自然杀伤细胞（NK 细胞）表面的 IL-2 受体，可能会导致 NK 细胞的细胞毒功能受到抑制。中度 COPD 患者 EBC 中的 sCD25 分子含量升高可能进一步导致免疫反应抑制，从而导致重症 COPD 患者可溶性分子含量降低。重症 COPD 患者血液和 EBC 中 sCD25 水平的同时降低可能启动免疫功能紊乱和病理事件的形成，不仅导致肺组织损伤，而且导致全身炎症进展。重症 COPD 患者肺功能参数与 EBC sCD25 含量之间的相关性使得 sCD25 有可能成为预测 COPD 慢性炎症进展的生物标志物。

研究发现，COPD 患者 EBC 中趋化因子 C-C-基元配体 18 ［chemokine (C-C motif) ligand 18，CCL18］、趋化因子 C-C-基元配体 16 ［chemokine (C-C motif) ligand 16，CCL16］、细胞间黏附分子-1（intercellular adhesion molecule 1，ICAM-1）水平明显升高，且急性加重期患者高于稳定期患者。EBC 中 CCL18、CCL16、ICAM-1 水平是 AECOPD 患者短期预后的独立影响因素，对 AECOPD 短期预后有一定预测价值。由于纳入研究的样本量少，且未对 AECOPD 患者长期预后进行评价，所以今后研究中仍需联合多中心、扩大样本量、延长随访时间，以进一步证实研究结论。

总而言之，EBC 检测可以作为 COPD 生物标志物的检测方法，在 COPD 的疾病诊断、病情评估等方面拥有广阔的前景。

陈建荣课题组多年来积极探寻 EBC 中在 COPD 的早期诊断、病情进展监测及预后评估等方面具有价值的肿瘤标志物。目前，课题组的研究表明，8-异前列腺素、白三烯 B_4、降钙素原、TNF-α、EGF 等因子均可在 COPD 患者的 EBC 样本中被检测出来，并且这些检测有望成为 COPD 早期的筛查手段，辅助评估 NSCLC 的进展和不良预后。

第三章　支气管哮喘

第一节　支气管哮喘的基本特点

一、定义及流行病学

哮喘是由多种细胞及细胞组分参与的慢性气道炎症性疾病，临床表现为反复发作的喘息、气急，伴或不伴胸闷或咳嗽等症状，同时伴有气道高反应性和可变的气流受限，病程延长可导致气道结构改变，即气道重塑。哮喘是一种异质性疾病，具有不同的临床表型。

哮喘是最常见的慢性呼吸系统疾病之一，近百年来哮喘的发病率呈明显上升趋势。根据 2015 年全球疾病负担研究，采用标准哮喘问卷（哮喘定义为受调查者自报曾被医生诊断为哮喘，或调查前 12 个月有喘息症状）进行的流行病学调查结果显示，全球哮喘患者达 3.58 亿人，患病率较 1990 年增加了 12.6%。亚洲的成人哮喘患病率为 0.7%~11.9%（平均不超过 5%），近年来呈上升趋势。

在中国，流行病学调查采用的抽样方法以及对哮喘的定义差异，使得不同调查得出的结果差异较大。例如，2010—2011 年在我国 7 个行政区 8 个省市进行的"全国支气管哮喘患病情况及相关危险因素的流行病学调查"，采用多级随机整群抽样入户问卷调查，共调查了 164215 名 14 岁以上人群。哮喘的诊断是基于病史、完整的医疗记录的，包括过去一年中有哮喘症状或哮喘药物治疗史。不典型或通过筛查问卷提示为疑似诊断者，由流调负责单位进行支气管激发试验、支气管舒张试验、峰流速变异率测定，并通过诱导痰细胞学检查或呼出气一氧化氮检测明确诊断。结果显示，我国 14 岁以上人群被医生诊断的哮喘患病率为 1.24%，新诊断的哮喘患者占 26%。吸烟、非母乳喂养、肥胖、宠物饲养，一级亲属患有哮喘、过敏性鼻炎、花粉症，以及本人患有过敏性鼻炎、湿疹，均为哮喘发病的危险因素。

2012—2015 年，在中国 10 个省市进行的"中国成人肺部健康研究"，依据 2010 年的全国人口普查数据，采用多阶段分层抽样方法，在 160 个城乡调查点采用曾被 GBD 等研究用于大型的流行病学调查的欧洲社区呼吸健康调查的哮喘问卷进行调查。哮喘诊断的定义是：受调查者自我报告曾被医生诊断为哮喘，或过去一年曾有过喘息症状。该研究共纳入 57779 名 20 岁及以上受调查者，其中 50991 名完成了哮喘调查问卷，并有吸入支气管舒张剂后质控合格的肺功能检测结果，该调查结果显示我国 20 岁及以上人群的哮喘患病率为 4.2%，其中 26.2% 的哮喘患者已经存在气流受限（吸入支气管舒张剂后 $FEV_1/FVC<0.7$）。按照 2015 年全国人口普查数据推算，我国 20 岁及以上人群中约有 4570 万哮喘患者。

哮喘全球防治创议（global initiative for asthma，GINA）于 2006 年提出"哮喘控制"的概念，2014 年又强调哮喘的治疗目标是实现"哮喘的总体控制"，即既要达到当前症状控制，又要降低未来发作的风险，这一目标于 2019 年再次被提出。我国哮喘的控制现状虽然有进步但仍不够理想。2012 年一项研究对欧洲 11 个国家 8000 例 18~50 岁的哮喘患者进行了问卷调查，按照 GINA 拟定的控制、部分控制和未控制标准，结果显示，有 20.1% 的哮喘患者实现控制，34.8% 的哮喘患者实现部分控制，45.1% 的哮喘患者未实现控制，其中在过去的 12 个月中有 44.0% 的哮喘患者曾口服激素治疗，23.9% 的患者因哮喘发作急诊就医，11.7% 的患者曾因哮喘发作住院治疗。

2008 年在中国大陆 10 个一线城市的三甲医院呼吸专科门诊进行哮喘患者控制现状调查，结果显示，28.7% 的患者实现哮喘控制。2012 年 11 月至 2013 年 6 月，我国学者对在中国大陆地区 34 个省市 48 家教学医院呼吸专科就诊的 17 岁及以上的 4125 例哮喘患者做了哮喘控制状况及其危险因素的调查，应用哮喘控制测试（asthma control test，ACT）评分方法进行评估，≥20 分为哮喘控制，≤19 分为哮喘未控制，结果有 44.9% 的患者实现了哮喘控制，55.1% 的患者未实现哮喘控制。目前尚缺乏我国边远地区和基层医院哮喘患者控制率的调查资料，但推测这些患者的哮喘控制率更低。

近年来，在全国范围内广泛推广的哮喘规范化诊治，使我国哮喘患者的哮喘控制率总体有了明显的提高，但仍低于发达国家。2017 年对我国 30 个省市城区门诊支气管哮喘患者控制水平进行调查，共纳入 3875 例患者，根据 GINA 定义的哮喘控制水平分级，结果显示，我国城区哮喘总体控制率为 28.5%，但其中参与 2008 年哮喘控制调查的 10 个城市在本次调查中哮喘的控制率为 39.2%，与 2008 年比较，有较大程度的提高。

二、病因及发病机制

（一）病因

哮喘是一种复杂的、具有多基因遗传倾向的疾病，其发病具有家族集聚现象，亲缘关系越近，患病率越高。近年来，点阵单核苷酸多态性基因分型技术，也称全基因组关联研究的发展给哮喘的易感基因研究带来了革命性的突破。目前有研究者采用全基因组关联研究鉴定了多个哮喘易感基因，如 YLK40JL6R、PDE4DJL33 等。具有哮喘易感基因的人群发病与否受环境因素的影响较大，深入研究基因与环境的相互作用将有助于揭示哮喘发病的遗传机制。

环境因素包括变应原因素，如室内变应原（尘螨、家养宠物、蟑螂）、室外变应原（花粉、草粉）、职业性变应原（油漆、活性染料）、食物（鱼、虾、蛋类、牛奶）、药物（阿司匹林、抗生素）和非变应原因素，如大气污染、吸烟、运动、肥胖等。

（二）发病机制

哮喘的发病机制尚未完全阐明，目前可概括为气道免疫-炎症机制、神经调节机制。

1. 气道免疫-炎症机制

（1）气道炎症形成机制：气道慢性炎症反应是由多种炎症细胞、炎症介质和细胞因子共同参与、相互作用的结果。

外源性变应原通过吸入、食入或接触等途径进入机体后，被抗原提呈细胞内吞并激活 T 细胞。一方面，活化的辅助性 Th2 细胞产生白细胞介素（如 IL-4、IL-5 和 IL-13 等）激活 B 淋巴细胞并合成特异性 IgE，后者与肥大细胞和嗜碱性粒细胞等表面的 IgE 受体结合。若变应原再次进入体内，可与结合在细胞表面的 IgE 交联，使该细胞合成并释放多种活性介质，导致气道平滑肌收缩、黏液分泌增加和炎症细胞浸润，产生哮喘的临床症状，这是一个典型的变态反应过程。另一方面，活化的辅助性 Th2 细胞分泌的 IL 等细胞因子可直接激活肥大细胞、嗜酸性粒细胞及巨噬细胞等，并使之聚集在气道。这些细胞进一步分泌多种炎症因子如组胺、白三烯、前列腺素、活性神经肽、嗜酸性粒细胞趋化因子、转化生长因子等，构成了一个与炎症细胞相互作用的复杂网络，导致气道慢性炎症。近年来，研究者们认识到嗜酸性粒细胞在哮喘发病中不仅发挥着终末效应细胞的作用，还具有免疫调节作用。Th17 细胞在以中性粒细胞浸润为主的激素抵抗型哮喘和重症哮喘发病中起到了重要作用。

根据变应原吸入后哮喘发生的时间，可将哮喘反应分为早发型哮喘反应、迟发型哮喘反应和双相型哮喘反应。早发型哮喘反应几乎在吸入变应原时立即发生，15 ~ 30 min 到达高峰，2 h 后逐渐恢复正常。迟发型哮喘反应约 6 h 后发生，持续时间长，可达数天，约半数以上患者出现迟发型哮喘反应。

（2）气道高反应性（airway hyperresponsiveness，AHR）：是指气道对各种刺激因子如变应原、理化因素、运动因素、药物等呈现的高度敏感状态，表现为患者接触这些刺激因子时气道出现过强或过早的收缩反应。AHR 是哮喘的基本特征，可通过支气管激发试验来量化和评估，有症状的哮喘患者几乎都存在 AHR。目前普遍认为气道慢性炎症是导致 AHR 的重要机制之一，当气道受到变应原或其他刺激后，多种炎症细胞释放炎症介质和细胞因子，引起气道上皮损害、上皮下神经末梢裸露等，从而导致气道高反应性。长期存在无症状气道高反应性者出现典型哮喘症状的风险明显增加。然而，出现 AHR 者并非都是哮喘患者，如长期吸烟、接触臭氧、病毒性上呼吸道感染、慢性阻塞性肺疾病等也可出现 AHR，但程度相对较轻。

2. 神经调节机制

神经因素是哮喘发病的重要环节之一。支气管受复杂的自主神经支配，如肾上腺素能神经、胆碱能神经，以及非肾上腺素能非胆碱能神经系统。哮喘患者体内 β 肾上腺素受体功能低下，若患者对吸入组胺和乙酰甲胆碱的气道反应性显著增高，则提示存在胆碱能神经张力增加。非肾上腺素能非胆碱能神经系统能释放舒张支气管平滑肌的神经介质（如血管活性肠肽、一氧化氮）及收缩支气管平滑肌的介质（如 P 物质、神经激肽），两者平衡失调则可引起支气管平滑肌收缩。此外，从感觉神经末梢释放的 P 物质、降钙素基因相关肽、神经激肽 A 等能导致血管扩张、血管通透性增加和炎症渗出，此即为神经源性炎症。神经源性炎症能通过局部轴突反射释放感觉神经肽而导致哮喘发作。

气道慢性炎症作为哮喘的基本特征，见于所有的哮喘患者，表现为气道上皮下肥大细胞、嗜酸性粒细胞、巨噬细胞、淋巴细胞及中性粒细胞等的浸润，以及气道黏膜下组织水肿、微血管通透性增加、支气管平滑肌痉挛、纤毛上皮细胞脱落、杯状细胞增殖及气道分泌物增加等病理改变。若哮喘长期反复发作，可见支气管平滑肌肥大/增生、气道上皮细胞黏液化生、上皮下胶原沉积和纤维化、血管增生以及基底膜增厚等气道重构的表现。

三、诊断

（一）典型哮喘的诊断标准

（1）典型哮喘的临床症状和体征：① 反复发作性喘息、气促，伴或不伴胸闷或咳嗽，夜间及晨间多发，常与接触变应原、冷空气、物理性刺激、化学性刺激以及上呼吸道感染、运动情况等有关；② 发作时部分未控制的慢性持续性哮喘，双肺可闻及散在或弥漫性哮鸣音，呼气相延长；③ 上述症状和体征可经治疗缓解或自行缓解。

（2）可变气流受限的客观检查：① 支气管舒张试验阳性（吸入支气管舒张剂后，FEV_1 增加>12%，且 FEV_1 绝对值增加>200 mL）；或抗炎治疗4 周后与基线值相比 FEV_1 增加>12%，且 FEV_1 绝对值增加>200 mL（除外呼吸道感染）。② 支气管激发试验阳性，一般应用的吸入激发剂为乙酰甲胆碱或组胺，通常以吸入激发剂后 FEV_1 下降≥20%，判断结果为阳性，提示存在气道高反应性。③ 呼气流量峰值（peak expiratory flow，PEF）平均每日昼夜变异率（至少连续 7 天每日 PEF 昼夜变异率之和/7 天）>10%，或PEF 周变异率>20%，其中，PEF 周变异率=［（2 周内最高 PEF 值−2 周内最低 PEF 值）/（2 周内最高 PEF 值+2 周内最低 PEF）×1/2］×100%。

符合上述症状和体征，同时具备可变气流受限客观检查中的任意一条，并排除其他疾病所引起的喘息、气促、胸闷及咳嗽，可以诊断为哮喘。

（二）不典型哮喘的诊断

临床上还存在无喘息症状也无哮鸣音的不典型哮喘，患者仅表现为反复咳嗽、胸闷或其他呼吸道症状。

（1）咳嗽变异性哮喘（cough-variant asthma，CVA）：咳嗽作为唯一或主要症状，无喘息、气促等典型哮喘的症状和体征，同时具备可变气流受限客观检查中的任意一条，排除其他疾病所引起的咳嗽，按哮喘治疗有效。

（2）胸闷变异性哮喘（chest tightness-variant asthma，CTVA）：胸闷作为唯一或主要症状，无喘息、气促等典型哮喘的症状和体征，同时具备可变气流受限客观检查中的任意一条，排除其他疾病所引起的胸闷。

（3）隐匿性哮喘：指无反复发作的喘息、气促、胸闷或咳嗽的表现，但长期存在气道反应性增高。随访发现有14%～58%的无症状气道反应性增高者可发展为有症状的哮喘。

（三）分期

根据临床表现，哮喘可分为急性发作期、慢性持续期和临床控制期。哮喘急性发作期是指喘息、气促、咳嗽、胸闷等症状突然发生，或原有症状加重，并以呼气流量降低为特征，常因接触变应原、刺激物或呼吸道感染而诱发。哮喘慢性持续期是指每周不同频率或不同程度地出现喘息、气促、胸闷、咳嗽等症状。哮喘临床控制期是指患者无喘息、气促、胸闷、咳嗽等症状4周以上，1年内无急性发作，肺功能正常。

（四）分级

（1）病情严重程度的分级（见表 B3-1）：① 初始治疗时对哮喘严重程度进行判断，对患者选择药物治疗方案十分重要。可根据白天、夜间哮喘症状出现的频率和肺功能检查结果，将慢性持续期哮喘病情严重程度分为间歇状态、轻度持续、中度持续和重度持续4级。② 根据实现哮喘控制所采用的治疗级别进行分级，在临床实践中更实用。轻度哮喘：经过第1级、第2级治疗能实现完全控制者；中度哮喘：经过第3级治疗能实现完全控制者；重度哮喘：需要经过第4级或第5级治疗才能实现完全控制，或者即使经过第4级或第5级治疗仍不能实现完全控制者。

（2）病情急性发作时严重程度分级（见表 B3-2）：哮喘急性发作程度轻重不一，可在数小时或数天内出现，偶尔可在数分钟内出现，即危及生命，故应对病情作出正确评估，以便给予患者及时有效的紧急治疗。

表 B3-1　哮喘病情严重程度分级

分级	临床特点
间歇状态（第 1 级）	症状<每周 1 次 短暂出现 夜间哮喘症状≤每月 2 次 FEV_1 占预计值%≥80% 或 PEF≥80% 个人最佳值，PEF 变异率<20%
轻度持续（第 2 级）	症状≥每周 1 次，但<每日 1 次 可能影响活动和睡眠 夜间哮喘症状>每月 2 次，但<每周 1 次 FEV_1 占预计值%≥80% 或 PEF≥80% 个人最佳值，PEF 变异率为 20%~30%
中度持续（第 3 级）	每日有症状 影响活动和睡眠 夜间哮喘症状≥每周 1 次 FEV_1 占预计值% 为 60%~79% 或 PEF 为 60%~79% 个人最佳值，PEF 变异率>30%
重度持续（第 4 级）	每日有症状 频繁出现 经常出现夜间哮喘症状 体力活动受限 FEV_1 占预计值%<60% 或 PEF<60% 个人最佳值，PEF 变异率>30%

表 B3-2　哮喘急性发作时病情严重程度分级

临床特点	轻度	中度	重度	危重
气短	步行、上楼时	稍事活动	休息时	休息时，明显
体位	可平卧	喜坐位	端坐呼吸	端坐呼吸或平卧
讲话方式	连续成句	单句	单词	不能讲话
精神状态	可有焦虑，尚安静	时有焦虑或烦躁	常有焦虑、烦躁	嗜睡或意识模糊
出汗	无	有	大汗淋漓	大汗淋漓
呼吸频率	轻度增加	增加	常>30 次/min	常>30 次/min

临床特点	轻度	中度	重度	危重
辅助呼吸肌活动及三凹征	常无	可有	常有	胸腹矛盾呼吸
哮鸣音	散在，呼吸末期	响亮、弥漫	响亮、弥漫	减弱，乃至无
脉率（次/min）	<100	100~120	>120	脉率变慢或不规则
奇脉（mmHg）	无，<10	可有，10~25	常有，10~25（成人）	无，提示呼吸肌疲劳
最初支气管舒张剂治疗后 PEF 占预计值%或个人最佳值%	>80%	60%~80%	<60%或 100 L/min 或作用时间<2 h	无法完成检测
PaO$_2$（吸空气，mmHg）	正常	≥60	<60	<60
PaCO$_2$（mmHg）	<45	≤45	>45	>45
SaO$_2$（吸空气,%）	>95	91~95	≤90	≤90
pH 值	正常	正常	正常或降低	降低

注：只要某一严重程度的指标≥4 项，即可提示为该级别的急性发作。

四、评估

（一）评估的内容

（1）评估患者的临床控制水平：根据患者的症状、用药情况、肺功能检查结果等复合指标将患者分为完全控制、部分控制和未控制（见表 B3-3）。据此来确定治疗方案和调整用药。

表 B3-3　哮喘控制水平分级

哮喘症状控制	控制水平分级		
	完全控制	部分控制	未控制
过去 4 周，患者存在： 日间哮喘症状>2 次/周　是□否□ 夜间因哮喘憋醒　是□否□ 使用缓解药次数＞2 次/周　是□否□ 哮喘引起的活动受限　是□否□	无	存在 1~2 项	存在 3~4 项

（2）评估患者有无未来急性发作的危险因素：哮喘未控制、持续接触过敏原、有合并症、用药不规范、依从性差，以及在过去一年中曾有过因哮喘急性发作而看急诊或住院等，这些都是未来哮喘急性发作的危险因素。

（3）评估哮喘的过敏状态及触发因素：大部分哮喘为过敏性哮喘，应常规检测过敏原以明确患者的过敏状态。常见触发因素还包括职业、环境、气候变化、药物和运动等。

（4）评估患者的药物使用情况：包括速效支气管舒张剂的使用量，对药物吸入技术、长期用药的依从性，以及药物的不良反应等。

（5）评估患者是否有合并症：哮喘常见合并症包括变应性鼻炎、鼻窦炎、胃食管反流病、肥胖、慢性阻塞性肺疾病、支气管扩张症、阻塞性睡眠呼吸暂停低通气综合征、抑郁和焦虑等。部分慢性中重度持续性哮喘患者，即使吸入支气管舒张剂，其 FEV_1/FVC 仍<0.7，可能是哮喘未控制或合并有慢性阻塞性肺疾病。应仔细询问患者病史，必要时做相关检查，以明确是否存在合并症。

（二）评估的主要方法

（1）症状：了解患者有无胸闷、气促、咳嗽、夜间憋醒等哮喘症状。

（2）肺功能：肺通气功能指标 FEV_1 和 PEF 反映气道阻塞的严重程度，是客观判断哮喘病情最常用的评估指标。峰流速仪携带方便、操作简单，患者可以居家自我监测 PEF，并根据监测结果及时调整药物。

（3）哮喘控制测试（ACT）问卷调查：ACT 是评估哮喘患者控制水平的问卷，ACT 得分与专家评估的哮喘患者控制水平具有较好的相关性。ACT 适合在缺乏肺功能检测设备的基层医院推广使用，但它仅反映哮喘症状。ACT 问卷具体评分方法见表 B3-4。

表 B3-4　ACT 问卷及其评分标准

问题	1	2	3	4	5
过去4周内，有多少时候哮喘妨碍您进行日常活动？	所有时间	大多数时间	有些时候	极少时候	没有
过去4周内，您有多少次呼吸困难？	每天不止1次	每天1次	每周3~6次	每周1~2次	完全没有

续表

问题	1	2	3	4	5
过去4周内，因为哮喘症状（喘息、咳嗽、呼吸困难、胸闷或疼痛），您有多少次在夜间醒来或早上比平时早醒？	每周4个晚上或更多	每周2~3个晚上	每周1次	1~2次	没有
过去4周内，您有多少次使用急救药物治疗（如沙丁胺醇）？	每天3次以上	每天1~2次	每周2~3次	每周1次或更少	没有
您如何评估过去4周内您的哮喘控制情况？	没有控制	控制很差	有所控制	控制良好	完全控制

注：评分方法：第一步，记录每个问题的得分；第二步，将每一题的分数相加得出总分。ACT评分的意义：20~25分，表示哮喘控制良好；16~19分，表示哮喘控制不佳；5~15分，表示哮喘控制很差。

（4）呼出气一氧化氮（exhaled nitric oxide，eNO）：哮喘未控制时eNO含量升高，糖皮质激素治疗后eNO含量降低。eNO测定可以作为评估气道炎症类型和哮喘控制水平的指标，可以用于预判和评估吸入激素治疗的反应。美国胸科学会推荐eNO的正常参考值为：健康儿童5~20 ppb（1×10^{-9}），成人5~25 ppb。eNO>50 ppb提示激素治疗效果好，<25 ppb提示激素治疗反应性差。eNO主要反映Th2通路的气道炎症水平，未经治疗的疑似哮喘患者的eNO处于低水平并不能排除哮喘诊断。eNO测定结果受多种因素的影响，不同研究显示的敏感度和特异性差别较大。连续测定、动态观察eNO的变化临床价值更大，在开始抗炎治疗前或调整治疗方案前获得基线eNO的水平，这也很重要。

（5）痰嗜酸性粒细胞计数：大多数哮喘患者诱导痰液中嗜酸性粒细胞计数升高（>2.5%），且与哮喘症状相关。抗炎治疗后可使痰嗜酸性粒细胞计数降低，诱导痰嗜酸性粒细胞计数可作为评价哮喘气道炎症的指标之一，也是评估糖皮质激素治疗反应性的敏感指标。

（6）外周血嗜酸性粒细胞计数：部分哮喘患者外周血嗜酸性粒细胞计数升高，可作为诱导痰嗜酸性粒细胞的替代指标，但是外周血嗜酸性粒细胞计数升高的具体计数值文献报告尚不统一，多数研究界定的参考值≥300/μL为升高，也有研究界定≥150/μL为升高。外周血嗜酸性粒细胞升高可以作为判定以嗜酸性粒细胞为主的哮喘临床表型，以及作为评估抗炎治疗是否有效的指标之一。

（7）血清总 IgE 和过敏原特异性 IgE：有很多因素会使血清总 IgE 水平升高，如其他过敏性疾病，寄生虫、真菌、病毒感染，肿瘤和免疫性疾病等。血清总 IgE 没有正常值，其水平升高缺乏特异性，需要结合临床判断，但可以作为使用抗 IgE 单克隆抗体治疗选择剂量的依据。过敏原特异性 IgE 水平升高是诊断过敏性哮喘的重要依据之一，其水平高低可以反映哮喘患者过敏状态的严重程度。

（8）过敏原检测：它包括体内皮肤过敏原点刺试验及体外特异性 IgE 检测，通过检测可以明确患者的过敏因素，告知患者尽量避免接触过敏原，还可用于指导过敏原特异性免疫疗法。

五、预后

通过长期规范化治疗，儿童哮喘临床控制率可达 95%，成人可达 80%。轻症患者哮喘症状容易控制；病情重，气道反应性增高明显，出现气道重构，或伴有其他过敏性疾病者则哮喘症状不易控制。若哮喘长期反复发作，可并发肺源性心脏病。

第二节　支气管哮喘患者 EBC 检测的相关研究

目前，尽管有明确的诊断标准和可用的肺功能检查设备，哮喘的诊断不足和诊断过度事件仍然经常发生，不少学者建议使用可靠的非侵入性的气道炎症生物标志物检测方法来克服该问题。该方法其他潜在的应用还包括对哮喘的监测、对哮喘急性发作的预测以及治疗决策的指导。如今，生化表型的概念以及分子通路与临床表现之间的联系是研究热点。EBC 作为一种非侵入性工具，具有很大的潜力，在哮喘研究中应用广泛，研究人员在哮喘患者的 EBC 中研究了多种介质，例如细胞因子、H_2O_2、pH 值、异前列腺素、白三烯、金属离子等。

一、细胞因子

就对哮喘诊断的有用性而言，细胞因子是 EBC 中研究最多的分子。白细胞介素-2（IL-2）是负责所有 T 细胞增殖的细胞因子，它参与促炎和炎症调节途径。哮喘患者 EBC 中 IL-2 浓度较正常人升高，特别是中重度哮喘患者，且 IL-2 浓度与 FEV_1 占预计值%呈负相关。有研究显示，在哮喘患者中，哮喘控制测试评分、FEV_1 占预计值%与 IL-2 浓度呈负相关。

　　Th2 相关细胞因子白细胞介素-4（IL-4）、白细胞介素-5（IL-5）、白细胞介素-9（IL-9）和白细胞介素-13（IL-13）在炎症中发挥重要作用。与健康组相比，哮喘儿童 EBC 中的 IL-4 浓度升高，且其 EBC 浓度与吸入皮质类固醇（inhaled corticosteroids，ICS）的剂量呈负相关。Shahid 等检测儿童哮喘患者 EBC 中 IL-4 和干扰素（interferon，IFN）水平发现，无论是否使用激素治疗，患者 EBC 中 IFN 水平都显著降低，而在未使用激素治疗的患者 EBC 中 IL-4 水平显著升高，经激素治疗的患儿无明显变化。Leung 等的研究结果与之类似。卡尔帕尼亚诺（Carpagnano）等研究发现，吸入糖皮质激素治疗 6 个月后，轻度持续哮喘患者 EBC 中的 IL-4 水平较治疗前显著降低，但仍高于正常对照组。这提示 EBC 中的 IL-4 水平可以作为反映气道 Th2 细胞是否占优势，以及吸入糖皮质激素治疗对 Th2 细胞是否有影响的一种无创伤性检测指标。

　　哮喘患者 EBC 中的 IL-5 浓度也高于健康人。Vliet 等的一项前瞻性研究观察到 IL-5、IL-6、IL-8 和 IL-13 可用作哮喘恶化预测因子。

　　IL-6 是一种由免疫细胞产生的细胞因子，也可由原代肺内皮细胞在各种气道刺激下产生，在成人哮喘的 EBC 中检测到 IL-6 水平较高。有研究发现，与健康儿童相比，哮喘儿童 EBC 中的 IL-6 水平也有所升高。对比哮喘成人和 COPD 患者的 EBC 样本，未发现 IL-6 的显著差异。IL-8 是一种趋化细胞因子，参与急性和慢性炎症过程。急性加重期 COPD 患者的血清和 EBC 中的 IL-8 水平往往高于哮喘患者。有研究显示，哮喘患者 EBC 中的 IL-10 水平低于正常人。

　　肿瘤坏死因子-α（TNF-α）主要由单核巨噬细胞产生，低水平的 TNF-α 在组织修复、炎症应答中起作用，对机体有利，高水平的 TNF-α 仅呈慢性刺激和释放，可引起组织免疫病理损伤及炎症介质的瀑布样连锁反应，最终引起气道痉挛，使血管通透性增加、微血栓形成、气道黏膜水肿等，从而导致哮喘发作。另外，TNF-α 可引起一些与炎症反应有关的细胞因子、受体、酶的基因表达，引起气道上皮细胞脱落，诱发或加重哮喘。重度支气管哮喘患者 EBC 中 TNF-α 的水平高于轻、中度患者，TNF-α 水平越高，病情越重。

二、H_2O_2

　　H_2O_2 作为氧化应激的潜在标志物在 EBC 中得到了广泛研究，哮喘发作时氧化系统占优势，氧化应激导致中性粒细胞、肥大细胞、嗜酸性粒细胞等大量被激活，活化的炎症细胞产生较多的氧自由基，氧自由基自发或在酶的催化作用下与氢离子结合生成大量的 H_2O_2，较多的 H_2O_2 不能及时被过氧化氢酶清除，使细胞膜氧化反应过度，产生大量的硫代巴比妥酸反应物质，损伤气道上皮基底膜，增强气道反应性。尽管使用不同材质的收集装置会导致 H_2O_2 检测结果不同，但与正常对照组相比，哮喘组 EBC 中的 H_2O_2 升高，且中度哮喘患者 H_2O_2 浓度比轻度者高。H_2O_2 有望作为哮喘患者呼吸道管理的标志物，被认为与哮喘发病时氧化/抗氧化系统失衡有关。

近年来一系列研究表明：哮喘患者 EBC 中 H_2O_2 浓度的升高与年龄、性别等无关，而与 FEV_1 降低水平及血清中嗜酸性粒细胞阳离子蛋白（eosinophil cationic protein，ECP）浓度呈正相关，给患者使用糖皮质激素治疗，其 EBC 中的 H_2O_2 浓度明显降低。因此，测定 EBC 中的 H_2O_2 浓度不仅能够了解机体的氧化应激水平，还可用于评价哮喘的抗炎治疗效果。对 EBC 中 H_2O_2 水平的评估可能成为一种很有前途的哮喘管理评估方法。

三、pH 值

据报道，评估哮喘患者 EBC 的 pH 值可以反映哮喘患者气道酸化情况。正常人 EBC 的 pH 值与痰液和 BALF 的 pH 值相似，而哮喘急性发作患者 EBC 的 pH 值明显下降，经激素治疗后，pH 值又恢复正常，哮喘患者 EBC pH 值下降也与呼出气中 NO 浓度的增加呈正相关。这提示通过监测 EBC 的 pH 值的变化，也许有助于明确抗炎治疗效果。健康人 EBC 的 pH 值在 7.5～7.7 范围内，但是哮喘急性发作者 EBC 的 pH 值显著下降至 5.5～6.0，在激素治疗数天后有所上升。推测 pH 值的下降可能与气道发生炎症反应形成高活性的次氯酸有关。尽管测定 EBC 的 pH 值对评价下呼吸道酸化问题很有用，但幽门螺杆菌的尿素酶能分解口腔中的尿素形成氨，弥散至血经肺排出体外。目前，对经口腔收集到的 EBC 的 pH 值水平是否受到唾液和氨的影响仍存在争论。哮喘患者 EBC 的 pH 值较正常人有明显的下降，而且中度哮喘患者 EBC 的 pH 值明显低于轻度哮喘患者和对照组。可见 EBC pH 值与哮喘的严重程度相关。中度哮喘患者 EBC 的 pH 值与 EBC 中的氧化应激标志物（如 H_2O_2、8-异前列腺素）和痰中嗜酸性粒细胞计数呈明显的负相关。哮喘患者 EBC 的 pH 值与 FEV_1 呈显著正相关。与成人不同的是，哮喘患儿 EBC 的 pH 值与 FEV_1 和用力肺活量不相关，成人哮喘患者 EBC 的 pH 值稍低于哮喘患儿，具体的原因还不清楚，这可能是成年人长期受环境污染或吸烟影响所致。由此可见，EBC 的 pH 值监测有助于评价哮喘的严重程度和药物的治疗效果。

四、花生四烯酸类衍生物

（一）异前列腺素

已有研究证实，异前列腺素为机体氧化/抗氧化状态灵敏、可靠及准确的指标，其结构稳定，水平随着氧化应激状态的改变而改变，与疾病的严重程度相关，和气道炎症细胞的浸润程度相平行，常用于临床上监测患者体内氧化应激反应。8-异前列腺素是一类新的前列腺素，在细胞膜磷脂表面，由自由基催化的花生四烯酸形成的脂质过氧化物。8-异前列腺素是氧化应激的一个生物标志物。之前已在哮喘患者的 BALF 研究中发现其水平增高，对 EBC 中的这种化合物也进行了研究，所有的哮喘患者 EBC 中 8-异前列腺素的水平较正常人显著升高，而且它的升高程度与疾病的严重程度相关。轻度哮喘患者 EBC 中 8-异前列腺素的水平与 NO 水平呈正相关。EBC 中 8-异前列腺素的水平与肺功能无相关性。

对于哮喘患儿，在应用激素前，其 EBC 中的 8-异前列腺素水平与半胱氨酰白三烯（Cys-LTs）的水平明显相关，但是经激素治疗后，两者无明显的相关性。Montnschi 等研究发现，口服激素治疗的重度哮喘患儿，EBC 中的 8-异前列腺素水平仍高于轻、中度哮喘患儿，这表明激素治疗并不能抑制 8-异前列腺素。

（二）白三烯

半胱氨酰白三烯（Cys-LTs）、白三烯 C_4（LTC_4）、白三烯 D_4（LTD_4）、白三烯 E_4（LTE_4）是由嗜酸性粒细胞、肥大细胞、嗜碱性粒细胞和巨噬细胞产生的，它们是较强的支气管收缩剂。在哮喘患者 EBC 中，Cys-LTs 水平显著升高，且随哮喘病情的加重而增加。但是在中、重度哮喘患者中，Cys-LTs 水平与 FEV_1 并无相关性。在重度哮喘患者中，LTB_4 水平为轻度哮喘患者的 9 倍，但未发现 LTB_4 水平与肺功能相关。

哮喘患者 EBC 中白三烯水平显著升高，且激素治疗前后无明显变化，这说明激素治疗并不能抑制白三烯对哮喘发病的作用，应针对白三烯代谢过程或受体进行针对性治疗。由此可见，检测哮喘患者 EBC 中 LT 的水平可用于评价哮喘的严重程度，但不能用于评价激素的治疗效果。

哮喘患者 EBC 中 LTC_4、LTD_4、LTE_4、Cys-LTs 浓度较高，而肺部感染患者 EBC 中白三烯 B_4（leukotriene B_4，LTB_4）浓度更高。这主要是由于参与哮喘发病的炎症细胞以嗜酸性粒细胞为主，而肺部感染患者主要是由中性粒细胞介导的。LT 类物质不仅使气道平滑肌收缩，促进黏液分泌，而且参与气道的重塑过程。哮喘患者 EBC 中的白三烯浓度升高，尤其以 Cys-LTs 升高明显，这可能与哮喘发作时嗜酸性粒细胞过度激活及上皮细胞合成增加有关，阿司匹林诱发的哮喘患者 EBC 中的 Cys-LTs 水平升高，而 LTB_4 无明显升高。吸烟的哮喘患者 LT 水平高于未吸烟的哮喘患者。LT 类物质产生于多种肺部过敏性炎症疾病中，LT 受体拮抗剂作为一种高度选择性受体拮抗剂作用于哮喘发病的多个环节，能显著降低哮喘患者体内 LT 水平、改善哮喘症状及抑制呼吸道重塑，适用于哮喘长期预防性治疗。

五、NO 相关产物

NO 是一种自由基气体，在体内可以与超氧化物反应合成过氧硝酸，结合巯基生成 S-亚硝硫醇，或被氧化成亚硝酸盐、硝酸盐。哮喘患者 EBC 中 NO 水平明显高于正常人，急性加重期时升高更明显，使用激素后其水平明显下降，其改变先于肺功能改变，可以作为预测哮喘发作及抗炎效果的指标。但参考国内外相关文献，EBC 中 NO 水平受吸烟、性别等因素影响，尚无统一的正常标准值，将其作为生物标志物评估气道嗜酸性粒细胞浸润性炎症反应，并应用于哮喘的诊断和临床治疗决策指导还存在争议，尚待研究。目前普遍认为 NO 对哮喘的发生发展有三方面的影响：① NO 具有舒张平滑肌的作用，扩张支气管黏膜血管，使毛细血管渗出增加，致气道黏膜水肿，气道阻塞；② NO 能够抑制非肾上腺素非胆碱神经作用，舒张气道平滑肌；③ NO 作为一种重要的炎症介质，能使环鸟苷酸水平升高导致肥大细胞脱颗粒释放大量介质，诱导嗜酸性粒细胞产生多种炎症因子（如 TNF-α 等）。以上三个方面共同参与哮喘免疫病理环节，引起气道上皮损伤、气道反应性增高及哮喘加重。哮喘发作时患者体内 NO 水平明显升高，其原因可能是由于炎症细胞诱导合成诱导型一氧化氮合成酶增加。因此，内源性 NO 代谢状况是决定哮喘发病与否的关键因素之一。

硝化酪氨酸是 NO 氧化反应过程中产生的较为稳定的过氧硝酸产物，研究显示，在轻度哮喘患者 EBC 中硝化酪氨酸浓度明显升高，但其与 NO 水平是否相关国内外还尚存争议。亚硝基硫醇是 NO 与谷胱甘肽合成的产物，在哮喘患者中也能检测到。测定呼出气中 NO 及其稳定代谢产物亚硝酸根/硝酸根离子（NO_2^-/NO_3^-）浓度能反映呼吸系统的内源性 NO 水平。科拉迪（Corradi）等的研究发现，哮喘患者的 EBC 中硝酸盐水平为正常对照组的 9 倍；Hanazawa 等研究发现，哮喘患者 EBC 中亚硝酸盐水平是正常对照组的 3 倍。Vandekant 等将 250 例受试者分为两组进行前瞻性研究，其中反复发生呼吸道症状者有 200 例，没有任何呼吸道症状者有 50 例，当时，哮喘的诊断取决于基础肺功能评估和当前的呼吸道症状（"金标准"）。从哮喘的开始诊断直至最后的明确诊断，反复检测 EBC 中 NO 水平及其相关成分，结果表明，哮喘儿童的呼出气 NO 浓度为（86.8 ± 58.3）$\times 10^{-9}$，较无任何呼吸道症状者 [（14.7 ± 5.2）$\times 10^{-9}$] 显著升高，且哮喘患者呼出气 NO 浓度与 FEV_1 之间无显著相关性。Berkman 等对 85 例疑似哮喘患者分别进行呼出气 NO 测定，采用乙酰甲胆碱及一磷酸腺苷行支气管激发试验，结果表明，呼出气 NO 在诊断哮喘方面不仅具有与支气管激发试验相同的意义，而且安全、无创和可重复，容易被受试者接受。

哮喘患者 EBC 中硝酸盐的浓度明显升高，尤其是急性发作期，在吸入糖皮质激素后又逐渐降至稳定期水平。Boonsawat 等的研究表明，呼出气 NO 水平与是否进行抗炎治疗相关，而与支气管舒张剂的使用无关。因此，通过测定 EBC 中 NO 相关产物水平及变化不仅有利于哮喘的诊断，而且能够评价激素抗炎治疗效果，指导长期个体化治疗。

六、蛋白质

瘦素是一种与体重调节相关的蛋白质类激素，能够对 T 淋巴细胞反应产生影响——促进 Th1 表型，同时抑制 Th2，这可能是特应性哮喘发展的要素之一。哮喘儿童的血清瘦素水平较高，尤其是男孩。然而，使用 EBC 样本的两项研究得出了相互矛盾的结论，其中一项研究证实哮喘肥胖患者的瘦素水平较高，而另一项研究在其 EBC 中没有检测出瘦素。

Periostin 是一种细胞外基质蛋白，有望成为哮喘患者的生物标志物，因为它参与 Th2 炎症反应。在过敏性鼻炎患者 EBC 中能观察到其水平增加。有报道称，与对照组相比，哮喘儿童的血清中其水平更高。EBC 中的 Periostin 水平在合并慢性鼻窦炎哮喘患者中较高，尤其是鼻咽拭子细菌培养阳性的患者，但与哮喘控制、哮喘严重程度或激素治疗强度无关。

七、蛋白酶

基质金属蛋白酶-9（matrix metalloproteinase 9，MMP-9）参与细胞外基质的降解和组织修复，也参与哮喘和 COPD 的气道重塑。哮喘儿童 EBC 中 MMP-9 浓度较高，并且 MMP-9 浓度与这些患者的血清免疫球蛋白 E 水平相关。另一项针对儿童的研究并未证实其在特应性哮喘和非特应性哮喘之间有区别。还有研究显示，增加哮喘儿童吸入皮质类固醇的量并没有导致金属蛋白酶的显著降低。

八、miRNA

非编码 RNA 参与许多生物学途径，分为管家 RNA 和调节 RNA。在影响免疫反应的调节组中，miRNA 是呼吸系统疾病研究的热门因子，许多 miRNA 与过敏性哮喘有关。平克顿（Pinkerton）等的一项研究首次证明了在 EBC 中分离足量 miRNA 的可能性，并证实了气道中 Th2 反应介质的下调，如 miR-21、miR-155、miR-133a 和 miR-1248 等。Mendes 等的一项研究显示，通过检测 EBC 中的 miRNA 可能能够评估儿童患者的哮喘类型。另外，某些 miRNA 可能与支气管舒张剂反应相关。

九、金属离子

EBC 中可以检测到某些金属离子，镁离子能够抑制平滑肌壁收缩，因此，在某些情况下，它被提议用于哮喘恶化管理。有证据表明哮喘儿童 EBC 中的镁离子含量较低。还有学者在患有细支气管炎的患者中研究了他们 EBC 中镁离子的含量。德米尔坎（Demirkan）等对患有细支气管炎的婴儿的 EBC 进行了镁离子分析，并将其与健康儿童进行了比较，发现细支气管炎患儿和健康对照者之间的 EBC 镁离子含量没有差异。也有报道称，哮喘发作者 EBC 中的钙离子浓度升高。

十、其他物质

哮喘患者 EBC 中腺苷的水平升高，而且症状严重的哮喘患者较稳定的哮喘患者明显升高。研究表明，EBC 中腺苷的水平与 FEV_1 无相关性，而与呼出气 NO 的水平呈正相关。目前认为呼出气腺苷检测是一种无损伤的直接反映气道表面炎症介质的有效方法。未用激素治疗的哮喘患者，其 EBC 中的腺苷水平较对照组和应用激素治疗的哮喘患者组明显升高。

哮喘患者 EBC 中的乙酰胆碱和组织胺水平也会升高，这些物质都和气道炎症的严重性、气道的阻塞程度和高反应性有关。

氨由气道上皮细胞内谷氨酰胺在谷氨酰胺酶作用下产生，可以对气道内 pH 值进行调节，间接反映气道炎症情况，并能中和吸入的悬浮物，减轻大气污染对肺部的损害。但由于氨是一种挥发性化合物，因而在 EBC 中的浓度不稳定，在收集过程中还受温度和时间等影响。

MDA 和硫代巴比妥酸反应物质都是膜脂质过氧化的标志物。既往研究发现，哮喘患者 EBC 中的 MDA、硫代巴比妥酸反应物质水平较正常人显著升高，但二者特异性低，不建议将其作为评价氧化应激的独立指标。

第四章　肺　炎

第一节　肺炎的基本特点

一、定义及流行病学

肺炎是指由病原微生物、理化因素、免疫损伤、过敏及药物等多种因素引起的终末气道、肺泡和肺间质的炎症。根据患病环境，它可分为社区获得性肺炎（community-acquired pneumonia，CAP）和医院获得性肺炎（hospital-acquired pneumonia，HAP）/呼吸机相关性肺炎（ventilator associated pneumonia，VAP）。细菌性肺炎是最常见的肺炎，也是最常见的感染性疾病之一，在抗菌药物应用以前，它的病死率很高，严重危害了人类的健康。抗菌药物及疫苗的出现和发展，曾经一度使肺炎病死率显著下降。但近年来，尽管应用强力的抗菌药物和疫苗，肺炎的病死率并未进一步降低，甚至有所上升。

CAP 和 HAP 年发病率分别为（5~11）/1000 人口和（5~10）/1000 住院患者。CAP 患者门诊治疗病死率小于 5%，住院治疗病死率平均为 12%，入住重症监护病房病死率约为 40%。由 HAP 引起的相关病死率为 15.5%~38.2%。肺炎发病率和病死率高的原因与社会人口老龄化、吸烟、伴有基础疾病和免疫功能低下有关，如伴有 COPD、心力衰竭、肿瘤、糖尿病、尿毒症、神经系统疾病、药瘾、嗜酒、艾滋病、久病体衰、进行大型手术、应用免疫抑制剂和器官移植的患者；此外，它亦与病原体变迁、新病原体出现、病原学诊断困难、不合理使用抗菌药物导致细菌耐药性增加等有关。

呼吸道感染每年给人类带来巨大的损失。尽管医学取得了重大进步，但这种感染性疾病仍影响着全世界人的生活，特别是在低收入国家，其中下呼吸道感染（如肺炎）被列为威胁人类健康的第二大杀手。肺炎是最常见的呼吸道感染性疾病，对患者进行准确及时的诊断，使其及早接受适当的治疗是至关重要的。

二、病因及发病机制

正常的呼吸道免疫防御机制（支气管内黏液-纤毛运载系统、肺泡巨噬细胞等细胞防御的完整性等）使下呼吸道免除细菌等致病菌的感染。是否发生肺炎取决于两个因素：病原体因素和宿主因素。如果病原体数量多、毒力强，或者宿主呼吸道局部或全身免疫防御系统损害，即可发生肺炎。病原体可通过下列途径引起 CAP：① 由空气吸入；② 血行播散；③ 邻近感染部位蔓延；④ 上呼吸道定植菌的误吸。HAP 则更多是通过误吸胃肠道的定植菌或通过人工气道吸入环境中的致病菌引起。病原体直接抵达下呼吸道后，滋生繁殖，引起肺泡毛细血管充血、水肿，肺泡内纤维蛋白渗出及细胞浸润。除了金黄色葡萄球菌、铜绿假单胞菌和肺炎克雷伯菌等可引起肺组织的坏死性病变易形成空洞外，肺炎治愈后多不遗留瘢痕，肺的结构与功能均可恢复。

三、诊断

（一）社区获得性肺炎

社区获得性肺炎（CAP）是指在医院外罹患的感染性肺实质（含肺泡壁，即广义上的肺间质）炎症，包括具有明确潜伏期的病原体感染在入院后于潜伏期内发病的肺炎。其临床诊断依据是：① 社区发病。② 肺炎相关临床表现，新近出现的咳嗽、咳痰或原有呼吸道疾病症状加重并出现脓痰，伴或不伴胸痛/呼吸困难/咯血/发热/肺实变体征或闻及湿啰音；WBC>10×10^9/L 或<4×10^9/L，伴或不伴中性粒细胞核左移。③ 胸部影像学检查显示片状、斑片状浸润性明影或间质性改变，伴或不伴胸腔积液。符合①、②、③中任意一项，并排除肺结核、肺部肿瘤、非感染性肺间质性疾病、肺水肿、肺不张、肺栓塞、肺嗜酸性粒细胞浸润及肺血管炎等后，可建立临床诊断。CAP 常见病原体为肺炎链球菌、支原体、衣原体、流感嗜血杆菌和呼吸道病毒（甲、乙型流感病毒，腺病毒，呼吸道合胞病毒和副流感病毒）等。

（二）医院获得性肺炎

医院获得性肺炎（HAP）是指患者住院期间没有接受有创机械通气，

未处于病原菌感染的潜伏期，且在入院>48 h 后在医院内新发生的肺炎。呼吸机相关性肺炎是指气管插管或气管切开患者，接受机械通气 48 h 后发生的肺炎及机械通气撤机、拔管后 48 h 内出现的肺炎，它是机械通气患者最常出现的并发症，也是机械通气治疗失败常见原因之一。胸部 X 线或 CT 显示新出现或进展性的浸润影、实变影、磨玻璃影，加上下列三个临床症状中的两个或以上，可建立临床诊断：① 发热，体温>38 ℃；② 脓性气道分泌物；③ 外周血白细胞计数>$10×10^9$/L 或<$4×10^9$/L。肺炎相关的临床表现，满足的条件越多，临床诊断的准确性越高。HAP 的临床表现、实验室和影像学检查特异性低，应注意与肺不张、心力衰竭、肺水肿、基础疾病肺侵犯、药物性肺损伤、肺栓塞及急性呼吸窘迫综合征等相鉴别。临床诊断 HAP/VAP 后，应积极留取样本行微生物学检测。非免疫缺陷患者 HAP/VAP 通常由细菌感染引起，常见病原菌的分布及其耐药性特点随地区、医院等级、患者人群、暴露于抗菌药物情况的不同而异，并且随时间而改变。我国 HAP/VAP 常见病原菌包括鲍曼不动杆菌、铜绿假单胞菌、肺炎克雷伯菌、大肠埃希菌、金黄色葡萄球菌等。需要强调的是，在经验性治疗时了解当地医院的病原学监测数据更为重要，应根据所在地区、所在医院甚至特定科室的病原谱和耐药特点，结合患者个体因素来选择抗菌药物。

体内产生的挥发性有机化合物（VOCs）可以是宿主生理代谢过程的产物，也可以是微生物病原体代谢过程的产物，还可以是宿主对感染或炎症等病理过程反应的结果。因此，宿主或微生物代谢的变化可能对 EBC 的组成产生影响。人体呼出的 VOCs 已被证明可区分许多不同的疾病状态，因此可作为非侵入性生物标志物。体外试验表明，可以通过检测一部分挥发性有机化合物来评估细菌的存在。体内研究也证实，可以根据人体呼出的挥发性有机化合物来区分气管内吸出物细菌培养阳性和阴性的通气患者。呼出气分析是一种高度创新的方法，有望成为早期发现呼吸道疾病的诊断工具，为精准医学策略提供信息。

四、评估严重程度

如果肺炎的诊断成立，评估病情的严重程度对于他们决定在门诊治疗或入院治疗甚至 ICU 治疗至关重要。肺炎严重性取决于三个主要因素：① 肺部局部炎症程度；② 肺部炎症的播散程度；③全身炎症反应程度。重症肺炎目前还没有普遍认同的诊断标准，如果肺炎患者需要通气支持（急性呼吸衰竭、气体交换严重障碍伴高碳酸血症或持续低氧血症）、循环支持（血流动力学障碍、外周灌注不足）或加强监护与治疗，可认为是重症肺炎。目前许多国家制定了重症肺炎的诊断标准，虽然各有不同，但均注重肺部病变的范围、器官灌注和氧合状态。目前我国推荐使用社区获得性肺炎 CURB-65 评分作为判断 CAP 患者是否需要住院治疗的标准。CURB-65 共五项指标，满足 1 项得 1 分：① 意识障碍；② 尿素氮>7 mmol/L；③ 呼吸频率≥30 次/min；④ 收缩压<90 mmHg 或舒张压≤60 mmHg；⑤ 年龄>65 岁。总评分 0~1 分，原则上门诊治疗即可；2 分，建议住院或严格随访下的院外治疗；3~5 分，应住院治疗。同时应结合患者年龄、基础疾病状况、社会经济状况、胃肠道功能、治疗依从性等综合判断。若 CAP 患者符合下列 1 项主要标准或≥3 项次要标准，可诊断为重症肺炎，需对其密切观察、积极救治，有条件时收住 ICU 治疗。主要标准为：① 需要气管插管行机械通气治疗；② 脓毒症休克经积极液体复苏后仍需要血管活性药物治疗。次要标准为：① 呼吸频率>30 次/min；② PaO_2/FiO_2≤250 mmHg；③ 多肺叶浸润；④ 意识障碍和/或定向障碍；⑤ 血尿素氮>20 mg/dL（或 7.14 mmol/L）；⑥ 收缩压<90 mmHg，需要积极的液体复苏。

五、预防

加强体育锻炼，增强体质。减少发病危险因素如吸烟、酗酒。年龄大于 65 岁者可接种流感疫苗；年龄大于 65 岁或不足 65 岁但有心血管疾病、肺疾病、糖尿病、酗酒、肝硬化和免疫抑制者，可接种肺炎疫苗。

第二节　肺炎患者 EBC 检测的相关研究

肺存在于富氧环境中，氧化应激状态下由于巨大的表面积和广泛的血液供应，肺容易受到活性氧介导的损伤。在细菌感染的刺激下，特别是脂多糖的产生，使巨噬细胞和内皮细胞被激活并在其表面表达黏附分子，从而促进中性粒细胞从血管向肺泡或气道迁移。活化的中性粒细胞会产生大量氧化剂——活性氧和活性氮，它们在高活性和细胞毒性的羟自由基和次氯酸的形成中起核心作用。活性氧的产生和增加可能会导致脂质和其他生物分子过氧化损伤，进而导致毒性产物的积累，这可能会导致直接的肺损伤或通过产生次级代谢反应产物而诱导多种细胞反应。NO 是在肺部炎症的病理生理中起重要作用的自由基，是肺部感染中局部炎症的标志。EBC 中的 NO 是公认的反映呼吸道炎症状态的重要介质之一。研究发现，EBC 中的 NO 含量能够反映呼吸道炎症的程度。H_2O_2 可引起下呼吸道蛋白酶/抗蛋白酶、氧化/抗氧化失衡，EBC 中的 H_2O_2 含量升高可反映自由基介导的反应增加及与炎症有关的下呼吸道氧化负荷增加。EBC 中的 H_2O_2 可作为反映机械通气患者的炎症反应和氧化应激反应，以及评估病情和判断预后的一个独立指标。

郑云浩等开发并验证了一种新的病原体检测方案，他们使用 EBC 装置在 $3 \sim 5$ min 内获得 $300 \sim 500$ μL EBC 样本，通过一种新的核酸扩增方法——环介导等温扩增（loop-mediated isothermal amplification，LAMP）开展分析。研究者发现，使用该方案可从 36.5% 的肺炎患者 EBC 中检测到 7 种类型的病原体，而对于其余的受试者，没有检测到这些筛选出的细菌病原体。重要的是，他们从肺炎患者呼出的气体中检测到了一些超级耐药细菌，如耐甲氧西林金黄色葡萄球菌，这表明呼吸也可能是一种重要的细菌传播途径。肺炎患者咽拭子结果显示，36.2% 的受试者感染了流感嗜血杆菌、铜绿假单胞菌、大肠杆菌、嗜麦芽窄食单胞菌、金黄色葡萄球菌和耐甲氧西林金黄色葡萄球菌。而他们的 EBC 样本中，33.3% 的受试者被发现感染耐甲氧西林金黄色葡萄球菌、大肠杆菌和绿脓杆菌。根据样本中最初的病原体载量，整个方案（EBC-LAMP）仅需要 $20 \sim 60$ min 就可完成呼吸道感染诊断。对于不同的检测方法和病原体，研究者发现来自患者的 EBC 和匹配的咽拭子之间的一致性在 $35\% \sim 65\%$。该筛查方法有望扩展到不同领域用于疾病诊断的 EBC 样本分析，因为与其他当前可用的方法相比，该方法便携、快速、无需外部电源，并且几乎不会发生交叉污染。这种方案对于床边病原体筛查非常有用，特别是在医疗资源非常有限的偏远地区。

体外研究发现，通过对分泌到培养细菌顶部空间的 VOCs 进行分析，可以准确地识别铜绿假单胞菌、金黄色葡萄球菌、大肠杆菌和肺炎克雷伯菌。在另一项研究中，在细菌培养期间的不同时间点分析了肺炎链球菌和流感嗜血杆菌培养物的 VOCs，从而确定了两种细菌所产生的特异性 VOCs。Bos 等系统总结了最近 31 项体外研究中的菌株所产生的特异性和常见 VOCs。结果显示，通过无创性的方法获取患者的 EBC，从而分析其特殊的 VOCs，有助于诊断 VAP 患者的病原体。

一、EBC 与社区获得性肺炎

（一）氧化应激产物

氧化应激导致的过氧化产物通常能通过与硫代巴比妥酸不反应检测到，丙二醛是最重要的硫代巴比妥酸反应物质之一。埃德塔（Edyta）等发现 CAP 患者 EBC 中的 H_2O_2 和硫代巴比妥酸反应物质水平随疗程延长而降低，且与血清中 CRP、WBC 计数呈正相关。因此，肺炎伴有气道氧化应激，与全身炎症反应强度具有一定的相关性。研究还发现，EBC 中二氧化硫测定可能有助于下呼吸道感染时氧化剂生成的无创监测。

在参与肺部感染炎症反应的介质中，LTB_4 起着重要的作用，它由巨噬细胞和中性粒细胞释放，进而刺激中性粒细胞趋化，增强中性粒细胞与内皮细胞的相互作用，刺激中性粒活化，导致介质、酶和超氧化物的脱颗粒和释放。西尔维娅（Sylvia）等发现，儿童 CAP 患者呼出气中 LTB_4 水平升高，1 周后恢复正常。在儿童 CAP 患者中采集 EBC 是可行的，它可能代表着一种非侵入性的监测肺部对感染的生物学反应的新方法。

IL 是细胞因子中最主要的具有多种生物活性的一组淋巴因子，由单核巨噬细胞产生的 IL-1、IL-2、IL-6、IL-8 等均属于促炎细胞因子。史蒂芬诺（Stefano）等通过对 CAP 患者 EBC 中促炎细胞因子（IL-1、IL-1α、IL-1β、IL-2、IL-6、IL-8、TNF-α 和 IFN-γ）和抗炎细胞因子（IL-4 和 IL-10）进行分析，发现促炎和抗炎通路的失调可能是导致 CAP 患者严重感染和早期临床预后不良的部分致病机制。

（二）蛋白质

降钙素原（procalcitonin，PCT）、超敏 C-反应蛋白（CRP）是反映全身炎症反应的指标，在感染治疗期间监测 PCT、CRP 水平可以提供早期疾病状态的信息。陈金亮等的研究显示，CAP 患者 EBC 中的 PCT 水平随着治疗时间的增加而降低，并且与血清 PCT、血清 CRP、血清 WBC 水平及 CURB-65 评分呈正相关，因此 EBC 中 PCT 水平有助于协助 CAP 患者的临床治疗及预后判断，是评价临床治疗效果的一项重要指标。吴丹丹等的研究显示，CAP 患者 EBC 和血清中的 CRP 浓度有助于 CAP 的病原体鉴别、病情评估和疗效评价。8-异前列腺素是氧自由基作用于花生四烯酸所产生的过氧化产物，它是反映氧化应激的指标。姚苏梅等的研究显示，CAP 患者体内存在不同程度的炎症反应和氧化应激，对 EBC 中的 8-异前列腺素浓度进行研究对 CAP 的病情评估和疗效评价具有价值。

肝细胞生长因子（hepatocyte growth factor，HGF）是由许多器官中的间充质细胞产生的蛋白质，可刺激上皮细胞生长。肺成纤维细胞和巨噬细胞产生的 HGF 促进 II 型上皮细胞的增殖，进而取代被破坏的细胞，恢复肺泡和支气管上皮的完整性。肺脏是 HGF 的主要来源之一，HGF 促进损伤后肺上皮的修复。据报道，大鼠肺损伤后 3 h，支气管上皮细胞中 HGF 基因表达增强。纳耶里（Nayeri）等研究显示，在急性期，肺炎患者血清中的 HGF 水平明显高于对照组，经有效抗生素治疗后的 48 h 内，血清 HGF 水平显著下降，HGF 可作为肺炎的早期治疗预测因子。进一步的研究显示，在急性期，肺炎患者 EBC 中的 HGF 水平明显高于健康对照组和非呼吸道感染组，肺炎患者血清 HGF 水平在治疗 4~7 周后已经下降，而 EBC 中的 HGF 水平在治疗 4~6 周后仍保持升高趋势。威尔弗雷德（Wilfred）等的研究显示，在感染的小鼠 BALF 中能检测到高水平的 HGF，HGF 在肺炎期间从血流进肺泡，补偿了由 Dppi 激活的炎症蛋白酶的破坏，使 HGF 有助于上皮修复。

二、EBC 与医院获得性肺炎/呼吸机相关性肺炎

VAP 潜在的发病机制包括上呼吸道定植细菌种类的改变、促炎细胞因子的上调，以及在患者体内引入气管导管后机械防御系统（咳嗽反射、黏液纤毛清除和上皮屏障）的损害。VAP 的诊断通常需要结合临床病史、影像学检查和微生物学检查，其中微生物学检查可能需要长达 7 天的时间才能得出结果，因此，疑似 VAP 患者会接受经验性抗生素治疗，从而会有治疗不当的风险，如可能会导致抗生素耐药性、发病率和病死率提高等。此外，诊断通常还需要侵入性方法，比如支气管镜检查，以便收集呼吸道样本进行微生物分析。EBC 的提出克服了传统的侵入性检查，可以用于识别或排除可疑的 VAP 人群，这将有助于改善抗菌药物的管理。

普利纳（Pouline）等通过多中心的研究显示，呼出气分析可以高灵敏度地区分 VAP 疑似患者是否有微生物培养阳性，并可用于特异性检测致病菌株。普利纳（Pouline）等研究显示，对呼出气中 VOCs 的分析可用于诊断插管和机械通气重症监护病房患者的肺炎或呼吸道中是否存在病原体。斯蒂芬（Stephen）等研究显示，处于发展为 VAP 的高风险的机械通气患者，其挥发性代谢物显示出不同的模式，根据这些模式能够区分气道中有病原体的患者。未来应用这一新的非侵入性方法来检测呼吸机患者的正常和异

常肺部微生物能最终提高 VAP 诊断的便捷性和特异性。

迈克尔（Michael）等的研究显示，危重机械通气肺炎患者 EBC 中的 IL-2 浓度与肺炎严重程度相关，EBC 中的 IL-2 可能是疾病严重程度的有用生物标志物。此外，EBC 中 TNF-α 水平与肺炎的严重程度有关，TNF-α 可能是监测这种疾病的有用生物标志物。

仇正锋等的研究显示，呼吸机患者 EBC 中的 PCT 浓度对 VAP 早期诊断有一定的临床价值，以浓度 0.87 ng/mL 为界值，其有较好的敏感度；利用呼吸机患者 EBC 中的 PCT 浓度与临床肺部感染评分联合诊断 VAP，可以显著提高诊断的特异度，从而有效减少诊断假阳性。张文彬等的研究显示，VAP 患者 EBC 中 8-异前列腺素的升高与临床肺部感染评分和肺损伤评分（lung injury score，LIS）呈正相关，所以 EBC 中 8-异前列腺素可作为评估 VAP 病情严重程度的生物标志物。

骨髓细胞可溶性触发受体-1（soluble triggering receptor expressed on myeloid cells-1，sTREM-1）属于免疫球蛋白超家族，是细菌性感染的急性期反应物，在急性炎症反应过程中表达于中性粒细胞、单核细胞和巨噬细胞。研究显示，肺炎患者的血清样本和 VAP 患者的 EBC 样本中 sTREM-1 的表达水平升高。Yu 等的研究显示，VAP 患者 EBC 和 BALF 中 sTREM-1 的表达水平明显高于无 VAP 组，并且 BALF 中 sTREM-1 的表达水平与 EBC 中 sTREM-1 的表达水平具有良好的相关性，所以 EBC 和 BALF 中 sTREM-1 的表达水平对 VAP 和非 VAP 有较好的鉴别诊断作用。周等的研究显示，连续检测呼吸机患者 EBC 中 sTREM-1 的表达水平有助于 VAP 的早期诊断，而治疗后第 7 天血清 CRP 和 EBC 中的 sTREM-1 表达水平可能有助于判断 VAP 的预后（撤机失败和死亡）。此外，王婵等的研究显示，检测 BALF 和 EBC 中的 sTREM-1 表达水平对新生儿 VAP 具有较好的诊断价值，也可以将其作为评估新生儿 VAP 预后的指标之一。

齐天杰等的研究显示，迟发型 VAP 诊断当天测得 EBC 的 pH 值为 5.95±0.37，较患者气管插管后第 3 天的 pH 值明显下降，较健康对照组则下降明显，提示感染导致患者气道内环境酸化。因此，EBC 的 pH 值检测有助于迟发型 VAP 患者病情的判断。马等的研究显示，肺炎患者 EBC 中的 eNO 明显升高，升高的 eNO 对 VAP 有很好的临床预测价值，eNO 在临床上可以作为 VAP 的一项生物标志物。

胰石蛋白（pancreatic stone protein，PSP）是由胰腺腺泡细胞合成和分泌的凝集素结合蛋白，可有效拮抗胰腺组织的炎症反应，其作用机制可能是通过调节和控制机体内促炎和抗炎细胞因子的表达水平，从而在不同炎症反应中发挥重要作用。PSP 在脓毒症感染早期诊断的敏感度优于降钙素原。2011 年，伯克（Boeck）等研究人员首次发现，血清 PSP 可能成为预测 VAP 患者预后情况的新型实验室指标。黄云峰等的研究显示，PSP 在 VAP 患者 BALF、EBC 中的表达水平显著高于非 VAP 患者，并且 VAP 确诊当日的 PSP 表达水平显著高于 VAP 疑诊当日，因此，检测 BALF、EBC 中的 PSP 水平对于 VAP 早期诊断具有较高的临床价值，尤其是 BALF 中的 PSP 水平检测的价值更高。

第五章　新型冠状病毒感染

第一节　新型冠状病毒感染的基本特点

一、定义及流行病学

新型冠状病毒（COVID-19）感染是一种新发急性呼吸道传染病，病原体是一种 β 属冠状病毒。2019 新型冠状病毒又称 SARS-CoV-2，有包膜，颗粒呈圆形或椭圆形，直径 60~140 nm。病毒颗粒中包含 4 种结构蛋白：刺突蛋白（spike protein，S）、包膜蛋白（envelope protein，E）、膜蛋白（membrane protein，M）、核壳体蛋白（nucleocapsid protein，N）。新型冠状病毒基因组为单股正链 RNA，全长约 29.9 kb。核壳体蛋白 N 包裹着病毒 RNA 形成病毒颗粒的核心结构——核衣壳，核衣壳再由双层脂膜包裹，双层脂膜上镶嵌有新冠病毒的 S、M、N 蛋白。新冠病毒入侵人体呼吸道后，主要依靠其表面的 S 蛋白上的受体结合域识别宿主细胞受体血管紧张素转换酶 2（angiotensin-converting enzyme 2，ACE2），并与之结合感染宿主细胞。新冠病毒在人群中流行和传播过程中基因频繁发生突变，当新冠病毒不同的亚型或子代分支同时感染人体时，还会发生重组，产生重组病毒株；某些突变或重组会影响病毒生物学特性，如 S 蛋白上特定的氨基酸突变后，导致新冠病毒与 ACE2 亲和力增强，在细胞内的复制力和传播力增强；S 蛋白一些氨基酸突变也会增强它对疫苗的免疫逃逸能力和降低不同亚分支变异株之间的交叉保护能力，导致突破感染和一定比例的再感染。截至 2022 年底，世界卫生组织（World Health Organization，WHO）提出的"关切的变异株（variant of concern，VOC）"有 5 个，分别为阿尔法（Alpha，B.1.1.7）、贝塔（Beta，B.1.351）、伽马（Gamma，P.1）、德尔塔（Delta，B.1.617.2）和奥密克戎（Omicron，B.1.1.529）。奥密克戎变异株于 2021

年 11 月在人群中出现，相比 Delta 等其他 VOC 变异株，其传播力和免疫逃逸能力显著增强，在 2022 年初迅速取代 Delta 变异株成为全球绝对优势流行株。

截至 2022 年年底，奥密克戎的 5 个亚型（BA.1、BA.2、BA.3、BA.4、BA.5）已经先后演变成系列子代亚分支 700 多种，其中重组分支 72 种。随着新冠病毒在全球的持续传播，新的奥密克戎亚分支将会持续出现。

新型冠状病毒在体外分离培养时仅需 96 个小时左右即可在人呼吸道上皮细胞内发现，而在 Vero E6 和 Huh-7 细胞系中分离培养需 4~6 天。SARS-CoV-2 与 2002—2003 年大规模爆发的 SARA-CoV 具有高度序列相似性。冠状病毒是一个大型病毒家族，可引起感冒以及中东呼吸综合征和严重急性呼吸综合征等较严重的疾病。新型冠状病毒是之前从未在人体中发现的冠状病毒新毒株。

SARS-CoV-2 将人细胞膜定位的锌金属酶和羧肽酶、血管紧张素转换酶 2（ACE2）识别为主要的功能性宿主细胞进入受体。SARS-CoV-2 表面表达的 S 糖蛋白介导宿主细胞识别和对 ACE2 靶细胞进行粘附（见图 B5-1）。肺泡上皮细胞中 ACE2 受体的表达水平最高，SARS-CoV-2 与之结合，在口腔黏膜、鼻腔或鼻咽中未检测到 ACE2 受体的上皮细胞表面表达，然而，在从远端呼吸道清除黏液期间，肺纤毛上皮细胞的向上同步运动可能会使近端呼吸道中检测到 SARS-CoV-2。

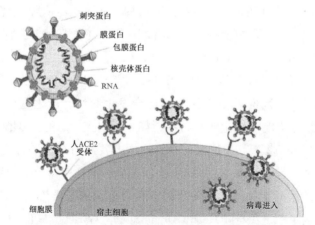

图 B5-1　SARS-CoV-2 结构和宿主细胞附着及进入模型的图解说明

新冠病毒感染呼吸道后，刺激损伤气管黏膜和周围的结缔组织，使其发生炎症反应，使大量含蛋白的渗出物渗出到肺泡中，阻碍 O_2 与 CO_2 的交换，从而造成呼吸困难致机体缺氧而危及生命。新型冠状病毒感染具有很强的传染性，人群普遍易感，主要通过呼吸道飞沫和密切接触传播，人接触病毒污染的物品也可感染新型冠状病毒。在相对封闭的环境中长时间暴露于高浓度气溶胶情况下存在经气溶胶传播的可能。由于在粪便、尿液中可分离到新型冠状病毒，因此应注意其对环境污染造成接触传播或气溶胶传播。新型冠状病毒感染的传染源主要是新型冠状病毒感染的患者和无症状感染者，在其潜伏期即有传染性，发病后5天内传染性较强。潜伏期多见于1~14天，少数患者潜伏期可达20天以上。人群普遍易感，感染后或接种新型冠状病毒疫苗后可获得一定的免疫力，但持续时间尚不明确。

该病致死率在2%~4%，但这是一个非常早期的百分比，随着更多信息的获得可能会改变。这并不意味着这种疾病不严重，只是说感染病毒者并不是人人都会面临严重的后果。通过疫情积极防控和救治，我国疫情早已得到有效控制。

二、病理改变

以下为患者主要器官病理学改变和新型冠状病毒检测结果（不包括基础疾病病变）。

（一）肺脏

肺脏呈不同程度的实变。实变区主要呈现弥漫性肺泡损伤和渗出性肺泡炎。不同区域肺病变复杂多样，新旧交错。

肺泡腔内见浆液、纤维蛋白性渗出物及透明膜形成；渗出细胞主要为单核和巨噬细胞，可见多核巨细胞。Ⅱ型肺泡上皮细胞增生，部分细胞脱落。Ⅱ型肺泡上皮细胞和巨噬细胞内偶见包涵体。肺泡隔可见充血、水肿，单核和淋巴细胞浸润。少数肺泡过度充气、肺泡隔断裂或囊腔形成。肺内各级支气管黏膜部分上皮脱落，腔内可见渗出物和黏液。小支气管和细支气管易见黏液栓形成。可见肺血管炎、血栓形成（混合血栓、透明血栓）和血栓栓塞。肺组织易见灶性出血，可见出血性梗死、细菌和/或真菌感染。病程较长的病例，可见肺泡腔渗出物机化（肉质变）和肺间质纤维化。

电镜下可见支气管黏膜上皮和Ⅱ型肺泡上皮细胞胞质内冠状病毒颗粒。免疫组化染色显示部分支气管黏膜上皮、肺泡上皮细胞和巨噬细胞呈新型冠状病毒抗原免疫染色和核酸检测阳性。

（二）脾脏、肺门淋巴结和骨髓

脾脏缩小。白髓萎缩，淋巴细胞数量减少、部分细胞坏死；红髓充血、灶性出血，脾脏内巨噬细胞增生并可见吞噬现象；可见脾脏贫血性梗死。淋巴结淋巴细胞数量较少，可见坏死。免疫组化染色显示脾脏和淋巴结内 CD4$^+$T 和 CD8$^+$T 细胞均减少。淋巴结组织可呈新型冠状病毒核酸检测阳性、巨噬细胞新型冠状病毒抗原免疫染色阳性。骨髓造血细胞或增生或数量减少，粒红比例升高；偶见噬血现象。

（三）心脏和血管

部分心肌细胞可见变性、坏死，间质充血、水肿，可见少数单核细胞、淋巴细胞和中性粒细胞浸润。偶见新型冠状病毒核酸检测阳性。

全身主要部位小血管可见内皮细胞脱落、内膜或全层炎症；可见血管内混合血栓形成、血栓栓塞及相应部位的梗死。主要脏器微血管可见透明血栓形成。

（四）肝脏和胆囊

肝细胞变性、灶性坏死伴中性粒细胞浸润；肝血窦充血，汇管区见淋巴细胞和单核细胞浸润，微血栓形成。胆囊高度充盈。肝脏和胆囊可见新型冠状病毒核酸检测阳性。

（五）肾脏

肾小球毛细血管充血，偶见节段性纤维素样坏死；球囊腔内见蛋白性渗出物。近端小管上皮变性，部分坏死、脱落，远端小管易见管型。肾间质充血，可见微血栓形成。肾组织偶见新型冠状病毒核酸检测阳性。

（六）其他器官

脑组织充血、水肿，部分神经元变性、缺血性改变和脱失，偶见噬节现象；可见血管周围间隙单核细胞和淋巴细胞浸润。肾上腺见灶性坏死。食管、胃和肠黏膜上皮不同程度变性、坏死、脱落，固有层和黏膜下单核细胞、淋巴细胞浸润。肾上腺可见皮质细胞变性、灶性出血和坏死。睾丸见不同程度的生精细胞数量减少，Sertoli 细胞和 Leydig 细胞变性。鼻咽、胃肠黏膜、睾丸和唾液腺等器官可检测到新型冠状病毒。

三、临床特点

（一）临床表现

轻型患者可表现为低热、轻微乏力、嗅觉及味觉障碍等，无肺炎表现。

少数患者在感染新型冠状病毒后无明显临床症状。多数患者预后良好，少数患者病情危重，多见于老年人、有慢性基础疾病者、晚期妊娠和围产期女性、肥胖人群。

儿童病例症状相对较轻，部分儿童及新生儿病例症状可不典型，表现为呕吐、腹泻等消化道症状或仅表现为反应差、呼吸急促。极少数儿童可有多系统炎症综合征，出现类似川崎病或不典型川崎病表现、中毒性休克综合征或巨噬细胞活化综合征等，多发生于恢复期。主要表现为发热伴皮疹、非化脓性结膜炎、黏膜炎症、低血压或休克、凝血障碍、急性消化道症状等。一旦发生，病情可在短期内急剧恶化。

（二）实验室检查

（1）病原学检查：采用 RT-PCR 或 NGS 方法可在鼻咽拭子、痰和其他下呼吸道分泌物、血液、粪便、尿液等标本中检测出新型冠状病毒核酸。检测下呼吸道标本（痰或气道抽取物）更加准确。核酸检测结果会受到病程、标本采集、检测过程、检测试剂等因素的影响，为提高检测准确率，应规范采集标本，标本采集后尽快送检。

（2）血清学检查：新型冠状病毒特异性 IgM 抗体、IgG 抗体阳性，发病1 周内阳性率均较低。由于试剂本身阳性判断值的原因，或者患者体内存在干扰物质（如类风湿因子、嗜异性抗体、补体、溶菌酶等），又或者是标本原因（如标本溶血、标本被细菌污染、标本贮存时间过长、标本凝固不全等），使得抗体检测可能会出现假阳性。一般不单独以血清学检查作为诊断依据，需结合流行病学史、临床表现和基础疾病等情况进行综合判断。对以下患者可通过抗体检测进行诊断：① 临床怀疑新型冠状病毒感染且核酸检测阴性的患者；② 病情处于恢复期且核酸检测阴性的患者。

（三）胸部影像学检查

胸部影像早期呈现多发小斑片影及间质改变，以肺外带明显，进而发展为双肺多发磨玻璃影、浸润影，严重者可出现肺实变，少见胸腔积液。患多系统炎症综合征时，心功能不全者可见心影增大和肺水肿。

四、诊断标准

（一）疑似病例

结合流行病学史和临床表现综合分析，有流行病学史中的任意 1 条，且符合临床表现中的任意 2 条即为疑似病例。无明确流行病学史的，符合临床表现中的任意 2 条，同时新型冠状病毒特异性 IgM 抗体阳性；或符合临床表现中的 3 条为疑似病例。

（二）确诊病例

疑似病例同时具备以下病原学或血清学证据之一，即为确诊病例：① 实时荧光 RT-PCR 检测新型冠状病毒核酸阳性；② 病毒基因测序，与已知的新型冠状病毒高度同源；③ 新型冠状病毒特异性 IgM 抗体和 IgG 抗体阳性；④ 新型冠状病毒特异性 IgG 抗体由阴性转为阳性或恢复期 IgG 抗体滴度较急性期呈 4 倍及以上升高。

五、预防

保持良好的个人及环境卫生，均衡营养、适量运动、充足休息，避免过度劳累。提升健康素养，养成"一米线"、勤洗手、戴口罩、公筷制等卫生习惯，打喷嚏或咳嗽时应掩住口鼻。保持室内通风良好，科学做好个人防护，出现呼吸道症状时应及时到发热门诊就医。去过高风险地区或与确诊病例、疑似病例有接触史的，应及时主动进行新型冠状病毒核酸检测。

第二节　新型冠状病毒感染患者 EBC 检测的相关研究

早期识别新型冠状病毒感染患者对于遏制疫情传播尤为重要。在受感染个体的近端呼吸道和远端呼吸道中均可以检测到 SARS-CoV-2，近端呼吸道标本包括唾液、鼻咽拭子，这些标本被广泛应用于 COVID-19 的诊断和筛查。SARS-CoV-2 感染的新型冠状病毒感染的诊断目前是通过 RT-PCR 检测鼻咽拭子样本中的病毒 RNA。这些样本相对来说比较容易获得，但是近端呼吸道标本在不同感染阶段的病毒载量波动会导致假阴性的发生。Green 等的研究发现，在 2413 名高度怀疑 COVID-19 但鼻咽拭子 PCR 结果为阴性的患者中，当对同一天或者第二天收集的新样本进行重新检测时，有 18.6% 的患者产生了阳性结果，这些结果表明，大约有 450 名假阴性患者可能会在不知不觉中继续传播病毒。相比之下，远端呼吸道标本，如痰液、气管吸出物和 BALF，已被证明对 SARS-CoV-2 检测更敏感，但这些都有一定的侵入性。

很明显，SARS-CoV-2 可能定植于呼吸道内的多个解剖空间，因此，人体呼吸道整个维度的采样对于准确诊断 COVID-19 很重要。EBC 检测作为一种无创、安全的检测方法已被应用于此。EBC 样本中包含许多非挥发性化合物，包括蛋白质、小分子和病毒核酸。此外，与 PCR 测试相关的灵敏度被限制在60% ~ 70%，这主要是由于采样技术的缺陷。鉴于该疾病能通过呼出气溶胶和飞沫传播，而 EBC 又是一种既定的呼出气溶胶的采样方式，所以检测 EBC 中的病毒 RNA 是一种安全有效的诊断该疾病的方法。

目前，临床上通常用 RT-PCR 检测 SARS-CoV-2 病毒的核糖核酸。目标基因包括刺突蛋白、包膜蛋白、核壳体蛋白和开放读码框 1ab（open reading frame 1ab，ORF1ab）。

核酸检测是一种快速、易于进行且广泛使用的实验室诊断方法，可用于识别 SARS-CoV-2 的 RNA。有研究显示，BALF 表现出最高比例（100%病例）的真阳性结果，而鼻咽拭子显示出针对病毒 ORF1ab 基因的低比例（61%病例）真阳性结果。这一点值得注意，因为假阴性结果可能会给新型冠状病毒感染的控制和管理带来误导性信息。另一项研究也得到了类似结果，在使用不适当采集技术得到的部分样本中检测 SARS-CoV-2 有失败的可能。研究人员从多个地点的患者身上收集了不同的临床样本，并证明所收集的样本类型会影响病毒诊断的结果，从而影响对新型冠状病毒感染患者的准确识别。根据他们的研究，BALF 样本显示出最高比例（93%病例）的真阳性结果，假阴性结果比例最低。然而，应该考虑到在筛查阶段不能对所有病例推荐这种方法，因为这是一种侵入性采样程序，需要高技能的专业人员来收集 BALF 样本。用支气管镜收集 BALF 是将其通过口腔或鼻子进入肺部，然后将一定体积的无菌溶液（通常为 0.9% NaCl）引入肺部，并收集液体用于进一步的生化检查。

由于该病毒通过呼吸道飞沫传播，所以 BALF 的检测成功率优于痰液、鼻咽拭子。EBC 由于与 BALF 具有相似性（即生化含量和产生来源），可以成为使用 RT-PCR 的更合适的样本来源。EBC 包含肺内衬液的小液滴，它包含从小离子到蛋白质和细胞，甚至病毒、真菌、细菌的各种成分。可以使用市售的 EBC 采样装置（如 EcoScreen 或 Rtube）收集 EBC 样本，也可以使用埋于冰水混合物中的管子收集。艾哈迈德扎伊（Ahmadzai）等比较了不同收集设备在测定 EBC 样本中生物标志物变化方面的功效。由于 EBC 的采集方法简单，样本供体耐受性好，至今未见不良反应报道，可用于大规模采样、筛查近期大流行的病毒疑似患者。

丹尼尔（Daniel）等的研究显示，采用完全相同的双基因（E/S）检测试剂盒进行检测，31 例患者中有 21 例（67.7%）EBC RT-PCR 检测出 SARS-CoV-2。用 4 个基因靶点（S/E/N/ORF1ab）进行 EBC RT-PCR，检出率提高到 29/31（93.5%）。在临床阳性而鼻咽拭子阴性组中，用 E/S 法检测 EBC 阳性率为 10/15（66.7%），用 N/ORF1ab 法检测 EBC 阳性率为 11/15（73.3%），用 4 种基因联合检测 EBC 阳性率为 14/15（93.3%）。在 9 例鼻咽拭子阴性并有其他临床诊断的患者中，有 8 例（88.9%）EBC 阴性。对 NPS 阴性但临床诊断为新型冠状病毒感染的患者进行血清学检查，9 例患者中有 6 例（66.7%）抗体阳性，但 9 份相应的 EBC 样本均为 SARS-CoV-2 阳性。这可以表明，可以通过 RT-PCR 识别 EBC 中的 SARS-CoV-2，同时联合检测多个基因可以提高检测能力。Wang W 等也认为 EBC 与 BALF 相似，因此 EBC 被认为是使用 RT-PCR 跟踪病毒核酸试验更合适的样本。总之，SARS-CoV-2 可以在 EBC 中被检测出，通过 EBC 可早期诊断出新型冠状病毒感染，这有助于筛查患者以及对患者进行下一步治疗。

在新型冠状病毒感染患者出院时，必须杜绝他们将感染源重新引入环境的潜在风险。Zhou 等在武汉市四家采用自然通风和消毒措施的医院招募了 14 名患者，其中包括 10 名新型冠状病毒感染受试者，收集他们的 EBC、空气样本和表面拭子，使用 RT-PCR 分析 SARS-CoV-2，研究显示，准备出院的新型冠状病毒感染患者（$n=9$）中有 22.2% 的人 EBC 中含有 SARS-CoV-2。尽管较少的表面拭子（3.1%，$n=318$）呈阳性，但医护人员经常接触/使用的面罩等医疗设备和地板都被 SARS-CoV-2（3~8 个病毒/cm^2）污染，包括使用机器人辅助采样器收集的空气样本（$n=44$）中的 3 个病毒 PCR 检测呈阳性，水平为 9~219 个病毒/m^3。使用咽拭子标本在安全出院的新型冠状病毒感染患者中进行 RT-PCR 诊断，失败率超过 22%，这些患者仍在以每分钟约 1400 个 RNA 拷贝的速度向空气中呼出 SARS-CoV-2。自然通风（1.6~3.3 m/s）和定期消毒措施使得空气样本的阳性率（6.8%）较低。所以迫切需要加强出院标准以防止新型冠状病毒传播的再次出现，使用呼出气样本作为补充样本可以进一步保障出院，以最大限度地确保公众的安全。

丹尼尔（Daniel）等从 7 名 SARS-CoV-2 阳性和 7 名 SARS-CoV-2 阴

性患者收集 EBC 样本，使用 RT-PCR 检测了 SARS-CoV-2 基因（E，ORF1ab）。在 7 名 SARS-CoV-2 阳性患者中，有 5 名患者的 EBC 中可以检测到 SARS-CoV-2。电化学适体生物传感器可检测培养的 SARS-CoV-2 悬浮液中低至 10 pfu·mL^{-1} 的 SARS-CoV-2 病毒颗粒。通过二茂铁甲醇氧化还原介质使用"关闭"测定法，能在 10 min 内获得关于患者感染状态的结果。

目前在新型冠状病毒感染患者体内收集的 EBC 中关于病毒检测和载量的信息仍然有限且不一致。Sawano 等进行了一项研究，目的是量化新型冠状病毒感染患者 EBC 中的病毒载量，并验证在 EBC 中检测 SARS-CoV-2 作为感染诊断测试的可行性。使用收集装置收集 48 名新型冠状病毒感染患者的 EBC 样本，并通过针对 E 基因的 RT-PCR 量化病毒载量，统计评估了与患者特征和发病天数相关的检出率和病毒载量的变化。患者需要机械通气与较高的病毒载量显著相关（$P<0.05$）；需要吸氧或机械通气、发病后不到 3 天、咳嗽或发烧与较高的检出率显著相关（$P<0.05$）。在自主呼吸的患者中，其 EBC 中的病毒载量随时间呈指数衰减；在机械通气患者中，无论发病天数如何，检出率和病毒载量都很高。这些结果支持了使用 RT-PCR 在症状出现后 2 天内在新型冠状病毒感染患者的 EBC 中检测 SARS-CoV-2 的可行性。

第三节　针对新型冠状病毒感染的 EBC 装置的消毒技术

值得注意的是，个体之间相互感染的风险是可以避免的。应尽量选择一次性用品，非一次性用品应首选压力蒸汽灭菌，不耐热物品可选择化学消毒剂或低温灭菌设备进行消毒或灭菌。通过在吹嘴和冷凝器之间使用一次性螺纹管或者使用单向阀可以避免从冷凝器中返吸，还可以使用一次性冷凝器，这些方法可以使感染的风险降到最低。冷凝器表面可选择含氯消毒剂、二氧化氯、过氧乙酸、过氧化氢、单过硫酸氢钾等进行擦拭、喷洒或浸泡消毒。对被病例或无症状感染者污染的环境和物品及时进行消毒，医护人员在 EBC 收集工作结束后应洗手并消毒。EBC 收集装置表面有肉眼可见的污染物时，应先完全清除污染物再消毒；无肉眼可见污染物时，用有效氯 1000 mg/L 的含氯消毒液或 500 mg/L 的二氧化氯消毒剂进行喷洒、擦拭或浸泡消毒，作用 30 min 后用清水冲洗并擦拭干净。

EBC 标本采集后放入自封袋内密封，随后用两层黄色医用垃圾袋包装，将用两层黄色医用垃圾袋包装好的标本放入具有"生物危害"标识的专用样本转运箱，密封转运箱后，对转运箱外表面用 1000 mg/L 含氯消毒液喷洒消毒，或用 75% 乙醇擦拭消毒，确保转运箱表面洁净无污染，并立即将其运送到经认证为生物安全 2+级的 PCR 实验室，标本转运箱应当由专门标本运送人员负责运送，运送人员应戴帽子、一次性外科口罩、乳胶手套，穿隔离衣，特殊感染时改穿防护服，转运期间保持转运箱平稳，避免转运箱剧烈震荡，标本转运箱返回后再次用含氯消毒液或乙醇内外擦拭。在 PCR 实验室完成病毒 RNA 的扩增和定量后，将样本密封在样本容器中，样本容器外侧用 75 % 乙醇消毒，将容器双重密封在塑料袋中，并立即作为感染性医疗废物在 PCR 实验室内处理。

注意事项：① 消毒工作实施单位应具备现场消毒能力，操作人员应经过消毒专业培训，掌握消毒和个人防护基本知识，熟悉消毒器械的使用方法和消毒剂的配制方法等。② 所有现场消毒均应进行过程评价，做好消毒记录并保存。必要时，进行消毒效果评价。③ 现场消毒时，应做好个人防护，根据现场情况和相关标准及要求，选择合适有效的个人防护装备。

第六章　阻塞性睡眠呼吸暂停低通气综合征

第一节　阻塞性睡眠呼吸暂停低通气综合征的基本特点

一、定义及流行病学

睡眠呼吸疾病是以睡眠期呼吸节律异常及通气功能异常为主要表现的一组疾病，包括阻塞性睡眠呼吸暂停低通气综合征（obstructive sleep apneahypopnea syndrome，OSAS）、中枢性睡眠呼吸暂停综合征（central sleep apnea syndrome，CSAS）、睡眠相关性低通气障碍（sleep-related breathing disorder，SRBD）、睡眠相关低氧血症、单独症候群和正常变异。其中，OSAS 是临床常见的睡眠障碍性疾病，OSAS 是由多种原因导致睡眠状态下反复出现低通气和/或呼吸中断，引起慢性间歇性低氧血症伴高碳酸血症以及睡眠结构紊乱，进而使机体发生一系列病理生理改变的临床综合征，在人群中的发病率为 2%~4%，并且发病率有逐渐升高的趋势。OSAS 的主要临床表现为睡眠打鼾、呼吸暂停、夜间憋醒、白天嗜睡乏力等。长此以往可导致多系统损伤，如心源性猝死、呼吸衰竭等。

睡眠呼吸暂停低通气综合征根据病因、临床病理特点可以分为以下主要类型（见图 B6-1）：阻塞性睡眠呼吸暂停、中枢性睡眠呼吸暂停、混合性睡眠呼吸暂停、低通气。

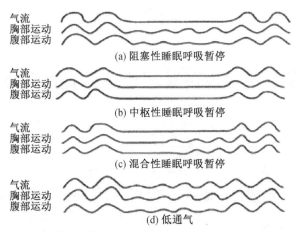

气流
胸部运动
腹部运动

(a) 阻塞性睡眠呼吸暂停

气流
胸部运动
腹部运动

(b) 中枢性睡眠呼吸暂停

气流
胸部运动
腹部运动

(c) 混合性睡眠呼吸暂停

气流
胸部运动
腹部运动

(d) 低通气

阻塞性睡眠呼吸暂停，口鼻气流消失但胸腹部运动仍存在；中枢性睡眠呼吸暂停，口鼻气流及胸腹部运动同时消失；混合性睡眠呼吸暂停，呼吸暂停过程中先出现 CSA，接着为 OSA；低通气，呼吸气流幅度降低但未完全消失。

图 B6-1　睡眠呼吸暂停低通气综合征分类

我国多家医院的流行病学调查结果显示，OSAS 的患病率为 3.5% ~ 4.8%，而在欧美等发达国家，OSAS 的成人患病率为 2% ~ 4%。男女患者的比例为（2~4）：1，女性绝经期后的患病率明显升高。

二、危险因素

（1）肥胖：体重指数（BMI）≥28 kg/m^2。

（2）性别：女性绝经前发病率明显低于男性。

（3）年龄：成年后患病率随着年龄的增长而增加，女性绝经期后患病率增加。

（4）上气道解剖异常：上气道解剖结构狭窄，包括鼻腔阻塞、扁桃体腺样体肥大、软腭松弛、悬雍垂过长过粗、咽腔狭窄、咽部肿瘤、舌体肥大、舌根后坠、下颌后缩、小颌畸形等。

（5）遗传因素：有 OSAS 家族史。

（6）饮酒史、吸烟史及药物应用史：长期大量饮酒、吸烟，服用催眠、镇静和肌肉松弛药物。

（7）其他相关疾病：肢端肥大症、甲状腺功能减退症、脑卒中、胃食管反流病等。

三、病因及发病机制

（一）氧化应激与炎症

鉴于睡眠障碍在普通人群中发病率不断增加，研究人员和临床医生的兴趣已转向研究睡眠障碍的病理机制。目前的观点认为，气道炎症和氧化应激在 OSAS 的病理生理过程中起重要作用，OSAS 气道炎症的可能机制包括两方面，一是机械主力损伤，引发反复的塌陷和再开放是促使上气道炎症发生的主要原因，局部组织的水肿、咽部肌肉及肌群的神经损伤是其重要的病理结果。二是间歇性夜间低氧血症，它可能通过缺血再灌注损伤的现象诱导氧自由基产生，从而引起局部和全身炎症。轻度全身炎症状态可能与肥胖本身有关，因为内脏脂肪细胞合成了促炎介质。

气道炎症与全身炎症密切相关，众所周知，全身炎症在动脉硬化和内皮功能障碍的发病机制中起着基础性作用。因此，局部炎症似乎是阻塞性睡眠呼吸暂停综合征患者心血管疾病增加的原因之一。然而，研究者对局部和全身炎症之间的关系仍然知之甚少。在这种情况下，可以对两种不同的假说进行有益的评估：第一种假说认为，局部炎症是全身炎症的直接结果。因此，所有参与全身炎症发展的危险因素，如间歇性缺氧、交感神经激活、肥胖、睡眠碎片等，似乎都能同时引起气道炎症。另一种假说认为，气道炎症与机械应力、气道脂肪沉积或胃食管反流病等引起的局部损伤有关（图 B6-2）。显然，这两种理论可以共存。

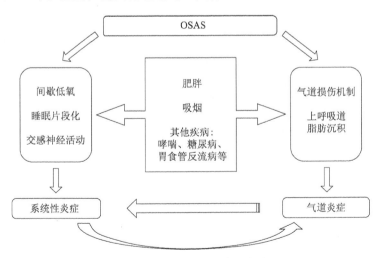

图 B6-2　OSAS 气道炎症主要发病机制

对炎症深入研究可以帮助我们更多地了解 OSAS 气道炎症机制的细节。然而，目前对 OSAS 的管理仍然没有包括炎症监测。气道细胞和介质可以直接通过支气管镜检查、支气管灌洗和活检等方式采样获得。然而，这些收集方法并不总是被患者很好地接受，而且它们不能重复，因此不适合临床监测。近年来，用非侵入性方法收集 EBC 介质，越来越受到人们的关注。

（二）上气道解剖结构异常

鼻、咽、喉组成呼吸道中的上气道，其中任一解剖部位的异常都可能导致 OSAS 的发生，如扁桃体腺样体肥大、软腭下垂松弛、鼻腔阻塞（变应性鼻炎、鼻中隔偏曲、鼻甲肥大、鼻息肉、鼻部肿瘤）、悬雍垂过长过粗、咽喉狭窄、咽部肿瘤、舌体肥大、舌根后坠、下颌后缩、颞颌关节功能障碍和小颌畸形等。解剖部位的异常会使上气道发生闭合与塌陷，这会增大气道内气体流速。

（三）免疫紊乱

OSAS 反复缺氧后复氧，会引起免疫系统的损害。一些研究结果显示，OSAS 患者的 $CD4^+$ T 细胞比例下降，而 $CD8^+$ 细胞比例上升，并且 IgM 水平下降及 NK 细胞减少。这可能与患者机体缺氧所导致的中性粒细胞和单核细胞增多有关，说明 OSAS 患者细胞免疫功能下降。但是免疫功能的紊乱与 OSAS 发生发展的具体因果关系还有待进一步验证。

四、诊断

目前，通过多导睡眠图评估呼吸暂停低通气指数（apnea hypopnea index，AHI）仍是诊断 OSAS 的"金标准"。美国睡眠医学会界定的诊断标准为：AHI≥15 次/h，伴或不伴临床症状；AHI≥5 次/h，伴有临床症状。

五、严重程度评估

通过多导生理记录仪进行睡眠呼吸监测是确诊本病的主要手段，通过监测可确定病情严重程度并分型。OSAS 病情严重程度分级如表 B6-1 所示。

表 B6-1　OSAS 病情严重程度分级

病情分级	AHI（次/h）	夜间最低 SaO_2（％）
轻度	5～15	85～90
中度	15～30	80～85
重度	>30	<80

第二节　阻塞性睡眠呼吸暂停低通气综合征患者 EBC 检测的相关研究

近年来，对 OSAS 患者 EBC 中的非挥发性炎症标志物进行检测研究非常受欢迎，这一点从 PubMed 上提供的数篇科学论文中得到了证明。

目前，已知的利用 EBC 检测 OSAS 的常见生物标志物有 IL-6、pH、LTB_4、TNF-α、8-异前列腺素、H_2O_2、亚硝酸盐/硝酸盐、内皮素-1、基质金属蛋白酶-2 等。

一、白细胞介素-6（IL-6）

IL-6 主要是由巨噬细胞、T 淋巴细胞、B 淋巴细胞产生的一类蛋白质分子，机体发生炎症或感染时会诱导产生 IL-6。在 OSAS 患者中，呼吸暂停以及机体反复缺氧导致交感神经兴奋，引起儿茶酚胺分泌增多，进而促使 IL-6 分泌。正常人群存在 IL-6 分泌的节律性，OSAS 患者在严重时分泌量更多。

弗贡萨斯（Vgontzas）等的研究显示，IL-6 在健康成年人体内分泌呈双相性昼夜节律，两个最低点在 08：00 及 21：00，两个高峰在 05：00 及 19：00。Minoquchi 等的研究也证明 OSAS 患者在早晨 05：00 血清 IL-6 比单纯肥胖组显著升高（$P<0.005$），主要机制是 OSAS 患者夜间间歇的低氧血症引起全身和气道的炎症反应，导致 IL-6 水平升高。施菲斯（Ciftci）等对 43 例肥胖患者体重指数（body mass index，BMI）>27 kg/m^2 的 OSAS 和 22 例年龄、BMI 匹配的肥胖但非 OSAS 的对照组进行了对比研究，研究对象在夜间禁食，在早晨 08：00 抽血检测血清 IL-6，结果显示 OSAS 组的血清 IL-6 水平显著升高（$P=0.002$），与 BMI 无相关性。卡尔帕尼亚诺（Carpagnano）等收集了 18 例 OSAS 患者、10 例肥胖者和 15 例健康对照者的 EBC 并检测

IL-6，结果显示 OSAS 组的血清 IL-6 水平（8.7±0.3 ng/L）显著升高，而肥胖组和健康对照组分别为 2.1±0.2 ng/L 和 1.6±0.1 ng/L（$P<0.0001$），而肥胖组（2.1±0.2 ng/L）又比健康对照组高（$P<0.05$）。

乔华等研究吸烟对 OSAS 患者 IL-6 的影响，检测 31 例 OSAS 患者（分为吸烟组 15 例和非吸烟组 16 例）和 10 例健康对照者晨起即刻和睡前 EBC 中的 IL-6 含量，吸烟组睡前 IL-6 水平为 2.5±1.0 ng/L，非吸烟组为 2.3±0.8 ng/L，健康对照组为 2.7±1.0 ng/L，三组的差异无统计学意义（$F=0.515$，$P>0.05$）；吸烟组晨起 IL-6 水平为 3.7±1.9 ng/L，非吸烟组为 3.1±1.2 ng/L，均高于健康对照组（2.0±0.8 ng/L），差异有统计学意义（$P<0.05$），而吸烟组和非吸烟组差异无统计学意义（$P>0.05$）。该研究进一步证明，OSAS 患者夜间的低氧血症是导致气道炎症的主要原因，气道炎症进一步加重又促进了低氧血症。

赵鹏展等收集了 25 例 OSAS 患者和 10 例健康对照者晨起即刻和睡前的 EBC，发现 OSAS 组晨起时 EBC 中的 IL-6 水平较睡前升高（$P<0.05$），而健康对照组晨起 IL-6 水平与睡前比较差异无统计学意义（$P>0.05$）。此外还发现，晨起 IL-6 的浓度与 AHI、氧减饱和指数呈正相关，与夜间最低血氧饱和度呈负相关。IL-6 水平可作为监测 OSAS 气道炎症的一种指标，并可用于评估 OSAS 的病情严重程度。

二、pH 值

气体标准化 EBC pH 值的正常值在 7.5~8.1 之间，年龄、性别和种族基本上不影响该值。EBC 的酸化，往往与气道内感染或炎症性疾病的发生有关。有文献证明，EBC 的 pH 值反映了呼吸道的内源性酸化量，pH 值可以反映气道酸化程度。鼾声对呼吸系统黏膜的压力、间歇性阻塞引起的压力梯度以及促炎性多肽对神经受体的激活，被认为是 OSAS 气道炎症的主要原因，也是呼出气 pH 酸化的主要原因。

玛丽娜（Marina）等的研究显示，OSAS 患者 EBC 的 pH 值较健康对照组低，并且 pH 值大小与 OSAS 的严重程度呈正相关。另外，EBC 的 pH 值与 AHI 具有相关性，EBC pH 值的变化可作为评估 OSAS 患者疾病严重程度的一个指标。彼得罗森（Petrosyan）等的研究显示，OSAS 患者经过 1 个月的持续气道正压通气（continuous positive airway pressure，CPAP）治疗后，EBC 的 pH 值较治疗前有所升高，而 LTB_4 水平下降。卡尔帕尼亚诺（Carpagnano）等的研究显示，OSAS 患者每天使用 CPAP 持续治疗 1 个月后，呼出气 pH 值会高于基线，与对照组持平。

三、白三烯 B_4（LTB_4）

LTB_4 是活性氧损伤细胞膜的重要产物，由花生四烯酸经脂氧合酶途径生成，由单核细胞、肺泡巨噬细胞和中性粒细胞直接合成。LTB_4 由中性粒细胞产生后，与两种特异性受体（BLT_1 和 BLT_2）结合，刺激白细胞趋化、黏附血管内皮细胞和脱颗粒。LTB_4 通过特异性受体促进中性粒细胞和巨噬细胞的趋化，并促进它们在炎症部位的聚集，是一种常见的炎症介质。

玛丽娜（Marina）等的研究显示，OSAS 患者 EBC 中的 LTB_4 水平明显高于对照组，与 OSAS 严重程度呈正相关。此外，列菲弗尔（Lefebvre）等的研究显示，OSAS 患者中性粒细胞产生的 LTB_4 增加，其水平与平均和最低动脉血氧饱和度相关，并且 LTB_4 的产生与颈动脉直径（收缩期和舒张期）呈正相关。Goldbart 等的研究显示，LTB_4 水平在 EBC 中升高，不仅表现在 AHI>5 的儿童中，而且在单纯性打鼾人群中也是如此。研究发现，在 OSAS 儿童的腺样体和扁桃体组织中，LTB_4 及其受体浓度较高。总之，EBC 中的 LTB_4 水平可以反映 OSAS 患者气道内氧化应激的程度，LTB_4 可以考虑作为判断 OSAS 严重程度的潜在生物标志物。

四、肿瘤坏死因子-α（TNF-α）

TNF-α 是一种促炎细胞因子，主要由单核细胞、巨噬细胞产生，它可以诱导细胞的增殖、分化，并且具有一定的抗感染功能，在炎症的形成中起重要作用。在动物模型中，TNF-α 已被证明可以降低呼吸肌的收缩力，特别是横膈肌。

李永霞等的研究显示，OSAS 患者 EBC 中的 TNF-α 水平明显高于健康对照组，而且与疾病的严重程度有关。TNF-α 的表达水平可以用来反映 OSAS 的病情进展，是潜在的生物标志物。

五、8-异前列腺素（8-iso-PG）

8-iso-PG 是一种类似前列腺素的化合物，属于 F_2-异前列腺素类化合物，在体内由自由基催化的花生四烯酸过氧化反应产生，是氧化应激的生物标志物，存在于体液和各组织，含量稳定。由于 OSAS 患者夜间反复呼吸暂停及低氧，导致 OSAS 患者氧化应激水平升高，因此 8-iso-PG 也表现出时间性高峰分泌的特征。

卡尔帕尼亚诺（Carpagnano）等的研究显示，OSAS 患者 EBC 中的 8-iso-PG 在早晨 08：00（9.5±1.9 ng/L）比晚上 20：00（7.6±0.8 ng/L）显著升高（$P<0.0005$）。Tan 等通过对 128 例 OSAS 患者与 82 例健康对照者对比研究显示，OSAS 组血浆总 8-iso-PG 水平比正常组高（$P<0.01$）。Minoquchi 等对 40 例 OSAS 伴肥胖患者与 18 例肥胖者及 12 例健康对照者进行研究，检测他们尿液中晚上 20：00 至早晨 08：00 分泌的 8-iso-PG 水平及血浆超敏 C-反应蛋白（CRP），结果显示，中、重度 OSAS 组尿液中 8-iso-PG 及血浆 CRP 水平较轻度 OSAS 组、肥胖组和健康对照组显著升高，8-iso-PG 水平与 BMI 和 CRP 水平正相关。卡尔帕尼亚诺（Carpagnano）等对 18 例 OSAS 患者与 12 例年龄、体重匹配的健康对照者进行对照研究，检测早晨血浆及 EBC 中 8-iso-PG，显示 OSAS 组血浆 8-iso-PG 水平为 9.7±1.5 ng/L、EBC 为 9.5±1.9 ng/L，较肥胖组（血浆为 7.1±0.3 ng/L、EBC 为 6.7±0.2 ng/L）显著升高（$P<0.001$），证明 OSAS 患者存在氧化应激反应，增加的系统性氧化应激可能是局部气道炎症损伤的后果。卡尔帕尼亚诺（Carpagnano）等研究了 18 例 OSAS 患者、10 例肥胖者和 15 例健康对照者 EBC 中的 8-iso-PG，OSAS 组（7.4±0.7 ng/L）较健康对照组（4.5±0.5 ng/L）显著升高（$P<0.001$）。玛丽娜（Marina）等的研究显示，OSAS 患者 EBC 中的 8-iso-PG 明显高于对照组，并证明其与 OSAS 的严重程度呈正相关。Giovanna 等报道，OSAS 患者 EBC 中的 8-iso-PG 水平升高，并且发现它和 AHI 呈正相关，与病情的严重程度有关。因此，8-iso-PG 水平可作为筛选 OSAS 的有用指标，也可以作为评估 OSAS 严重程度的潜在标志物。Karamanlı 等的研究显示，CPAP 疗法在降低 EBC 中的 8-iso-PG 浓度方面是有效的。Li 等的研究显示，口腔矫治器治疗及外科手术治疗均会降低 EBC 中 8-iso-PG、IL-6 和 TNF-α 的浓度。

六、H_2O_2

H_2O_2 属于活性氧，由中性粒细胞和巨噬细胞在炎症反应及氧化应激下产生。H_2O_2 在机体内生成 OH^-，是 H_2O_2 引起细胞氧化应激的主要机制之一。

彼得罗森（Petrosyan）等通过收集 OSAS 患者的 EBC 并分析其中的 H_2O_2，发现与对照组相比，OSAS 患者 EBC 中的 H_2O_2 水平升高，且与呼吸暂停低通气指数（AHI）呈正相关。此外，Malakasioti 等的研究显示，中、重度 OSAS 患者 EBC 中的 H_2O_2 水平高于轻度 OSAS 患者。所以，H_2O_2 水平可作为判断 OSAS 严重程度的重要指标。

七、亚硝酸盐/硝酸盐

亚硝酸盐/硝酸盐是 NO 氧化的稳定产物，NO 可促进过氧亚硝酸盐的形成，过氧亚硝酸盐是一种氧化损伤启动剂，是气道炎症增加的标志。

彼得罗森（Petrosyan）研究测试了 OSAS 患者 EBC 中的亚硝酸盐/硝酸盐的水平，发现亚硝酸盐/硝酸盐水平升高，并且与疾病严重程度呈正相关，但与肥胖无关。弗拉希奇（Vlasic）等的研究显示，OSAS 患儿 EBC 中尿酸盐的浓度高于临床上健康的患儿。可见，尿液中的亚硝酸盐/硝酸盐水平可作为筛选 OSAS 的一种指标。

八、内皮素-1（ET-1）

ET-1 是一种具有强烈收缩血管作用的活性肽，主要由血管内皮细胞产生，可促进炎症介质的合成和释放，引起血小板聚集，调节刺激醛固酮。

巫翠华等的研究显示，健康对照组晨起 EBC 中的 ET-1 水平与睡前比较，其差异无统计学意义（$P>0.05$）。OSAS 组晨起 EBC 中 ET-1 水平较睡前升高，差异有高度统计学意义（$P<0.01$）。将对照组与 OSAS 组晨起 ET-1 水平进行比较，差异有高度统计学意义（$P<0.01$）；而将他们的睡前 EBC ET-1 水平进行比较，差异无统计学意义（$P>0.05$）。晨起 EBC 中的 ET-1 水平能通过 CPAP 治疗降低，所以晨起 EBC ET-1 水平可作为随访病情和反映治疗效果的指标。

九、基质金属蛋白酶-2（MMP-2）

MMP-2 是基质金属蛋白酶家族成员之一，是一种锌依赖性酶，主要功能是降解细胞外基质蛋白，抑制细胞的迁移与黏附。

朱建勇等的研究显示，与对照组相比，OSAS 患者 EBC 中 MMP-2 水平升高，而且随病情严重程度逐渐升高，且经 CPAP 治疗后 MMP-2 水平明显下降。所以，MMP-2 水平可作为判断 OSAS 严重程度及疗效的重要指标。

综上所述，在 OSAS 患者的 EBC 样本中已经检测出一部分生物标志物。虽然仍有一些因子的作用机制尚未明确，但是已知一部分因子在 OSAS 的病理过程中起着举足轻重的作用，并且其中一些因子可评估 OSAS 严重程度及疗效。EBC 样本中的生物标志物将为 OSAS 患者的临床诊疗提供新思路。

第七章　急性呼吸窘迫综合征

第一节　急性呼吸窘迫综合征的基本特点

一、定义及流行病学

急性呼吸窘迫综合征（acute respiratory distress syndrome，ARDS）是由多种肺内外致病因素造成的弥漫性炎性肺损伤、肺血气屏障通透性增加、肺水肿、白细胞浸润、气体交换与氧合障碍而导致的顽固性缺氧。它的主要病理特征是炎症反应导致肺微血管内皮及肺泡上皮受损，肺微血管通透性增加，肺泡腔渗出富含蛋白质的液体，进而导致肺水肿及透明膜形成。其主要病理生理改变是肺容积减小、肺顺应性降低和严重通气/血流比例失调。临床表现为呼吸窘迫及难治性低氧血症。肺部影像学表现为双肺弥漫渗出性改变。

ARDS 每年在全球影响近 300 万人，有研究表明，来自包括中国在内的 50 个国家的 459 家医院的重症监护病房的流行病学调查数据显示，ARDS 患者占重症监护病房住院患者的 10.4%，其中约 23% 需要行机械通气支持治疗。虽然近年来研究者对 ARDS 的认识不断深入，肺保护性通气策略、限制性液体管理策略、各种器官支持疗法应用于临床以及许多新兴技术不断涌现，但其病死率仍居高不下，重度 ARDS 患者病死率高达 40%。

二、病因及发病机制

（一）病因

引起 ARDS 的危险因素很多，可以分为肺内因素（直接因素）和肺外因素（间接因素），但是这些直接或间接因素及其所引起的炎症反应、影像学改变及病理生理反应常常相互重叠。ARDS 的常见危险因素有肺炎、非肺源性感染中毒症、胃内容物吸入、大面积烧伤、肺挫伤、胰腺炎、吸入性肺损伤、重度烧伤、非心源性休克、药物过量、输血相关急性肺损伤、肺血管炎、溺水等。

（二）发病机制

ARDS 的发病机制尚未完全明确。尽管有些致病因素可以对肺泡膜造成直接损伤，但是 ARDS 的本质是多种炎症细胞及其释放的炎症因子间接介导的肺脏炎症反应。ARDS 是全身炎症反应综合征的肺部表现。在 ARDS 的进展过程中，促炎与抗炎的平衡会被打破，而过度产生的炎症因子会损害机体内的器官、组织、细胞，进而发生全身炎症反应。

当患者存在严重感染、休克、创伤时，大量细胞因子释放入血，过度产生的细胞因子对 ARDS 的发生和发展起到了关键作用，导致肺组织损伤、肺功能不全。这些炎症因子包括肿瘤坏死因子（TNF）、白细胞介素-1（IL-1）、白细胞介素-6（IL-6）、ICAM-1、趋化因子等，这些炎症因子释放入血，通过级联反应导致炎症反应失控，形成"瀑布效应"，造成肺组织内靶细胞损伤，如中性粒细胞、淋巴细胞和血管内皮细胞等损伤，导致肺血管通透性改变、富含蛋白质液体渗出、透明膜形成。在 ARDS 病程后期出现的抗炎因子主要包括白细胞介素-10（IL-10）和白细胞介素-13（IL-13）等，这些因子可通过抑制骨髓干细胞向 II 型肺泡上皮细胞分化，促进急性呼吸窘迫综合征的发展，或通过抑制炎症细胞释放促炎因子以及抑制促炎因子的合成等，达到抑制炎症进一步发展及加剧的目的。在 ARDS 的发生和发展过程中，促炎因子在出现时间和数量上占有绝对优势，而这是导致 ARDS 患者出现严重肺损伤的关键因素。

ARDS 的病理改变可分为三个阶段。① 渗出期：见于发病后第一周，主要表现为肺毛细血管内皮细胞和肺泡上皮细胞损伤，I 型肺泡上皮细胞受损坏死，肺间质和肺泡腔内有富含蛋白质的水肿液及炎症细胞浸润，肺微血管充血、出血及微血栓形成。约 72 h 后，由凝结的血浆蛋白、细胞碎片、纤维素及残余的肺表面活性物质混合形成透明膜，伴灶性或大面积肺泡萎陷。ARDS 肺脏大体表现为暗红或暗紫红色的肝样变，重量明显增加，可见水肿、出血，切面有液体渗出，故有"湿肺"之称。② 增殖期：这个阶段通常为 ARDS 发病后 2~3 周。在增殖期，部分患者肺损伤进一步发展，出现早期纤维化，典型组织学改变是炎性渗出液和肺透明膜吸收消散而修复，亦可见肺泡渗出并机化形成，其中淋巴细胞增多取代中性粒细胞。此外，作为修复过程的一部分，Ⅱ型肺泡上皮细胞沿肺泡基底膜增殖，合成分泌新的肺表面活性物质，并可分化为Ⅰ型肺泡上皮细胞。③ 纤维化期：尽管多数 ARDS 患者发病 3~4 周后，肺功能能得以恢复，但仍有部分患者将进入纤维化期，可能需要长期机械通气和氧疗。组织学上，早期的肺泡炎性渗出、水肿转化为肺间质纤维化。腺泡结构的显著破坏导致肺组织呈肺气肿样改变和肺大疱形成。肺微血管内膜的纤维化导致进行性肺血管闭塞和肺动脉高压。上述病理改变导致患者肺顺应性降低和无效腔增加，并易发生气胸。

三、诊断

1992 年，欧美 ARDS 联席会议提出柏林新标准，满足如下 4 项条件方可诊断为 ARDS。

（1）明确诱因下 1 周内出现急性或进展性呼吸困难。

（2）胸部 X 线平片/胸部 CT 显示双肺浸润影，不能完全用胸腔积液、肺叶/全肺不张和结节影解释。

（3）呼吸衰竭不能完全用心力衰竭和液体负荷过重解释。如果临床没有危险因素，需要用客观检查（如超声心动图检查）来评价心源性肺水肿。

（4）低氧血症根据 PaO_2/FiO_2 确立 ARDS 诊断，并将其按严重程度分为轻度、中度和重度 3 种。需要注意的是，上述氧合指数中 PaO_2 的监测都是在机械通气参数 PEEP/CPAP 不低于 5 cmH_2O 的条件下测得的；所在地海拔超过 1000 m 时，需对 PaO_2/FiO_2 进行校正，校正后的 PaO_2/FiO_2 =（PaO_2/FiO_2）×（所在地大气压值/760）。

① 轻度：200 mmHg<PaO_2/FiO_2≤300 mmHg

② 中度：100 mmHg<PaO_2/FiO_2≤200 mmHg

③ 重度：PaO_2/FiO_2≤100 mmHg

四、预后

ARDS 预后与原发病及疾病严重程度明显相关，继发于感染中毒症或免疫功能低下的患者，并发条件致病菌引起的肺炎患者预后极差。ARDS 单纯死于呼吸衰竭者仅占 16%，49%的患者死于多器官功能障碍综合征（multiple organ dysfunction syndrome，MODS）。另外，老年患者（年龄超过 60 岁）预后不佳。有效的治疗策略和措施是降低患者病死率、改善预后的关键因素。ARDS 协作网在 1997—2009 年开展的临床试验显示，ARDS 的病死率呈现明显下降的趋势，这可能与所采取的允许性高碳酸血症、保护性肺通气策略、早期应用抗生素、预防溃疡和血栓形成、良好的液体管理、营养支持和其他脏器支持等措施有关。大部分 ARDS 存活者肺脏能完全恢复，部分遗留肺纤维化。

第二节　急性呼吸窘迫综合征患者 EBC 检测的相关研究

ARDS 患者 EBC 样本中的主要组成成分包括三类：无机物、蛋白质和花生四烯酸及其产物。

一、无机物

（一）NO

NO 是由内皮、上皮和炎症细胞分泌的一种小分子物质，其作为机体内多种信号传导通路的重要信使，在机体的全身反应中发挥着重要的作用。NO 气体相对稳定，并能均匀扩散至邻近的细胞，当组织与器官生成的 NO 气体扩散至空腔时，通过测定空腔中气体的 NO 含量，可反映其在该组织或器官中的含量。也就是说，可以通过测定 EBC 中 NO 的含量来反映肺组织中的 NO 水平。大剂量 NO 的损伤作用主要是通过氧化应激生成大量活性氧物质和过氧亚硝酸盐，从而引起内皮细胞损伤坏死、脂质过氧化，导致高蛋白水肿液的渗出和肺泡表面活性物质的失活。同时，作为一种可溶性介质，NO 还参与了内毒素耐受的形成。

目前，ARDS 患者的肺部炎症和疾病状况主要通过血清、EBC、IS 和 BALF 进行评估。相比于 IS 及 BALF，EBC 更能实时、动态监测气道内的炎症反应，因此其在评估 ARDS 疗效和预后预测方面具有关键作用。

在 ARDS 急性期，肺部炎症细胞通过释放大量炎症因子，促进肺泡巨噬细胞、嗜中性粒细胞和支气管上皮中一氧化氮合酶的合成，继而产生大量的 NO 释放到肺组织中。高浓度 NO 可以直接损伤气道组织内的 DNA、线粒体和含铁的酶活性。此外，NO 还可通过在气道内与 O_2^- 相互作用产生毒性更高的 NO_2^-/NO_3^-，NO_2^-/NO_3^- 通过进一步诱导脂质过氧化，使肺泡上皮细胞脱落、变性甚至坏死。此外，大量释放的 NO 表现出强烈的细胞毒性，增加了微血管通透性，导致肺通气/血流比值失调、气道痉挛增强。

ARDS 患者行机械通气时，机械通气的压力会导致肺泡的扩张及炎症反应的发生，进而刺激肺组织大量产生 NO。研究发现，当肺组织有严重感染、创伤时，会诱导肺泡巨噬细胞、气道上皮细胞大量产生 NO。此外，经清肺汤治疗后，ARDS 患者 EBC 样本中 NO 的浓度较对照组有明显差异性表达，表明 NO 可以作为 ARDS 患者治疗后判断预后的重要指标。

（二）亚硝酸盐

亚硝酸盐（nitrite）是 NO 的内源性储存池。研究发现，与健康对照组相比，行机械通气的 ARDS 患者 EBC 中 NO_2^-/NO_3^- 水平显著升高。亚硝酸钠（sodium nitrite，$NaNO_2$）通过 NO 依赖机制减轻呼吸机诱导的大鼠 ARDS 的肺部损伤。因此，可通过测定 NO_2^-/NO_3^- 的浓度来预测呼出气中的 NO 水平。在炎症状态下，ARDS 患者体内 NO_2^-/NO_3^- 浓度明显升高。由于 ARDS 患者产生机械应力，其 EBC 样本中 NO 产量明显增加，且 NO_2^- 含量与潮气量密切相关，NO_2^-/VT 比值可能有助于识别 ARDS 临床进展中的临界机械应力情况。

（三）H_2O_2

H_2O_2 是一种强氧化剂，其在机体内可分解生成 OH^-，是 H_2O_2 造成细胞氧化应激的主要机制之一，而氧化应激在 ARDS 的发病机制中也发挥着重要作用。在 ARDS 患者 EBC 样本中可以检测到 H_2O_2 浓度明显升高，H_2O_2 与肺部炎症性疾病的严重程度以及气道炎症水平呈正相关。ARDS 患者体内 H_2O_2 浓度的升高机制尚未完全阐明，目前研究表明，H_2O_2 是由于机体内的感染和缺氧导致释放氧自由基增加而产生的。此外，低氧血症可以刺激机体内细胞的核转录，以及下呼吸道的巨噬细胞、中性粒细胞的快速增加，进而诱导炎症细胞释放大量的 H_2O_2。前列腺素 E_1（PGE_1）也可通过下调中性粒细胞 CD11/CD18 受体，从而限制内皮细胞黏附，最终减少 ARDS 患者 EBC 中 H_2O_2 的释放。EBC 样本中 H_2O_2 的水平不仅可以用于评估 ARDS 患者的肺部损伤情况、气道炎症程度及预后情况，还可以用于评估其在治疗后的转归情况。同时，对 EBC 样本中的 H_2O_2 进行检测在评估肺损伤程度、评价治疗效果和估计预后方面甚至优于血清 H_2O_2 检测。

二、蛋白质

（一）细胞角蛋白

细胞角蛋白（cytokeratin，CK）主要分布于上皮细胞，是角质细胞中的主要骨架蛋白，其主要功能是维持上皮组织的完整性及连续性。在人类皮肤组织中，细胞角蛋白表达随着身体压力水平的升高而改变。EBC 中的少量蛋白质，以气溶胶形式离开肺部。EBC 内的蛋白质模式可能有助于监测急性肺部炎症性疾病。在 EBC 样本中检测到的 CK 的数量与通气参数、炎症指标相关。研究发现，ARDS 机械通气患者的 EBC 样本中 CK-2、CK-9、CK-10 的检出率与吸气峰压、呼气末正压和急性呼吸窘迫综合征严重程度相关，且与通气应激参数（如肺膨胀增加、肺损伤和通气时间增加等）密切相关。机械通气期间气道内压力升高导致肺泡扩张增加，细胞损伤增加，这可能是细胞角蛋白释放增加的一个原因。我们可以认为，CK 与呼吸机相关的肺实质损伤有关，对 ARDS 患者的预后有一定的指导意义。

（二）血管内皮生长因子

血管内皮生长因子（VEGF）是一种高度特异性的促血管内皮生长因子，具有促进血管通透性增加、细胞外基质变性、血管内皮细胞迁移和增殖，以及血管形成等血管调节作用。

VEGF-A 是特异性作用于血管内皮细胞的多功能细胞因子，是目前发现的作用最强、特异性最高的血管通透因子，能强烈地增加毛细血管后静脉和小静脉的通透性。有研究显示，VEGF-A 能够使 ARDS 患者肺泡内皮细胞通透性增加，从而加重肺水肿，加剧 ARDS 的发生和发展。总而言之，ARDS 患者机体氧化应激状态改变、炎症因子升高，导致炎性因子改变、炎症反应加剧。病情加重时，ARDS 患者体内的氧化应激和炎症反应更明显，病情缓解时，ARDS 患者体内的氧化应激和炎症反应也随之减轻。8-异前列腺素（8-iso-PG）作为炎性递质随之改变，灵敏地反映着临床病情的变化。而 VEGF-A 与 8-iso-PG 表达水平呈现相反的变化，这可能与下列因素有关：① 上皮细胞被破坏，合成减少，ARDS 时肺水肿直接损伤肺泡上皮细胞；急性肺水肿时 IL-6、IL-8 等细胞因子和黏附分子的过度表达间接破坏肺泡上皮细胞；机械应力导致肺泡上皮细胞，特别是 II 型肺泡上皮细胞损伤。② 蛋白酶的作用加速 VEGF-A 的降解。③ 肺泡-毛细血管屏障破坏，导致 VEGF-A 由肺内向血液的释放增加。④ 稀释作用。ARDS 患者肺血管通透性增高，肺泡内集聚的大量液体起到稀释作用。

（三）肿瘤坏死因子-α

肿瘤坏死因子-α（TNF-α）在诱导细胞大量增殖和分化、抗感染和杀伤，以及抑制肿瘤细胞等方面具有重要功能，其广泛参与机体内的多种炎症反应。TNF-α 是参与炎症反应和组织损伤的重要细胞因子，其中血浓度可反映全身炎症反应的程度，其在一定程度上可以预测 ARDS 的发病率和死亡率。

在 ARDS 的发病中，经内源性或外源性损伤后，中性粒细胞、单核细胞及其他炎症细胞在肺内微血管系统中聚集、激活，释放出大量 TNF-α。随着 TNF-α 水平的升高，一方面通过激活中性粒细胞促进细胞间黏附因子-1、血管黏附因子-1 的释放，诱导有核细胞入血，加强炎症反应；另一方面通过特定方式损伤肺微血管内皮，增加血管通透性，最终使肺泡塌陷，透明膜形成。而且，TNF-α 反作用于内皮细胞，促进内皮细胞进一步释放细胞因子，加剧炎症反应。此外，TNF-α 还可促进血管微血栓形成、溶酶体酶释放，诱发"瀑布样"级联反应。研究发现，ARDS 患者 EBC 中 TNF-α 呈显著高水平表达，TNF-α 可以预测 ARDS 气道炎症反应程度。治疗后清肺汤组 EBC 中 TNF-α 的表达水平明显低于常规治疗组，说明在常规治疗基础上加用清肺汤能减轻 ARDS 患者机体的炎症反应。同时，治疗后清肺汤组急性生理与健康评分系统（APACHE Ⅱ）评分明显低于常规治疗组，提示清肺汤辅助治疗可明显改善 ARDS 病情。清肺汤治疗 ARDS 患者在抑制其肺部炎症反应方面具有一定疗效，可降低 ARDS 患者 EBC 中 TNF-α 的表达水平，值得临床进一步研究使用。

（四）内皮素-1

内皮素-1（ET-1）是一种由内皮细胞合成和分泌的、具有强烈收缩血管作用和促进细胞增生的血管活性多肽，由 21 个氨基酸组成。在人体器官中，肺组织中的 ET-1 水平最高，可以作为一种炎症介质参与机体内肺部炎症反应。ET-1 通过多方面作用引起肺损伤，能引起血管强烈收缩，促进炎症介质释放和肺纤维化。ET-1 还能收缩气管、支气管，引起气道炎症反应。研究发现，ARDS 患者治疗前 EBC 和血清中 ET-1 水平均高于健康对照组，所以检测 EBC 和血清中的 ET-1 水平对 ARDS 的早期诊断具有参考意义。随着病程的延长，生存组患者血清中的 ET-1 水平呈下降趋势，而死亡组患者血清中的 ET-1 水平呈进行性升高趋势。因此，ET-1 对预测 ARDS 患者的治疗效果及预后有重要价值，可以用于评估 ARDS 药物治疗后的转归情况。

总之，ARDS 患者 EBC 样本及血清中 ET-1 水平的变化，可反映 ARDS 患者肺部的氧化应激及炎症反应的程度，并且可用于评估 ARDS 患者的预后。

（五）降钙素原

降钙素原（PCT）是一种蛋白质，PCT 的前体是降钙素，在正常情况下仅有少量降钙素在甲状腺细胞内转化为降钙素原，故健康人体内 PCT 水平极低。当机体内发生严重感染时，PCT 在血清中的表达水平会有所升高；当机体内发生脓毒症和多脏器功能衰竭时，PCT 在血清中的表达水平会明显升高。目前，PCT 作为反映炎症的重要指标已被广泛应用于临床诊断。

ARDS 患者由于肺上皮细胞的损伤，肺泡表面活性物质水平下降，肺泡塌陷，大量蛋白类成分渗出到肺泡腔及组织间隙中，其中包括肺泡上皮细胞所分泌的各类炎症介质（如 PCT、CK 等），并且可通过 EBC 直接收集检测渗出液体中的炎症因子。

在伴有全身细菌感染患者血清中，PCT 可短时间内迅速升高，并维持很长时间，而在自身免疫性疾病、病毒感染等患者血清中 PCT 维持在低水平。PCT 的产生有赖于内毒素和 TNF-α 对靶细胞的诱导作用，肺泡内皮细胞在机体受到损伤后可以产生 PCT，在 ARDS 患者 EBC 中可以检测到 PCT。在关于 ARDS 患者血清及 EBC 中 PCT 表达的临床意义的研究中发现，生存组 ARDS 患者 PCT 表达呈下降趋势，死亡组维持较高水平，出现这个现象的原因可能为：① 内、外因素刺激机体后，早期 PCT 的产生部位以肺外器官或组织为主，EBC 中 PCT 水平有所升高，但不明显；随着机体反应及后续的支持治疗，血清和 EBC 中 PCT 水平呈先升高后降低趋势；② PCT 持续保持较高水平，说明在早期干预因子作用后，仍有后续的因素诱导机体产生 PCT。因此，持续监测 ARDS 患者 EBC 及血清中的 PCT 有助于对其预后的判断，且 EBC 比血清预测效果更具有优越性。此外，EBC 和血清中 PCT 水平与 APACHE Ⅱ 呈正相关，而与氧合指数呈负相关。我们可以推测，EBC 和血清中 PCT 是反映肺换气和氧合功能损害的较好指标，可能与炎症致肺泡上皮完整性破坏、表面活性物质合成障碍、肺内通气/血流比例失调、弥散功能下降等有关。

（六）白细胞介素

1. IL-1

IL-1 是由淋巴细胞、单核巨噬细胞以及其他各种非单核细胞形成的。白细胞介素在传递信息，激活与调节免疫细胞，介导 T、B 淋巴细胞活化、增殖与分化，以及炎症反应中发挥着重要作用。已有研究发现，多种白细胞介素在 ARDS 患者 EBC 样本中异常表达。

IL-1 又名淋巴细胞刺激因子，主要由活化的单核巨噬细胞生成。IL-1 有 IL-1α 和 IL-1β 两种存在形式。

IL-1α 具有多种表达形式，其在炎症与肿瘤进展中可能发挥着重要的网络调控作用，它可以与 IL-1β 作用于同一受体。生理状态下，大部分 IL-1α 在细胞膜或细胞核中发挥效应。膜型的 IL-1α 具有免疫激活作用，能够促进表达 IL-1α 的细胞与表达 IL-1 受体的免疫效应细胞相互作用，从而增强机体的特异性免疫反应。正常情况下，分泌型 IL-1α 的表达水平很低，而释放到机体外周的 IL-1α 大多是由死亡细胞产生的，所以 IL-1α 被认为是发生非感染性炎症反应的重要通路。IL-1α 可以诱导肿瘤的免疫原性，促进肿瘤发生特异性免疫反应。IL-1α 还是一种活跃的促炎细胞因子，能够促进趋化因子及其他细胞因子分泌，诱导其下游的炎症介质合成及表达，激发炎症的级联反应，扩大炎症反应，在炎症早期发挥作用。IL-1α 存在于细胞膜中，仅在局部发挥作用，外周血较难检测到。

IL-1β 作为 IL-1 的另一个主要存在形式，是一种参与急性、慢性炎症反应的促炎细胞因子。它除了由血液单核细胞和组织巨噬细胞产生外，肺上皮细胞也可以产生这种细胞因子，并对这种细胞因子具有应答反应。

IL-1α 和 IL-1β 作用于一个共同的受体，即 IL-1 受体（interleukin-1 receptor，IL-1R）。IL-1RA 是天然抗炎因子，它通过与 IL-1 竞争性结合细胞膜上的 IL-1R 发挥拮抗作用，在调节免疫、抑制炎症方面发挥着重要作用。IL-1RA 有清除氧自由基、减轻疾病发展过程中的氧化应激反应的作用，但作用机制尚不明确，可能与信号通路的 NF-κB 和 MAPK 传导有关。研究发现，随着 ARDS 患者病情严重程度的增加，EBC 中 IL-1α、IL-1RA 表达水平也逐渐升高。总之，ARDS 患者 EBC 中 IL-1α、IL-1RA 在一定程度上能够反映肺损伤程度，对 ARDS 的早期诊断和病情评估具有一定价值。

另一项研究发现，ARDS 及内毒素血症均可使库普弗细胞激活，从而激活肺泡巨噬细胞释放 TNF-α、IL-1β 等炎症细胞因子。而 IL-1β 具有强大的致炎活性，可以诱导内皮细胞活化、ICAM-1 表达水平升高，同时诱导局部产生趋化因子，使中性粒细胞积聚活化。ARDS 患者 EBC 中 IL-1β 呈高水平表达，提示着 EBC 中 IL-1β 可以作为评价 ARDS 患者肺功能情况和炎症反应程度的潜在生物标志物。

2. IL-6

IL-6 主要是由单核巨噬细胞和活化的 Th2 细胞产生的一类多功能的蛋白质分子。IL-6 对不同细胞的功能是不同的，它可以诱导 B 淋巴细胞增殖、分化和分泌抗体，也可以促进 T 淋巴细胞的增殖和激活、增强 T 淋巴细胞的细胞毒作用。IL-6 参与机体的抗感染免疫和自身免疫，是重要的促炎因子。感染和缺氧等应激条件可以刺激氧自由基释放，进而诱导机体内 IL-6 的分泌增加，而 IL-6 的过表达提示着机体内疾病的加重。研究发现，ARDS 患者 EBC 中 IL-6 呈高水平表达，而在患者接受吸入沙美特罗治疗后，其 EBC 中 IL-6 的表达水平下降。

3. IL-8

IL-8 主要是由单核巨噬细胞、成纤维细胞、上皮细胞、内皮细胞等分泌的，是一类多功能的嗜中性粒细胞趋化因子与激活因子。它的功能主要是趋化并激活嗜中性粒细胞到炎症发生部位。IL-8 具有广泛的促炎作用，可以参与机体内多种炎症过程，加重组织器官的破坏。

IL-8 可促进中性粒细胞活化并参与炎症过程，诱发细胞变性、溶酶体酶释放及呼吸爆发，调节中性粒细胞表面细胞因子受体以及细胞间黏附分子的表达，通过促进细胞间的相互作用使局部炎症反应迅速加重，最终表现为肺泡毛细血管膜损，其在 ARDS 发生和发展过程中起到重要的作用。已有研究发现，ARDS 患者 EBC 和血清中 IL-8 呈高水平表达，且 IL-8 的表达水平随着 ARDS 病情的进展情况而改变。

4. IL-10

IL-10 是目前公认的炎症与免疫抑制因子，主要由 Th2 细胞产生，是一种免疫调节性的细胞因子，主要功能是抑制 Th1 细胞产生 IL-2 和干扰素等细胞因子，抑制细胞免疫应答，并可以调控免疫细胞的分化和增殖，对多种感染性疾病具有临床意义。在不同肺复张模式治疗下，ARDS 患者 EBC 中 IL-10 的表达水平存在着显著差异，且其表达水平的高低与治疗效果密切相关。

三、花生四烯酸及其产物

（一）8-异前列腺素（8-iso-PG）

8-iso-PG 是不饱和脂肪酸和脂类的终产物，在体内含量稳定，发生全身氧化应激反应时其浓度增加。8-iso-PG 水平是敏感的反映氧化应激的指标，具有强烈的血管收缩作用和较强的极性，可使细胞的完整性受到破坏、流动性发生改变，损伤细胞结构和功能。由于它在体内性质稳定，是定量评估氧化应激的"金标准"。

因脓毒症、创伤等 ARDS 致病危险因素导致机体缺氧和炎症反应时，体内活性氧自由基活性高，细胞膜上脂化的花生四烯酸受自由基攻击后裂解而形成 8-iso-PG 等前列腺素衍生物。研究发现，ARDS 及其高危患者行机械通气时 EBC 中的 8-iso-PG 水平显著升高，且升高程度与临床指标（LIS、PaO_2/FiO_2、X 线评分、$AaDO_2$ 和 APACHE II 等）的恶化程度密切相关。EBC 中 8-iso-PG 水平的升高主要反映了肺部氧化应激增强。

此外，由于机械通气患者存在全身炎症反应综合征，炎症反应或缺氧等病理因素激活中性粒细胞，产生过多氧自由基，导致机体氧化应激状态的改变，故机械通气患者 EBC 和血清中的 8-iso-PG 水平较正常对照组均显著升高。但是 EBC 和血清中的 8-iso-PG 无显著相关性。原因可能为：8-iso-PG 在细胞膜的磷脂原位形成，以单体形式从细胞膜释放进入 EBC 或血液循环，EBC 中的 8-iso-PG 主要来自肺泡上皮细胞，血清 8-iso-PG 主要来自内皮系统可进入循环，EBC 中的生物介质并非通过支气管-肺泡屏障系统渗透进入气道；ARDS 及其高危患者在机械通气状态下存在肺部和全身性的氧化应激反应增强情况，但 EBC 中 8-iso-PG 水平升高有别于血清 8-iso-PG 水平升高的意义，这主要与肺部氧化应激有关。

EBC 中的 8-iso-PG 水平可作为的肺部氧化应激的指标。花生四烯酸通过两种途径生成前列腺素：一条是环氧合酶（COX）途径，花生四烯酸经 COX-2 酶催化生成前列腺素，如 PGE_2；另一条是氧自由基的非环氧合酶途径，如生成 8-iso-PG。PGE_2 主要来源于血管内皮细胞，大部分以自分泌或旁分泌的形式调节血管张力。缺氧、细胞因子或炎症介质等可刺激血清 COX-2 表达绩突出，导致 PGE_2 产生。

本研究显示，花生四烯酸上述两种代谢途径的产物 8-iso-PG 和 PGE_2 水平在血清中均升高，而在 EBC 中 8-iso-PG 水平升高但 PGE_2 未明显升高。

其原因可能为：EBC 来源于下气道内衬液，为肺部的血管外体液，缺氧或炎症反应导致脂质过氧化反应是 EBC 中 8-iso-PG 生成的最主要机制；而 EBC 中的 PGE$_2$ 未检测到明显升高可能与 COX-2 在支气管上皮细胞、肺泡巨噬细胞及肺泡膜细胞上弱表达有关。因此，8-iso-PG 作为一种异构前列腺素类物质在 EBC 中的升高可以反映肺部氧化应激状态。

此外，经血必净及清肺汤治疗 ARDS 后，患者 EBC 中的 8-iso-PG 表达水平明显降低，且伴有 APACHE II 评分显著降低，患者病死率降低。

（二）前列腺素 E$_2$（PGE$_2$）

PGE$_2$ 是一种重要的细胞生长和调节因子。PGE$_2$ 具有舒张小血管及增加血管通透性的功能，可以促进机体内水肿的发生，诱导 ARDS 病情的进展。同时，PGE$_2$ 作为一种弱趋化因子，吸引中性粒细胞到肺部炎症反应部位。在接受清肺汤治疗后，ARDS 患者 EBC 中的 PGE$_2$ 表达水平有所下降。

ARDS 本质是多种炎症细胞及其释放的炎症因子间接介导的肺脏炎症反应，其发病机制涉及多个方面，多种因素相互关联，形成复杂的细胞因子网络和细胞网络。EBC 是直接来源于肺泡内衬液的重要样本，具有安全无创、获取简单的优点，因其与肺有直接关系，所以在呼吸系统疾病的诊断和研究领域前景广阔。目前已有多项研究在 ARDS 患者的 EBC 样本中检测出多种炎症因子，然而这些炎症因子参与 ARDS 发生发展的机制仍未完全明确，这需要后续进一步的深入研究。EBC 样本中这些炎症因子有望成为 ARDS 病情进展过程中的特异性生物标志物，为 ARDS 患者的临床诊疗提供新思路。

第八章　间质性肺疾病

第一节　间质性肺疾病的基本特点

一、定义及流行病学

间质性肺疾病（interstitial lung disease，ILD），又称弥漫性实质性肺疾病，是一组异质性疾病，主要累及肺间质和肺泡腔，会导致肺泡毛细血管功能单位丧失，其表现包括呼吸困难、低氧、咳嗽、肺功能受损，对肺部放射学或组织病理学进行评估，可以发现明显的各种炎症和纤维化表现。这些疾病有可能以最严重的形式导致肺功能逐步丧失，或患者因呼吸衰竭而最终死亡。

近年来，间质性肺疾病的研究领域发生了重大变化，其发病率不断增加，疾病分类也越来越复杂。比如，特发性肺纤维化（IPF）是临床上最常见的一种特发性间质性肺疾病，其发病率呈现明显的上升趋势。美国IPF的患病率和年发病率分别是（14~42.7）/10万人口和（6.8~16.3）/10万人口。我国缺乏相应的流行病学资料，但是临床实践中发现近年来IPF病例呈现明显增多的趋势。又比如，结节病多发于中青年（<40岁），女性发病率稍高于男性，呈现出明显的地区和种族差异，患病率有上升趋势。

间质性肺疾病包括200多种急性和慢性肺部疾病，既有临床常见病，也有临床少见病，其中大多数疾病的病因还不明确。间质性肺疾病根据病因、临床和病理特点可以分为以下主要类别（图B8-1）：结缔组织疾病引起的间质性肺疾病，与环境暴露相关的间质性肺疾病，特发性间质性肺炎，肉芽肿性间质性肺疾病，以及不属于上述类别的其他相对罕见形式的间质性肺疾病。鉴于所有间质性肺疾病的亚型都会涉及肺实质某种程度的炎症和纤维化，因此它们具有共同的生理异常模式。

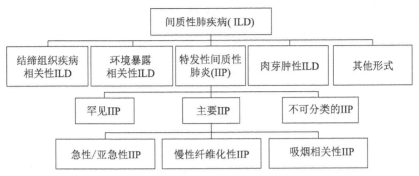

图 B8-1　间质性肺疾病的临床分类

二、病因和发病机制

间质性肺疾病的病因和发病机制复杂，且尚未完全明确。目前认为，间质性肺疾病（如 IPF）起源于肺泡上皮反复发生微小损伤后的异常修复。在已知或未知的遗传和环境因素的多重持续损伤情况下，受损的肺上皮细胞启动"重编程"，导致细胞自噬减少、凋亡增加，上皮再生修复不足，残存的细胞会发生间充质转化，呈现促纤维化表型，形成促纤维化微环境，导致肺纤维瘢痕与蜂窝囊形成、肺结构破坏甚至功能丧失。具体而言：① 在开始阶段，肺泡上皮受损，失去正常的肺部结构，并且发生气体交换的基底膜破裂。随着上皮细胞进一步损伤和凋亡，上皮整合素（如 αvβ6）上调，并且在高水平的转化生长因子-β（TGF-β）的驱动下，纤维增生性修复占主导地位。当 TGF-β 以非活性形式释放时，需要整合素的激活步骤，该整合素结合前 TGF-β 的 Arg-Gly-Asp（精氨酸-甘氨酸-天冬氨酸，RGD）基序并促进其裂解和活化。② 局部被激活的 TGF-β 驱动成纤维细胞的募集，进一步产生 TGF-β 的前馈周期。③ 在这种情况下，成纤维细胞分化为肌成纤维细胞，表达高水平的整合素 αvβ6 进行抗凋亡，并形成胶原基质。④ 一旦将胶原蛋白沉积在肺部，其结构已经扭曲，气体交换就不再有效。肺实质的脉管系统发生变化，发生血管的脱落和新血管生成，而这是由血管内皮和血小板衍生生长因子（VEGF 和 PDGF）的局部驱动的。⑤ 在最后阶段，肺部不可逆转地结疤，即发生纤维化。间质性肺疾病的致病机制如图 B8-2 所示。

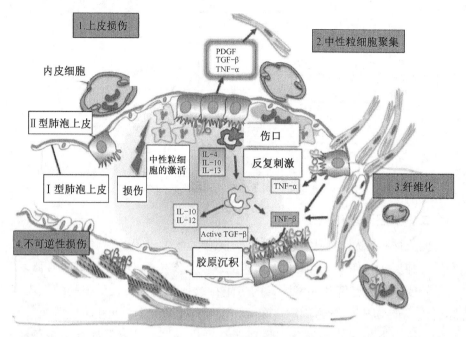

PDGF—血小板衍生生长因子；TGF-β—转化生长因子-β；TNF-α—肿瘤坏死因子-α。

图 B8-2　间质性肺疾病的致病机制

三、临床表现和诊断

不同的间质性肺疾病的临床表现不完全一样，多数为隐匿起病。呼吸困难是最常见的症状，疾病早期仅在活动时出现，随着疾病进展呈进行性加重。其次是咳嗽，多为持续性干咳，少有咯血、胸痛和喘鸣。如果患者还有全身症状如发热、盗汗、乏力、消瘦、皮疹、肌肉关节疼痛、肿胀、口干、眼干等，通常提示可能存在结缔组织疾病等。两肺底可闻及吸气末细小的干性爆裂音或 Velcro 啰音是间质性肺疾病的常见体征，尤其是 IPF。杵状指是间质性肺疾病患者比较常见的晚期征象，通常提示严重的肺结构破坏和肺功能受损。间质性肺疾病进展到晚期，患者可以出现肺动脉高压和肺心病，进而表现为发绀、呼吸急促、P_2 亢进及下肢水肿等征象。

临床诊断某一种间质性肺疾病是一个动态的过程，需要临床、放射和病理科医生密切合作，根据所获得的完整资料对先前的诊断进行验证或修订（图 B8-3）。

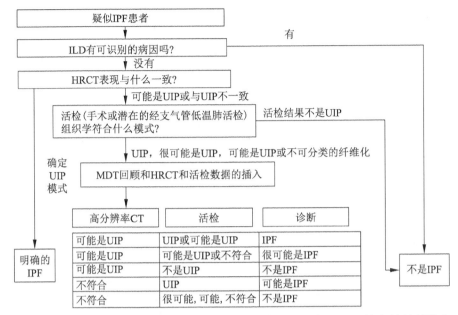

HRCT—高分辨率计算机断层扫描；ILD—间质性肺疾病；IPF—特发性肺纤维化；
UIP—普通型间质性肺炎；MDT—多学科团队。

图 B8-3　间质性肺疾病的诊断流程

考虑到间质性肺疾病诊断涉及各种调查，显然没有任何一种诊断测试可以提供可靠的答案。因此，具有间质性肺疾病相关专业知识的多学科团队（multidisciplinary team，MDT）达成共识的方法被视为"黄金标准"。当前，英国国家卫生与临床优化研究所发布的指南建议仅应通过 MDT 共识来诊断 IPF，并规定最低标准的 MDT 组成（图 B8-4）。

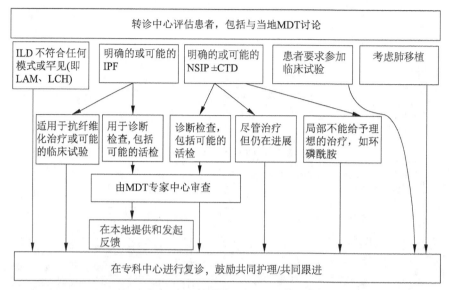

CTD—结缔组织疾病；ILD—间质性肺疾病；IPF—特发性肺纤维化；LAM—淋巴管平滑肌增生症；LCH—朗格汉斯细胞组织细胞增多症；MDT—多学科团队。

图 B8-4　间质性肺疾病的 MDT 组成

四、预后评估和预防

间质性肺疾病患者以限制性通气障碍和气体交换障碍为特征。限制性通气障碍表现为肺容量（包括肺总量、肺活量和残气量）减少，肺顺应性降低，第一秒用力呼气容积/用力肺活量正常或增加。气体交换障碍表现为一氧化碳弥散量减少，静息时或运动时肺泡-动脉血氧分压差（$P_{A-a}O_2$）增大和低氧血症。不同的间质性肺疾病患者的预后情况不完全一样，如 IPF 诊断后中位生存期为 2~3 年，但是在 IPF 的自然病程及结局方面个体差异较大。大多数患者表现为缓慢逐步可预见的肺功能下降，少数患者在病程中反复出现急性加重，极少数患者呈快速进行性发展。影响 IPF 预后的因素包括：呼吸困难、肺功能下降、肺纤维化及蜂窝样改变的程度，以及 6 min 步行试验的结果，尤其是这些参数的动态变化，如基线状态下一氧化碳弥散量<40%预计值，6 min 步行试验中血氧饱和度<88%，6~12 个月内用力肺活量绝对值降低 10%以上或一氧化碳弥散量降低 15%以上，这些都是预测死亡风险的可靠指标。IPF 是不可能治愈的，其治疗目的是延缓疾病进展，改善生活质量，延长生存期。

间质性肺疾病的预防主要从病因和发病机制入手，如避免接触与间质性肺疾病发病相关的因素如吸入性粉尘和某些药物、加强职业接触中的自我保护、早期干预结缔组织疾病等，这些可以降低间质性肺疾病的发病危险。

总之，间质性肺疾病的种类繁多、机制复杂，临床上常表现为进行性加重的呼吸困难、限制性通气功能障碍伴弥散功能降低、低氧血症以及影像学上的双肺弥漫性病变，最终可发展成为弥漫性肺纤维化和蜂窝肺，患者最终因呼吸衰竭而死亡。所以，积极寻找足够敏感性和特异性的、无创的、新型的生物标志物，在间质性肺疾病的辅助诊断、预测临床进程、判断预后或监测治疗效果等方面具有重要的临床应用价值。

第二节 间质性肺疾病患者 EBC 检测的相关研究

由于间质性肺疾病的种类繁多、机制复杂，所以间质性肺疾病的诊断及治疗对临床医师来说有一定的难度。间质性肺疾病的一些诊断方法在临床实践中不是常规可用的，可能需要使用侵入性采样方法，因此不适用于极危重症患者或连续监测。临床上，医师们明显缺乏有着足够敏感性和特异性的生物标志物来进行间质性肺疾病的辅助诊断、预测临床进程、判断预后或监测治疗效果。所以，人们越来越需要开发关于间质性肺疾病的非侵入性的生物标志物。这些生物标志物不仅有助于间质性肺疾病的辅助诊断，还能用于检测疾病的活动进程并有效指导疾病的治疗方案，特别是可以随着医学的发展和患者个人的异质性变得更加个性化。

人类的呼吸道内衬液中含有大量挥发性和非挥发性的物质，这些物质的变化可反映氧化损伤和炎症反应等呼吸道内环境的改变，从而用于监测疾病的变化。EBC 检测是一种新的生物标志物检测方法，EBC 中生物标志物含量的动态变化，在诊断疾病、评估疾病严重程度、监测药物疗效等方面具有重要的临床意义。本节从目前已有的研究报道入手，对 EBC 在间质性肺疾病中的研究进展进行阐述。

一、无机物

（一）NO

NO 是一种自由基，属于活性氮物质，可以作为机体内多种信号转导通路的重要信使，在机体的全身反应中发挥着重要的作用。大量研究表明，NO 在机体肺系统中起着血管和支气管扩张神经递质的作用，其还具有一定的炎症特性，可以作为氧化应激的标志。Ghebre、Janssen 及 Hsu 等团队的研究均证实，NO 会增加肺纤维化中促纤维化介质的表达，如 TGF-β1，进而在肺纤维化的发展中发挥出重要的作用。

海顿（Hayton）对 EBC 中的 NO 在间质性肺疾病中的表达进行了系统评价，分析指出：① 与健康对照组相比，间质性肺疾病患者 EBC 中 NO 的表达水平显著升高，具有作为临床诊断生物标志物的潜力；② NO 在多种类型的间质性肺疾病中表达水平均升高，如与过敏性肺炎、石棉沉着症、结缔组织疾病相关的间质性肺疾病等，所以 NO 不具有区分临床类型的能力；③ 间质性肺疾病患者 EBC 中的 NO 表达水平会随着肺纤维化程度的加深而升高，与间质性肺疾病的肺功能参数成反比，反映了间质性肺疾病患者肺功能的恶化程度，可能具有评估疾病严重程度的潜在价值；④ EBC 中 NO 的表达水平在接受免疫抑制、激素治疗或联合治疗的间质性肺疾病患者与未接受治疗的患者之间没有显著差异性，表明 NO 不能监测间质性肺疾病的治疗效果。

（二）H_2O_2

H_2O_2 是一种活性氧，主要由机体内一些炎症细胞产生，如肺巨噬细胞和肺实质上皮细胞。H_2O_2 在机体内生成 OH^-，是 H_2O_2 引起细胞氧化应激的主要机制之一。已有研究表明，机体内细胞氧化应激可以促进肺部组织纤维化，影响肺上皮细胞的凋亡，改变了肺部细胞因子微环境平衡，从而促进间质性肺疾病进展。

Psathakis 的团队通过研究发现，间质性肺疾病患者 EBC 中 H_2O_2 的表达水平比正常人显著升高，反映了氧化应激在间质性肺疾病中的重要作用。此外，他们还发现，随着间质性肺疾病的进展和肺功能的恶化，机体 EBC 中 H_2O_2 的浓度会随之增加，表明 H_2O_2 可能在监测间质性肺疾病进展方面比较敏感。但是 Sharron Chow 等的研究发现，间质性肺疾病患者 EBC 中 H_2O_2 的表达水平虽然比正常组升高，但没有统计学意义，其原因考虑为 H_2O_2 的稳定性较差，而且依赖于气体流动，可能主要不是来源于下呼吸道，尤其是肺泡。所以关于 EBC 中 H_2O_2 在间质性肺疾病诊断及监测方面的作用还有待进一步研究，但是可以确定的是，H_2O_2 确实在间质性肺疾病患者

EBC 中有表达，表明机体内发生了氧化应激反应。

二、挥发性有机化合物（VOCs）

VOCs 通常分为非甲烷碳氢化合物、含氧有机化合物、卤代烃、含氮有机化合物及含硫有机化合物等几大类。近年来，随着气相色谱-质谱等高度灵敏的分析技术的发展，学者们对于 VOCs 作为呼吸系统疾病潜在的生物标志物的研究日益增多。目前，已有研究发现，VOCs 可在肺炎、支气管哮喘、慢性阻塞性肺疾病及肺癌等患者中检测出来。所以，VOCs 检测在诊断间质性肺疾病方面显示出巨大的潜力，特别是作为区分结节病患者和正常人的诊断工具。

Fijten 等通过对结节病患者和健康对照组的 EBC 进行质谱分析，确定了一组区分这两组人群的 8 种化合物。这些物质包括异戊二烯、2-甲基戊烷、苯、3-甲基己烷、对苯醌、苯酚、D-柠檬烯和二苯并呋喃，它们在结节病患者 EBC 中的表达水平均较低。相反，与健康对照组相比，结节病患者 EBC 中的碘甲基环戊烷浓度升高。

异戊二烯是正常胆固醇合成过程中的副产物，在结节病患者的 EBC 中显著低表达。也有研究表明，在肺癌患者 EBC 中可以观察到异戊二烯的表达水平显著降低，所以，EBC 中的异戊二烯作为结节病的生物标志物的诊断价值可能有限。2-甲基戊烷和 3-甲基己烷被认为代表着环境污染物及其生物合成物，其表达水平的变化与机体内氧化应激的发生密切相关。有趣的是，虽然它们在质谱分析中的具有最高统计意义的分类模型中代表了最重要的地位，但是它们在结节病患者 EBC 中的表达水平比对照组低，考虑这与其他氧化应激标志物（如 8-异前列腺素和 H_2O_2）在间质性肺疾病中的表达水平升高有关。苯酚是从苯中内源性代谢而来的，被证实是一种泰德拉采样袋的背景排放物。Fijten 等的研究指出，苯酚作为结节病中一种具有鉴别性的 VOCs 的作用需要慎重考虑。此外，Fijten 等认为，既往的实验中并未发现结节病患者的 EBC 中有二苯并呋喃和碘甲基环戊烷，因此它们在结节病患者 EBC 中是否存在值得进一步研究。

Dragonieri 等的研究发现，健康对照组和经治疗的结节病患者的 EBC 样本的质谱分析图没有明显差异，这表明经治疗后，结节病患者的呼吸状况基本正常化。因此，他们认为 VOCs 可以用于监测间质性肺疾病的治疗效果。当然，这需要进一步的纵向数据来探索间质性肺疾病患者 EBC 中的

VOCs 含量如何随时间变化，与疾病活动性、肺功能和血清学标志物的相关性。

三、花生四烯酸及其产物

（一）8-异前列腺素（8-isoprostane，8-iso-PG）

8-iso-PG 是活性氧损伤细胞膜脂质花生四烯酸发生脂质过氧化而形成的稳定的终末产物，其不依赖于环氧合酶，在体内含量稳定，广泛存在于体液和各种组织中，被认为是判断机体内氧化应激程度和临床上评价抗氧化剂疗效的最理想生化指标。

大量研究表明，与健康对照组相比，间质性肺疾病患者 EBC 样本中 8-iso-PG 的表达水平显著升高，并且活动期间质性肺疾病患者 EBC 中 8-iso-PG 的表达水平显著高于非活动期的患者。所以，EBC 中的 8-iso-PG 可以作为间质性肺疾病临床诊断的潜在的生物标志物，也可以作为评估疾病活动性的潜在标志物。当然，这也表明间质性肺疾病的气道中存在着明显的氧化应激反应。

（二）白三烯 B_4（LTB_4）

LTB_4 是活性氧损伤细胞膜的另一产物，是花生四烯酸经脂氧合酶途径生成的介质，为重要的促纤维化和促炎因子之一。其可以由中性粒细胞、嗜酸性粒细胞、巨噬细胞、肥大细胞及肺泡上皮细胞产生。一方面，LTB_4 是粒细胞强趋化因子，可以促进白细胞聚集，刺激白细胞产生超氧化物，在机体内补体的参与下导致肺损伤的发生，还可以通过使肺血管内皮细胞释放活性氧和蛋白分解酶在急性肺损伤的炎症反应中起重要作用。另一方面，LTB_4 可以直接作用于成纤维细胞的迁移、增殖和基质蛋白合成，或者通过抑制肺单核细胞产生抗纤维化细胞因子，引起纤维母细胞增生，导致肺纤维沉积，参与机体内的肺纤维化，在间质性肺疾病的氧化应激反应中发挥着重要的作用。

有研究发现，间质性肺疾病患者 EBC 样本中 LTB_4 的表达水平显著高于健康对照组，提示 LTB_4 可能通过募集中性粒细胞在间质性肺疾病中发挥病理作用。此外，LTB_4 作为花生四烯酸的环氧合酶和脂氧合酶途径的代谢产物，可以参与调节肺内肉芽肿性炎症反应的演变，促进间质性肺疾病的发展。还有实验表明，与非活动期患者相比，活动期间质性肺疾病患者显示

出更高水平的 LTB_4，考虑是活动期患者机体内受刺激的肺泡巨噬细胞释放出来的，提示间质性肺疾病进展过程中可能会导致局部炎症反应。总之，EBC 中的 LTB_4 水平可以反映间质性肺疾病气道内氧化应激的程度，可以考虑作为间质性肺疾病临床诊断、判断疾病严重程度的潜在生物标志物。

四、金属元素

流行病学数据显示，环境和职业因素在间质性肺疾病的发生发展中发挥着重要的作用。间质性肺疾病的发病率增加与金属粉尘、烟雾和吸烟等密切相关。这些金属元素在间质性肺疾病的进展中的作用可以通过评估肺金属负荷来获得，而收集的样本可以是通过冷却呼出气获得的 EBC。

科拉迪（Corradi）等的研究表明，间质性肺疾病患者 EBC 样本中镍（Ni）和铬（Cr）的表达水平较高，而对照组中铁（Fe）、铜（Cu）、锌（Zn）、锰（Mn）和硒（Se）的水平较高。

Fe 和 Cu 在机体内可以发挥出产生羟自由基的作用。间质性肺疾病患者的机体内 Fe 和 Cu 的这种表达模式表明间质性肺疾病的进展中可能存在自由基形成和氧化应激。Fe 是生物氧化还原反应中用途最广的辅助因子，Fe 如果没有经过适当的螯合，它会促进机体内有害自由基的形成。Cu 是氧化还原反应的重要辅助因子，含 Cu 的细胞外超氧化物歧化酶（extracellular-superoxide，EC-SOD）就存在于肺内。此外，Cu 还参与维持 Fe 的稳态。为了防止氧化应激导致活性氧的过度产生，Cu 会调节机体内细胞对金属的吸收和代谢。Cu 的缺乏会通过降低铜锌超氧化物歧化酶（Cu/Zn-SOD）、铜蓝蛋白、过氧化氢酶、Se 依赖的谷胱甘肽过氧化物酶和活性氧清除剂（如金属硫蛋白或谷胱甘肽）的活性直接或间接损害机体内的氧化防御系统。此外，Cu/Zn-SOD 活性的降低可以通过降低在调节血管张力中起重要作用的 NO 的含量来促进过氧亚硝酸盐的形成，而过氧亚硝酸盐是一种强有力的氧化损伤启动剂。Zn 是 300 多种具有催化和调节功能的酶的组成部分，参与机体内细胞代谢的许多方面。Zn 可以保护蛋白质的巯基不受自由基的攻击，或者通过取代 Cu 或其他氧化还原活性金属从它们的结合部位减少自由基的形成，从而起到抗氧化的作用。它可以通过抑制 NADPH 氧化酶、诱导金属硫蛋白或 Cu/Zn-SOD 的形成来减少自由基的形成。Zn 还具有抗炎作用，其可以通过上调锌指蛋白和减少炎性细胞因子的产生来发挥作用。Cu/Zn-SOD 使肺泡巨噬细胞极化为 M2 表型，产生 H_2O_2，促进肺纤维化的发生。此外，肺组织的结构重建是由金属蛋白酶介导的，而大多数金属蛋白酶需要 Zn 作为二价阳离子参与，进而参与机体内的氧化应激和导致蛋白酶/抗蛋白酶失衡，从而在间质性肺疾病的发生发展中发挥作用。Mn 是另一种促进抗氧化剂（即线粒体表达的 SOD）和活性氧产生的元素。它在化学结构上与 Fe 相似，但 Mn^{2+} 在水溶液中比 Fe^{2+} 更稳定，不太可能发生自发的氧化还原反应循环。Mn 和 Fe 共享许多蛋白质转运蛋白，通常当机体内铁的生物利用率低的时候会有 Mn 的积累；相反，Mn 的吸收和代谢的改变会破坏 Fe 和其他过渡金属的动态平衡。然而，肺中缺 Fe 并不能增加肺对 Mn 的摄取，而且 Mn 和 Fe 的吸收似乎是通过不同的机制介导的。间质性肺疾病中 Mn 浓度的降低可能是由氧化应激和过渡金属动态平衡的破坏所致。此外，锰超氧化物歧化酶（Mn-SOD）在肺实质急性炎症阶段可以被诱导出并发挥作用，但其抗氧化防御的功能可能在肺纤维化过程中受损。Se 是一种类金属，兼有金属和非金属的特性，由于 Se-谷胱甘肽过氧化物酶在机体内防御氧化应激方面发挥出重要的作用，因此在间质性肺疾病的研究中分析这种元素是可取的。

Cr^{5+} 是致癌的，在肺部可以被抗坏血酸、谷胱甘肽或半胱氨酸有效地还原为 Cr^{3+}，还原反应过程中可以产生不同的活性氧。虽然 Cr^{3+} 与 Fe 竞争转铁蛋白中的结合位点，但机体内补充 Cr 似乎不影响 Fe 的营养状态。Ni 是另一种潜在的有毒金属，其毒性在很大程度上与其干扰 Mn、Zn、Ca、Mg 的代谢和生理过程的能力有关。Ni 可以通过 DNA 碱基的修饰、脂质过氧化作用的增强以及钙和巯基稳态的改变促进机体内自由基的形成。长期吸入 Ni 粉尘和气溶胶会导致呼吸系统疾病的发生，如哮喘、支气管炎和间质性肺疾病。

总之，EBC 中的金属元素水平可以反映间质性肺疾病的气道内氧化应激的情况，其测定可以考虑作为间质性肺疾病的一种诊断方法。

五、细胞因子

（一）肿瘤坏死因子-α（TNF-α）

TNF-α 主要是由活化的巨噬细胞、NK 细胞及 T 淋巴细胞产生的。TNF-α 在诱导细胞大量增殖和分化、抗感染等方面具有重要功能。TNF-α 在 TH1 环境中起巨噬细胞激活因子的作用，当机体内存在 TH1/TH2 的混合反应时可以引起肺组织的损伤。目前，有研究表明，在间质性肺疾病的发病机制模型中，TNF-α 在肺纤维化中发挥着举足轻重的作用，所以监测间质性肺疾病患者 EBC 样本中 TNF-α 的表达水平可以用于反映疾病的进展、治疗效果和疾病复发等状况。

（二）转化生长因子-β（TGF-β）

TGF-β 是一种多功能蛋白质，主要由一些间质细胞分泌，可以影响多种细胞的生长、分化、凋亡，它还具有免疫调节等功能。TGF-β1 是诱导组织愈合和修复的关键细胞因子，但是机体内 TGF-β1 持续产生会导致结缔组织异常合成和肺纤维化的发展。目前，TGF-β1 已经被证明与间质性肺疾病的发病机制有关，也已经在间质性肺疾病患者的 EBC 样本中被检测出来，提示它可以作为一种有用的 EBC 生物标志物，用于分析和预测间质性肺疾病的发展。

（三）玻连蛋白

玻连蛋白是一种细胞黏附性糖蛋白，是由肺泡巨噬细胞释放的，通常存在于下呼吸道。它可以调节机体内成纤维细胞的聚集和结缔组织基质的沉积。虽然它与纤维连接蛋白在化学结构上不同，但两者的功能非常相似，因为这两种蛋白都能与包括纤维蛋白、胶原、蛋白多糖在内的大分子相互作用，促进细胞增殖、细胞分化和迁移。玻连蛋白是促纤维化活性的有用标志物。目前，在间质性肺疾病患者 EBC 样本中检测出这种糖蛋白的浓度升高，提示它可能在间质性肺疾病的发生发展中发挥出作用，是该疾病活动性的生物标志物之一。

（四）内皮素-1（ET-1）

ET-1 原本被鉴定为一种有效的血管收缩剂。然而，它现在被认为是通过刺激成纤维细胞趋化和细胞外基质沉积，进而成为一种有效的促纤维化介质。ET-1 通过刺激成纤维细胞的趋化、增殖和前胶原蛋白的产生，起到促纤维化细胞因子的作用。

卡尔帕尼亚诺（Carpagnano）等通过大量实验证明在间质性肺疾病患者的 EBC 样本中可以检测到 ET-1 的高水平表达。此外，未经治疗的患者比接受皮质类固醇治疗的患者的 EBC 样本中 ET-1 表达水平更高。

间质性肺疾病的进展是由于纤维化修复机制的异常、肺泡毛细血管单位的正常结构丧失、间质中细胞外基质沉积导致。所以，深入了解这一纤维化过程将有助于对间质性肺疾病患者的诊断和监测。ET-1 作为经典的促纤维化标志物，对间质性肺疾病的病情诊断与监测起到了辅助评估的作用。

（五）白细胞介素-6（IL-6）

IL-6 主要是由单核巨噬细胞和活化的 Th2 细胞产生的一类多功能的蛋白质分子。IL-6 对不同的细胞的功能是不同的，它可以诱导 B 淋巴细胞增殖、分化和分泌抗体，也可以促进 T 淋巴细胞的增殖和激活以增强其细胞毒作用。IL-6 参与机体的抗感染免疫和自身免疫，还可以驱动肺泡炎症反应和肉芽肿形成，导致间质性炎症持续存在并发展为肺纤维化。目前，在间质性肺疾病患者 EBC 样本中检测出 IL-6 的表达水平升高，提示它对间质性肺疾病的发生发展起到正向作用。

（六）白细胞介素-10（IL-10）

IL-10 是一种主要由 Th2 细胞产生的具有免疫调节性的细胞因子，其可以抑制 Th1 细胞产生 IL-2 和干扰素-γ 等细胞因子，抑制细胞免疫应答，并可以调控免疫细胞的分化和增殖。此外，IL-10 还是组织重塑相关的炎症细胞因子。当前，有研究发现，特发性肺纤维化患者的血清和 EBC 样本中 IL-10 的表达水平均高于正常人。这表明，IL-10 的表达水平与间质性肺疾病的发生发展呈正相关。

（七）白细胞介素-17（IL-17）

IL-17 是 Th17 细胞的主要效应因子，是炎症反应的早期启动因子，其可以通过促进释放前炎症细胞因子来放大炎症反应。据报道，在小鼠肺纤维化模型中，IL-1β-IL-23-IL-17 轴在早期肺部炎症中是确实存在的，对晚期演变为肺纤维化有直接影响。此外，Wilson 等的研究表明，IL-17 在间质性肺疾病患者中呈高水平表达，因此提示靶向 IL-17 在间质性肺疾病的治疗中具有潜在的应用价值。

（八）白细胞介素-25（IL-25）

IL-25 是 IL-17 细胞因子家族的一个独特成员，该成员由 N 端的至少六个共享保守的半胱氨酸结构组成。IL-25 作为一种糖蛋白，由嗜酸性粒细胞和嗜碱性粒细胞分泌为二聚体，并以非常低的水平存在于各种外周组织中。IL-25 与 IL-17B 是细胞因子受体 IL-17BR 的配体，并且可以交联诱导 NF-κB 的活化和促炎趋化因子 IL-8 的产生，以及 ERK、JNK 和 p38 的活化。此外，IL-25 还被认为是促炎细胞因子，可能通过增强适应性 Th2 细胞的维持和功能来促进 Th2 型免疫反应。研究表明，IL-25 在间质性肺疾病患者机体内表达上调，并且可以通过直接介导肺泡上皮细胞和成纤维细胞活化来促进肺纤维化。

（九）白细胞介素-33（IL-33）

IL-33 是在 2005 年发现的一个多功能基因，属于 IL-1 家族新成员。IL-33 通过在核小体 H2A-H2B 组成的酸性袋状区域与染色体结合，参与转录调控过程。作为一种"双重功能蛋白"，IL-33 既可在细胞核内发挥转录调控作用，又可在细胞核外以分泌形态发挥细胞因子活性。目前，IL-33 被发现可以促进间质性肺疾病中由各种炎症引发的促纤维化免疫反应，在间质性肺疾病患者机体内表达上调。

（十）胸腺基质淋巴细胞生成素（thymic stromal lymphopoietin, TSLP）

TSLP 是一种上皮细胞衍生的细胞因子，在皮肤、肠道、肺和胸腺中均有表达。TSLP 信号是通过 TSLP 受体链传递的。TSLP 能对树突状细胞的极化产生重大的作用，从而驱动 Th2 细胞的生成。它还可以直接促进 T 细胞增殖，以响应 T 细胞受体的激活和 Th2 细胞因子的产生。TSLP 也支持 B 淋巴细胞的扩张和分化。有研究发现，在间质性肺疾病患者 EBC 样本中，TSLP 表达上调，与间质性肺疾病的肺纤维化程度呈正相关。

（十一）血管紧张素转换酶（angiotensin-converting enzyme，ACE）

ACE 属血管内皮细胞膜结合酶，由肽的 C 端将氨基酸切为两段变换而来，可使肽链 C 端二肽残基水解。ACE 广泛分布于人体各组织，以肺、附睾及睾丸的含量较丰富，其中肺毛细血管内皮细胞 ACE 活性最高。ACE 是由肉瘤肉芽肿合成的，是活化巨噬细胞源性的结节样肉芽肿性肺重塑的重要标志。据研究报道，大约三分之二的间质性肺疾病患者的血清中 ACE 表达水平升高，这表明 ACE 检测有助于间质性肺疾病的诊断和监测。最新的研究表明，非吸烟的间质性肺疾病患者 EBC 中的 ACE 表达水平可升高。然而，机体内 ACE 的正常表达并不能完全排除间质性肺疾病，通常会出现假阳性。因为 ACE 的活性在机体患其他各种肉芽肿性疾病时也可以增强，并且其表达水平受基因多态性的影响，所以 ACE 在间质性肺疾病检测中的作用仍待进一步探讨。

（十二）溶血磷脂酸（lysophosphatidic acid，LPA）

LPA 是一种具有生物活性的溶血磷脂，已经被证明可介导机体内的许多生物过程，被认为是机体内导致组织纤维化的原因。大多数胞外 LPA 是由溶血磷脂酰胆碱通过自体趋化酶产生的。LPA 的活性是通过与特定的 G 蛋白偶联受体相互作用介导的，其中 6 个已被明确鉴定。LPA 及其受体在包括肺、肝、肾、皮肤和腹膜在内的多个器官、系统的纤维化发展中起作用。在肺损伤的背景下，LPA 已经被证明通过与 LPA1 受体的相互作用促进上皮细胞死亡、血管通透性增加以及成纤维细胞的迁移和持续，而 LPA1 的遗传缺陷或药物抑制对博莱霉素诱导的小鼠肺纤维化具有保护作用。此外，最近的证据表明，LPA2 受体还可以介导 LPA 的促纤维化作用，如激活潜伏的 TGF-β，该受体的遗传缺陷也导致对小鼠肺纤维化的保护作用。鉴于 LPA 在肺纤维化发展中潜在的重要和核心作用，LPA 不仅是 IPF 的治疗靶点，而且是一个潜在的生物标志物。Montesi 等采用液相色谱-串联质谱法分析了 11 例 IPF 患者和 11 例非肺部疾病对照者的 EBC 样本中 LPA 的表达水平，表明 IPF 患者 EBC 样本中 LPA 的表达水平升高。当然，还需要进一步的研究来确定在 EBC 中可检测到的 LPA 的种类，以及其与间质性肺疾病严重程度或进展之间的关系。

相信在不久的将来，随着研究的不断深入，EBC 分析很有可能在间质性肺疾病的临床诊疗中得到广泛的应用，特别是在监测疾病活动、评估病程进展和患者对治疗的反应等方面。

第九章　支气管扩张

第一节　支气管扩张的基本特点

一、定义及流行病学

支气管扩张（bronchiectasis，BE）也称支气管扩张症，主要指急慢性呼吸道感染和支气管堵塞后反复发生支气管化脓性炎症，致使支气管壁结构破坏、管壁增厚，是引起支气管异常和持久性扩张的一类异质性疾病的总称。支气管扩张可以是原发的，也可以是继发的，主要分为囊性纤维化导致的支气管扩张症和非囊性纤维化导致的支气管扩张症。支气管扩张的临床表现主要为慢性咳嗽、咯大量脓痰和反复咯血。

关于支气管扩张症的患病率，各国报道差别较大，平均为（1~52）/10万人。从 2000 年到 2007 年，美国支气管扩张症患者每年增加 8.74%。我国目前缺乏全国注册登记研究和全国性的流行病学资料，但报道 40 岁以上人群中支气管扩张症的患病率可达到 1.2%。部分慢阻肺患者合并支气管扩张的比例高达 30%。支气管扩张症患者反复发生呼吸道感染，导致肺功能下降，最后出现呼吸衰竭，整体预后较差。慢阻肺合并支气管扩张症患者的病死率增加一倍。

二、病因及发病机制

支气管扩张的病因主要有：① 先天性因素，如免疫缺陷或异常（低免疫球蛋白血症、慢性淋巴细胞白血病、ABPA）、先天性遗传病［囊性纤维化、α_1-抗胰蛋白酶缺乏、原发性纤毛不动综合征、Kartagener 综合征］、先天性结构缺损（淋巴结病、黄甲综合征、巨大气管-支气管症、肺隔离症）等。② 感染性因素，如麻疹病毒、百日咳杆菌、铜绿假单胞菌、肺炎克雷伯菌、金黄色葡萄球菌感染。③ 其他因素，如气道阻塞（外源性压迫、异物、恶性肿瘤）、毒性物质吸入、炎症性肠病（慢性溃疡性结肠炎）。

BE 的发病机制尚未明确。BE 中存在的过度和持续的炎症可能通过多种机制导致肺破坏增加。中性粒细胞炎症在 BE 的气道腔中占主导地位。

三、诊断

根据反复咳脓痰、咯血病史，既往有诱发支气管扩张的呼吸道感染病史，高分辨率计算机断层扫描（HRCT）显示支气管扩张的异常影像学改变，即可明确诊断为支气管扩张症。对于诊断为支气管扩张症患者，还应进一步仔细询问既往史，评估上呼吸道症状，根据病情完善相关检查以明确病因。

支气管扩张症是慢性疾病，表现为咳嗽、每日排痰和频繁的下呼吸道感染。美国支气管扩张登记处报道，患者最常见的症状是咳嗽（73%）、多痰（53%）、呼吸困难（64%）和疲劳（50%）。患者气道分泌物丰富而频繁，黏液脓性，有时难以排痰导致喘息、胸部充血和咯血。此外，咳嗽的频率和气道分泌物的数量可能在几周或几个月内消长。重要的是，反复的下呼吸道感染往往会导致患者体力活动减少、呼吸困难、身体不适、体重减轻和疲劳。患者症状的非特异性可能导致被当作慢性支气管炎、哮喘或慢性咳嗽来治疗。因此，胸部 X 光片形式的胸部成像是确定慢性咳嗽、哮喘控制不佳或反复下呼吸道感染的有用初始步骤，并可将其与支气管扩张区分开来。胸片可表现为累及肺叶或肺段的局灶性突起，也可表现为多叶双侧累及的弥漫性突起，其影像学特征可从细微的气道扩张到伴有局灶性气道扩张的实质空洞，再到囊性支气管。然而，胸部光片有其局限性，报道的敏感度在 37% 到 87% 之间，并且可能不能发现早期的支气管扩张。此外，HRCT 报告的敏感性为 71~96%，特异性为 93~99%。支气管扩张症的胸部 CT 诊断标准包括支气管动脉比率>1、支气管收缩不足和支气管气道显示至胸膜 1~2 cm 以内。支气管扩张症的其他 CT 影像特征包括支气管周围增厚、黏液堵塞、小叶中心结节、树芽结节、马赛克灌注、小叶间隔内和小叶间增厚以及局灶性肺不张/肺实变。要确定支气管扩张的病因是很有挑战性的，还需要区分囊性纤维化和非囊性纤维化支气管扩张。

四、评估

患者初次诊断后的评估包括：① 痰液检查，包括痰涂片（包括真菌和抗酸染色）、痰培养加药敏试验。② 肺部 CT 随访，尤其是肺内出现空洞、无法解释的咯血或痰中带血，治疗反应不佳，反复急性加重等。③运用动脉血气分析是否存在低氧血症和 CO_2 潴留，根据实验室检查结果评估患者的炎症反应、免疫状态，判断是否合并其他病原体感染等。

五、预后

支气管扩张症的危重程度评分有 BIS 评分，取决于支气管扩张范围和有无并发症。对于支气管扩张范围局限者，积极治疗可改善其生命质量和延长寿命。支气管扩张范围广泛者易损害肺功能，甚至发展成呼吸衰竭而导致死亡。大咯血也可严重影响其预后。支气管扩张症合并肺实质损害（如肺气肿和肺大疱）者预后较差。慢阻肺合并支气管扩张症者死亡率增加。

第二节 支气管扩张患者 EBC 检测的相关研究

一、中性粒细胞基质金属蛋白酶（MMP）

支气管扩张症患者的支气管活检显示组织中中性粒细胞增多，主要是由 CD4[+]T 细胞和 CD68[+] 巨噬细胞组成的单个核细胞浸润，IL-8 和其他趋化因子表达增加。中性粒细胞在感染或炎症刺激下大量聚集到气道，导致中性粒细胞弹性蛋白酶（NE）和 MMP 等蛋白水解酶释放，导致气道基质被破坏。

近年来发现蛋白酶和抗弹性蛋白酶之间的平衡在慢性肺部疾病的发病机制中起着重要作用。中性粒细胞衍生的蛋白酶如中性粒细胞弹性蛋白酶和基质金属蛋白酶（MMP）参与了慢性肺部疾病（包括 CF 和 BE）的气道损害。成人 BE 的 BALF 标本中含有基质金属蛋白酶（MMP），包括 MMP-2、MMP-8、MMP-9 和细菌来源的胶原酶。成人支气管内活检发现中性粒细胞 MMP 高水平表达。MMP 及其抑制物之间的平衡在组织修复和重塑，特别是在气道细胞外基质的更新中起着关键作用。目前关于基质金属蛋白酶的具体作用数据有限，仅包括 MMP-9 及其天然抑制剂在 BE 气道破坏中的作用。

古尔宾（Gulbin）团队采用了无创性的 EBC 方法检测了 MMP-9 在小儿支气管扩张中的表达水平，并探讨了其与小儿支气管扩张症临床表现、患儿肺功能及 HRCT 评分之间的关系。分析得出，BE 患儿 EBC 中 MMP-9 水平与患儿肺功能呈负相关，与 HRCT 评分呈正相关，提示 MMP-9 水平可作为 BE 患者气道损伤的指标。

二、丙二醛（MDA）

MDA 是膜脂过氧化最重要的产物之一，在体外影响线粒体呼吸链复合物及线粒体内关键酶活性，它的产生还能加剧膜的损伤。因此，丙二醛是氧化应激的一个众所周知的生物标志物。

已有研究证明，氧化应激是导致支气管扩张及其他疾病（如 COPD）气道壁损伤的主要组成部分。费德里科（Federico）研究团队所做的研究显示，非囊性纤维化支气管扩张症患者 EBC 中的 MDA 水平与上一年的恶化次数相关。

三、H_2O_2

人体气道分泌物中存在高水平的促炎细胞因子，中性粒细胞是气道腔内的主要细胞。在支气管扩张症患者中，支气管损伤被认为是由细菌感染时释放的中性粒细胞炎症产物所致。中性粒细胞、嗜酸性粒细胞和巨噬细胞等炎症细胞的激活会引起呼吸爆发，产生大量的超氧阴离子（O_2^-），然后经过自发的或酶催化的突变形成 H_2O_2。H_2O_2 似乎是引起细胞损伤的重要的活性氧物质，能通过进一步的反应导致更多的活性物质生成，如羟基自由基和脂质过氧化产物。在人类 EBC 中检测到 H_2O_2 水平增加表明，各种炎症性肺部疾病如哮喘、ARDS 和 COPD，会导致患者体内氧化剂的产生增加。由于支气管扩张症涉及慢性炎症，中性粒细胞在支气管壁内无休止地流动，而 H_2O_2 是由被激活的中性粒细胞产生的。英国伦敦帝国理工医学院国家心肺研究所调查了支气管扩张症患者 EBC 中的 H_2O_2 水平是否升高，以及呼出的 H_2O_2 水平是否与肺功能评估的疾病严重程度有关。研究发现，支气管扩张症患者呼出气冷凝液中的 H_2O_2 水平升高，且 H_2O_2 水平与病情严重程度相关。EBC 中的 H_2O_2 测定可作为监测气道炎症和氧化应激的一种简单、无创的方法。

四、胃蛋白酶

胃蛋白酶是一种消化性蛋白酶，由胃中的胃黏膜主细胞分泌，可将食物中的蛋白质分解为小的肽片段。胃底主细胞分泌的是胃蛋白酶原，在pH 1.5~5.0 的条件下，胃蛋白酶原被活化成胃蛋白酶，将蛋白质分解为肽，而且一部分蛋白质被分解为酪氨酸、苯丙氨酸等氨基酸。胃蛋白酶原经胃酸或胃蛋白酶刺激后形成胃蛋白酶，胃蛋白酶不是由细胞直接生成的。

酸性胃食管反流病是非囊性纤维化支气管扩张和 COPD 的常见问题。胃蛋白酶作为胃食管反流病的间接标志物，也是肺微吸入物的一个新的生物标志物。胃蛋白酶是一种仅位于胃肠道的酶，目前可以通过蛋白水解酶分析或免疫分析在唾液、气管抽取物或 BALF 中检测到胃蛋白酶。有研究已经证明，在 COPD 和支气管扩张症患者痰样本中可以检测到胃蛋白酶。安妮玛丽（Annemarie）的研究显示：① 非肺部疾病对照组的 EBC pH 值明显高于支气管扩张组（P<0.01）。② 支气管扩张组的 EBC 胃蛋白酶浓度高于非肺部疾病对照组（P<0.02）。③ 支气管扩张症患者外周血中能检测到胃蛋白酶，胃蛋白酶浓度与胃食管反流病的诊断之间没有关联。④ 痰中和 EBC 中的胃蛋白酶浓度之间有适度的关系，提示其可能是一种有用的非侵入性的肺微抽吸标志物。

五、pH 值

健康人的气道衬里液体是弱碱性的。莎伦（Sharon）团队的研究表明，在急性加重期和临床缓解后，CF 患者的 EBC pH 值平均低于正常组。泰特（Tate）等对 30 名 CF 患者（主要是成年人）进行了研究，这些患者的 EBC pH 值（平均值为 5.88）明显更低，并且这些患者中有 11 人当时正处于感染性恶化状态。该研究对 9 名受试者在静脉注射抗生素治疗前后的 EBC pH 值进行了测定，结果显示，治疗后患者 EBC pH 平均值上升。所以 EBC pH 值检测可能是一种有用的非侵入性工具，可以帮助我们更好地了解气道疾病，并对 CF 患者的随访和治疗有益。对 EBC 的持续研究将可能有助于这项技术的标准化。

六、F_2-异前列腺素

氧化应激是暴露在自由基和抗氧化防御系统之间的一种失衡状态，在功能上与囊性纤维化的发病机制有关，因为它会导致细胞凋亡以及黏蛋白和氯离子分泌增加。

F_2-异前列腺素是体内由自由基催化的花生四烯酸过氧化形成的类似前列腺素 F_2 的化合物。与其他氧化应激的定量生物标志物相比，F_2-异前列腺素化学性质稳定，在体内形成，对脂质过氧化具有特异性，具有强大的生物活性，并且在 EBC 中可检测到。

七、前列腺素 E_2（PGE_2）

PGE_2 是一种环氧合酶衍生的内源性支气管扩张化合物，在气道中可能既有促炎作用又有抗炎作用。氧化应激促进 PGE_2 的产生，吸入谷胱甘肽能降低稳定期囊性纤维化患者 BALF 中的 PGE_2 水平。有研究发现，稳定期囊性纤维化患者 EBC 中的 PGE_2 浓度升高，而不稳定期囊性纤维化患者 EBC 中的 PGE_2 浓度升高更多。研究中观察到，EBC 中的 PGE_2 浓度升高也可能源于活性氧促进 PGE_2 的产生而增强氧化应激反应。然而，囊性纤维化患者吸入谷胱甘肽的剂量最高可达 450 mg tid，连续治疗 14 天其 BALF 中的 PGE_2 浓度降低，但对 BALF 中的 8-异前列腺素浓度或 8-异前列腺素尿液排泄量无影响。囊性纤维化患者 EBC 中 PGE_2 浓度升高的病理生理学意义很难确定，因为 PGE_2 可能在呼吸系统中既有促炎作用又有抗炎作用，促炎介质（如缓激肽）通过诱导 PGE_2 的释放来刺激气道上皮细胞对氯的分泌。在囊性纤维化上皮细胞中，PGE_2 介导 IL-8 的诱导，IL-8 是一种与囊性纤维化病理生理学有关的中性粒细胞趋化剂。然而，PGE_2 也有几种抗炎作用，包括促进气道平滑肌松弛、抑制炎症细胞募集、调节白三烯合成、调节肺纤维化等。PGE_2 的这些作用是否在囊性纤维化的病理生理学中起作用还有待确定。

第十章　囊性纤维化

第一节　囊性纤维化的基本特点

一、定义及流行病学

囊性纤维化（cystic fibrosis，CF）是一种单一基因突变导致的多系统功能障碍疾病，主要表现为外分泌腺的功能紊乱，导致呼吸道黏膜下腺增生，分泌液黏稠，汗液中氯化钠含量升高。临床上患者有肺脏、气道、胰腺、肠道、胆道等腺管被黏稠分泌物堵塞所引起的一系列症状，其中以呼吸系统损害最为突出。

本病主要发生于白种人，黑人较少，亚洲人极少见，北欧国家、美国发病率较高。美国婴儿的发病率为 1/3500，非裔美国人的发病率为 1/17000，亚洲人的发病率约为 1/350000。本病预后较差，死亡率高，目前 CF 患者的中位生存年龄为 37.4 岁。

二、病因及发病机制

CF 是一种常染色体隐性遗传病，基因突变发生于 7 号染色体长臂上，是氯离子通道蛋白，该通道被称为囊性纤维化跨膜传导调节因子，主要调节气道中的阴离子运输和黏膜纤毛清除。囊性纤维化跨膜传导调节因子功能衰竭导致呼吸道黏液滞留和慢性感染，继而导致局部气道炎症，对肺部有害。囊性纤维化可累及多个系统，其发病和死亡主要由支气管扩张、小气道阻塞和进行性呼吸功能障碍引起，其中进行性呼吸功能障碍患者占死亡人数的 90% 以上。

黏液分泌物堵塞支气管以及继发性感染，是 CF 患者呼吸系统的主要病理基础。CF 患者发病早期出现支气管腺体肥大，杯状细胞变性，支气管黏液腺分泌黏稠分泌物，使黏膜上皮纤毛活动受到抑制，黏液引流不畅，支气管堵塞引起肺不张和继发性感染。病情反复发作导致广泛支气管炎、肺炎、支气管扩张、肺脓肿，逐渐引起肺部广泛纤维化和阻塞性肺气肿。在以上病理基础上可导致阻塞性和限制性混合型呼吸功能损害，出现缺氧和二氧化碳潴留症状，最后导致呼吸衰竭；与此同时，肺循环阻力增加，引起肺动脉高压和肺源性心脏病。鼻息肉、慢性鼻窦炎也是常见的并发症。

三、临床表现

呼吸系统典型的临床表现是反复发生呼吸道感染和气道阻塞，绝大多数患者在儿童时期即开始出现症状。早起可有轻度咳嗽，在伴发肺炎、肺不张后咳嗽加剧，黏痰不易咳出，呼吸开始急促。患者若咳出大量脓性痰或伴咯血，提示有支气管扩张或肺脓肿的可能。患者体格检查常见杵状指。肺部感染的致病菌大多数为金黄色葡萄球菌、铜绿假单胞菌或其他革兰氏阴性杆菌，病程后期主要为耐药后难治性假单胞杆菌感染。肺部产生广泛性纤维化和肺气肿后，患者常表现为呼吸困难，活动后气急，可有哮鸣音，常并发自发性气胸或纵隔气肿。若出现缺氧和二氧化碳潴留症状，气急加剧、发绀，最终导致呼吸衰竭和肺源性心脏病。

四、诊断

根据临床症状可以拟诊，家族史有助于诊断，再结合实验室检查结果即可做出诊断。

肺囊性纤维化常会出现囊性支气管扩张，所以需和一些能引起囊性支气管扩张的疾病相鉴别，囊性支气管扩张是复发性或慢性感染的并发症，其表现可类似于多发性空洞，但并不是真正的空洞，而是多发性支气管扩张伴有的囊状腔隙的表现。囊性纤维化常需与丙种球蛋白缺乏症、复发性细菌性肺炎、过敏性支气管肺曲菌病以及结核性支气管扩张相鉴别。

第二节　囊性纤维化患者 EBC 检测的相关研究

众所周知，CF 是以气道炎症和气道感染（如金黄色葡萄球菌、流感嗜血杆菌或铜绿假单胞菌感染）为特征的肺部疾病。近年来有研究报道，细菌气道定植与 BALF 中的中性粒细胞数量及注入炎症介质（如 IL-8）的量增加有关，早期识别气道炎症和气道感染可能获得更好的治疗管理，从而达到改善临床结果的可能。但是由于支气管镜检和肺泡灌洗术具有入侵性，所以并不适用于监测气道炎症。近年来，迫切需要寻找简单和非侵入性的方法用于监测疾病进展，识别肺部疾病的恶化程度，并评估新疗法的疗效。

CF 患者的气道炎症在早期就已经存在，并且在 CF 肺部疾病进展中起主要作用。既往研究表明，CF 患者痰液和 BALF 中的 IFN-γ、IL-2、IL-4、IL-5、硝酸盐和亚硝酸盐水平升高。目前，越来越多的研究强调非侵入性炎症标志物能够持续反映炎症和感染的情况，是炎症和免疫反应的特异性标志物。EBC 收集是一种简单且完全非侵入性的人类下呼吸道采样方法，与传统的呼吸道分泌物采样技术（如痰诱导）不同，EBC 的收集是安全的，不会干扰潜在的疾病过程，并且可以重复收集，因此可能适合于监测疾病进展。近年来研究发现，CF 患者 EBC 中的 8-异前列腺素、过氧化氢、亚硝酸盐、干扰素-γ 水平和 pH 值较高，而 eNO 水平与健康对照组相比较低。

一、异前列腺素

氧化应激增加了暴露于自由基和抗氧化防御之间的不平衡，在功能上参与 CF 的发病机制，因为它导致细胞凋亡以及黏蛋白、氯离子分泌增加。近年来，越来越多的研究报道，异前列腺素可被用来量化体内的氧化应激反应，生物体液中这些化合物的水平可作为体内氧化应激反应的定量指标。8-异前列腺素是在细胞膜磷脂中原位生成的花生四烯酸的自由基催化产物，磷脂酶 A2 可将其裂解。异前列腺素的稳定性、脂质过氧化的特异性、在体内产生的特性，以及在生物液中含量丰富，使其成为脂质过氧化和氧化应激的最可靠的生物标志物之一。

保罗（Paol）等比较了稳定期 CF 患者与健康受试者 EBC 中的 8-异前列腺素的浓度，结果显示，CF 患者的脂质过氧化和氧化应激增强，反映在 EBC 中即 8-异前列腺素浓度升高。与其他炎症性气道疾病（如间质性肺疾病和 COPD）相比，CF 患者 EBC 中 8-异前列腺素水平与 FEV_1 呈负相关，提示氧化应激增强可能导致肺功能恶化。用 EBC 这种非侵入性方法测定 8-异前列腺素可能为抗氧化剂的剂量研究提供合理的依据，并为利用这些药物治疗 CF 的临床试验提供一个重要的方向。卢西迪（Lucidi）等的研究显示，稳定期 CF 患者的氧化应激水平升高，不稳定期 CF 患者的氧化应激水平升高，都可反映在呼出的 8-异前列腺素浓度上。EBC 中的 8-异前列腺素还与临床和放射学评估相关，可作为疾病严重程度的有用标志物。

二、NO 相关产物

NO 是一种普遍存在的自由基，具有多种生理功能。在肺部，它介导炎症反应，调节气道平滑肌收缩、肺灌注和免疫反应。多项研究表明，慢性细菌感染或定植占主导地位的疾病（如支气管扩张和 CF），患者呼出的 NO 可能会增加。但也有研究报道，CF 患者在感染性肺恶化期间，其呼出的 NO 浓度呈现相反的情况。这可能是由于 NO 是一种具有多种氧化态的高活性分子，在不同的微环境中，它可以被还原、被氧化或与其他生物分子配合；在水环境中，如气道的气液界面，NO 代谢的最终稳定产物亚硝酸盐（NO_2^-）和硝酸盐（NO_3^-）的形成可能表明 NO 的生成。因此，在 CF 患者的气道中，气态 NO 可能已经转化为 NO_2^- 和 NO_3^-。LP 等已经证明，检测 EBC 中的 NO_2^- 和 NO_3^- 是一种简便和非侵入性的检测方法，它避免了鼻通气和唾液污染的混杂影响。与正常对照组相比，临床稳定的 CF 患者血清中 NO 水平升高。在化脓性呼吸道疾病中，NO_2^- 和 NO_3^- 可能是比呼出的气态 NO 更有用的气道炎症标志物。

三、细胞因子

CF 的特点是条件致病菌感染和慢性炎症，进展为阻塞性肺疾病和支气管淤滞。多项研究报道，在 CF 患者气道分泌物中可以发现许多细胞因子和趋化因子水平升高。细胞因子和趋化因子的分泌，特别是 CXC 趋化因子 IL-8 的分泌，促进了中性粒细胞向气道迁移，中性粒细胞进一步触发促炎症介质和趋化物质的释放，从而使炎症反应持续存在。

在 CF 患者中，评估 EBC 中的细胞因子可能是一种有用的工具。在临床研究中，卡隆博（Colombo）等利用生物芯片阵列研究了 CF 患者 EBC 中 12 种生物标志物的存在情况，发现治疗前 EBC 中的 MCP、IFN-γ、TNF-α 水平与肺活量呈负相关，IL-8 水平与 CRP 呈正相关。静脉注射抗生素结束 15 天后，VEGF 是唯一与 FEV_1 和 FVC 呈负相关的生长因子。将来需要进一步研究各种细胞因子在 EBC 中的存在情况和水平，以作为评估 CF 急性加重和治疗反应的生物标志物。

四、腺苷

气道上皮细胞和炎症细胞可释放腺嘌呤到气道表面，随后作为信号分子调节宿主防御。炎症过程促使嘌呤向细胞外间隙释放，在 CF 中可观察到气道嘌呤浓度升高。查尔斯（Charles）等利用质谱技术证明了 CF、哮喘和 COPD 患者 EBC 中的嘌呤浓度在稀释后升高。此外，EBC 中单磷酸腺苷或腺苷的变化与 CF 患儿的肺功能改变相关。这些发现表明，嘌呤能信号通路参与了 CF 疾病的病理生理过程，并提示 EBC 中单磷酸腺苷和腺苷可以作为 CF 和其他肺部疾病严重程度的生物标志物。

五、代谢组学

CF 能驱动血浆、BALF、痰和血清的代谢组学改变。代谢组学通常使用高分辨率核磁共振（NMR）波谱检测生物流体中的代谢物，代谢组学代表着新生物学中一个重要的、快速发展的组成部分。核磁共振和质谱的联合使用可以准确测量 EBC 中的小分子。

蒙图斯基（Montuschi）等利用核磁共振的 EBC 代谢组学结果区分了 29 例稳定期 CF 患者、24 例不稳定期 CF 患者和 31 例年龄匹配的健康对照者，发现 CF 患者与健康对照者的正确区分率为 96%。稳定期 CF 与不稳定期 CF 的分型正确率为 95%。乙醇、乙酸乙酯、异丙醇和丙酮对 CF 患者和健康对照者的鉴别能力最强。此外，罗布鲁克（Robroek）等通过 GC-MS 分析 CF 患者的 EBC，发现通过使用 EBC 中存在的 22 种化合物可使 CF 患者的分类率达到 100%。

综上所述，EBC 的核磁共振波谱可用于鉴别 CF 患者和健康对照者、不稳定期和稳定期 CF 患者。这项技术可以无偏见地识别 CF 的潜在生物标志物，其中一些可能是临床试验中有用的替代终点，可以揭示这种疾病的代谢变化。

六、pH 值

pH 值被认为是 EBC 最有用的变量，哮喘和 COPD 患者的 EBC 酸化在一些研究中有报道。研究显示，酸化可能是气道炎症的替代标志，具有重要的病理生理影响，如支气管收缩或纤毛搏动频率降低。CF 患者气道存在慢性酸化，这可能与 CF 患者肺的碳酸氢盐分泌功能降低导致其缓冲能力降低和应对持续性炎症的能力降低有关。研究发现，稳定期 CF 患者 EBC 的 pH 值明显高于健康组，治疗后 EBC 的 pH 值接近健康组，提示 CF 患者气道酸化部分是炎症反应的结果。此外，一些报告甚至建议测定 EBC pH 值可能适合于监测急性加重治疗期间的气道炎症。稳定期 CF 患者 EBC pH 值小于 7，这似乎与炎症有关，因为 EBC 的 pH 值在病情恶化的治疗过程中显著上升。

鉴于这可能对 CF 患者肺的病理生理学产生有害影响，所以在活体内对 CF 患者气道的 pH 调节情况还需做进一步的研究。

七、miRNA

miRNA 是一类长度为 21～23 bp 的小的非编码 RNA，通过转录后抑制基因表达来调节各种蛋白质的表达。众所周知，miRNA 是呼吸系统疾病免疫反应和慢性炎症（包括哮喘、COPD、特发性肺纤维化）的调节者。它们不仅在细胞内表达，而且稳定存在于细胞外环境，如血浆、痰、BALF 中。近年研究发现，EBC 中同样存在 miRNA，并且其化学稳定性较高，能反映病变肺与健康肺的表达变化。

斯塔乔威克（Stachowiak）等研究发现，在肺恶化期间，miRNA 在气道中的表达谱发生了变化，但在血液中没有变化。此外，CF 患者 EBC 中 miR-223-3p、miR-451a、miR-27b、miR-486-5p 的改变与临床转归（如细菌感染、症状严重程度、肺功能、外周炎症）相关。

综上所述，EBC 收集技术为炎症性肺部疾病的非侵入性监测提供了一种新的方法，EBC 中的亚硝酸盐、过氧化氢和异前列腺素等炎症因子均可被用于评估 CF 气道炎症程度，且有望成为 CF 病情进展过程中的特异性生物标志物，为 CF 患者的临床诊疗提供新思路。

第十一章　药物浓度监测

第一节　药物浓度监测的基本特点

药物浓度监测是指在临床药物治疗的过程中，在观察药物疗效的同时应用现代分析技术，定时采集患者的血液、尿液、唾液等液体，通过测定患者体内的药物及代谢产物浓度，以药代动力学和药效学基础理论为指导，利用药代动力学原理和公式，制订适合患者的个体化给药方案，从而获得满意的疗效，并且避免药物毒副反应的发生。药物浓度监测能够提供检测数据，通过科学技术解读检测数据可提出合理的药物治疗建议，保障患者用药安全、有效、经济及适宜。

不同药物血药浓度的检测方法不同。总体而言，检测方法主要包括三大类：一是色谱法，主要是 LC-MS/MS 法；二是免疫法，包括化学发光微粒子免疫检测法、酶放大免疫检测法等；三是基于微采样等新技术的检测方法。此外，不同体液和组织中的药物浓度分布各不相同，比如利福平在胆汁中浓度较高，林可霉素可在骨组织中有较高浓度，前列腺组织和前列腺液中绝大多数抗生素浓度较低。目前，在临床分析最常用的药物浓度监测筛选方法中，涉及的生物样本主要包括尿液和血液，血液或其衍生液体中的药物浓度反映了分析物的系统水平，因此这些类型的样本在生物医学领域被广泛接受，但是这些样本仍存在一些缺点，即它们是通过侵入性采样方法获得的，需要专门技术人员收集样本，对患者或样本捐赠者的依从性较低。在呼吸系统中，由于下呼吸道样本采集困难，常需要借助创伤性采样手段，难以标准化，因此这些创伤性采样方法限制了对药物在下呼吸道组织体液中分布情况的研究。

第二节　EBC 用于药物浓度监测的相关研究

近年研究报道，慢性呼吸道疾病是发达国家人口发病率和死亡率的重要原因。由于呼吸系统疾病的大部分病理生理反应局限于气道，所以气道上皮表面代表了许多药物治疗的解剖靶点，因此药物的治疗效果高度依赖于其在气道中的浓度。然而，准确测量气道药物浓度具有巨大的挑战性。BALF 和 IS 的采样方法都涉及限制使用的技术和解释上的挑战，灌洗和诱导痰都需要患者从气道吸入盐溶液，这会引起气道环境的变化，从而可能改变样本中药物和生物标志物的浓度。而 EBC 作为无创、安全、便捷的标本采集手段，已被广泛应用于呼吸系统疾病炎症介质的检测，其可以在不改变气道成分的情况下用于纵向评估。尽管人们对 EBC 中药物的检测和量化越来越感兴趣，但目前将 EBC 用于药物检测的研究尚少。

EBC 中的气道分泌物被高度稀释（稀释系数通常大于 1∶10000），因此需要高灵敏度的方法来测定 EBC 中的低浓度药物和生物标志物。查尔斯（Charles）等使用 MS 在 EBC 中测定了多个低浓度小分子和代谢物水平，论证了利用 EBC 分析评估靶向气道表面药物浓度和药效学效应的可行性。查尔斯通过 EBC 的质谱分析观察到血清和气道药物浓度峰值之间的关系，表明气道药物浓度和给药比例之间存在相关性。在气道和血清样本中，药物相对代谢物的浓度和模式都有很大的不同，气道药物浓度远高于血清药物浓度，与雾化给药途径一致。此外，还有学者发现了血清药物代谢产物的模式可能不能准确地反映气道表面的药物代谢情况。气道药物的药代动力学分析需要直接评估气道表面的药物浓度，而 EBC 分析提供了在不干扰气道的情况下纵向测定浓度的能力。

阿马托（Amato）等对非囊性纤维化支气管扩张症患者使用匹多莫德药物，每日 800 mg，每月连续使用 3 周，连续服用 6 个月，并在这些患者服用匹多莫德之前和第一次服用 6 个月后收集他们的 EBC，采用 NMR 波谱和多元统计分析相结合的方法对其进行研究，发现用匹多莫德治疗前后非囊性纤维化支气管扩张症患者的 EBC 之间具有代谢差异。此外，马泰斯（Matthijs）等研究了肺部用药的药代动力学，测定了患者静脉给药和吸入沙丁胺醇和妥布霉素后的药代动力学，研究发现，静脉给药后，沙丁胺醇和妥布霉素在 EBC 中基本检测不到，但是吸入给药后，分别有 50.8% 和 51.5% 的 EBC 样本中能检测到沙丁胺醇和妥布霉素。

博拉斯（Borras）等对慢性疼痛患者使用不同的阿片类镇痛药物来缓解疼痛，在间隔 90 min 的两个时间点重复采集患者的血清和 EBC，用液相色谱-串联质谱法对所有样本进行分析发现，输注的阿片类药物存在于 EBC 中，尽管比血液中的药物浓度低得多。他们还发现一些主要的阿片类药物及其代谢物在 EBC 和血液中的浓度之间有良好的相关性，如去甲吗啡和去氢吗啡酮。Khoub 等则提出了一种微萃取分离联合测定 EBC 中美沙酮的方法。他们采用分散液-液微萃取和超声液-液微萃取相结合的液相色谱分析方法，对所采集的 EBC 中的美沙酮进行分析，发现美沙酮日内和日间精密度和准确度均小于 5%，可接受水平小于 20%，该方法可应用于患者 EBC 样本中美沙酮的测定。

总之，EBC 分析在评估药物在气道表面的药代动力学方面是一种有潜在价值的工具。质谱的多功能性表明，这种方法可能适用于大量的气道表面药物，而收集 EBC 的简便性将使这种方法很容易被纳入药物开发研究中。

第十二章 职业暴露

第一节 职业暴露的基本特点

一、定义及流行病学

职业暴露是指由于职业关系而暴露在危险因素中，从而可能危害健康或危及生命的一种情况。世界上每 30 s 就有一名工人因接触有毒化学品、杀虫剂、辐射和其他有害物质而死亡。在呼吸系统相关疾病中，肺癌、支气管哮喘、支气管炎、间质性肺疾病、尘肺病等均与职业暴露有关。另外，金属颗粒、石英粉尘以及化学溶剂等作为职业暴露危险因素，在呼吸系统疾病的发生发展中扮演着重要角色。

二、职业暴露的分类

（一）致癌物的种类

巴西劳工部于 2014 年将致癌物分为三类：①对人类有致癌作用的致癌物，包括苯（一种在石油、汽油、煤燃烧和溶剂中发现的化学物质）、三氯乙烯（一种用于制造溶剂的化学试剂），以及药物硫唑嘌呤（硫唑嘌呤具有抗白血病、抗炎和免疫抑制等特性）。②可能对人类有致癌作用的致癌物，包括用于治疗骨髓增生异常综合征的药物，如氮杂胞苷、顺铂抗肿瘤药物、水合氯醛和氯醛、硫酸二甲酯等。③对人类几乎不可能致癌的致癌物，包括乙酰胺、丙烯酸乙酯、铅、氯仿和苯乙烯等产品，用于生产聚酯、制造塑料包装和一次性材料。

（二）医学职业暴露

1. 医务人员职业暴露的分类

① 生物危害：HIV、HBV、HCV 等。

② 化学危害：抗肿瘤药物、消毒制剂等。

③ 物理危害：运动功能性损伤（搬运重物、长时间站立操作）、物理刺激（噪音、高温、紫外线、射线等）、锐器伤等。

2. **医务人员职业暴露的特点**

① 接触的病原微生物未知。

② 接触的途径多包括直接接触、间接接触，传播方式包括飞沫传播、空气传播、消化道传播、血液或体液传播等。

3. **医务人员的个人防护**

① 若从事皮肤与血液、体液、组织液、黏膜、血制品等直接接触的工作，应戴手套。

② 当可能存在血液和体液飞溅、泼溅和喷溅至眼、口和其他黏膜的情况时，应戴防护性眼罩和口罩。

③ 在接触患者前后应洗手。

④ 正确处理锐器，不要将针头重新戴帽、折断或进行其他人工操作。

⑤ 个人防护设施在离开工作场所时应立即除去，将所有的污染物放在特定的区域进行清洗、去污和其他处理。

第二节　EBC 检测技术应用于职业暴露的相关研究

EBC 是呼出气体通过接触冷的表面或冷凝器冷却所得到的。EBC 样本作为流体或冷冻材料收集，可用于分析挥发性和非挥发性大分子。EBC 成分中大部分是由呼吸道上皮内壁液蒸发出来的水蒸气，小部分包括吸气过程中呼吸细支气管打开呼吸液膜或气泡破裂过程产生的气溶胶液滴和呼气时释放出的碎片化的液滴气溶胶。这些液滴携带许多非挥发性分子（蛋白质、脂类、电解质、酸性和碱性小分子、金属等）。此外，EBC 还含有大量的微挥发性物质（二氧化碳、一氧化氮、碳氢化合物等）。因此，EBC 提供了稀释的上皮内壁液样本。职业呼吸系统疾病是由工作场所吸入的物质引起的，其特征是对这些刺激的反应，包括氧化应激和炎症反应。

呼吸系统是吸入物质进入人体的主要途径。EBC 则是一种检测呼吸系统损伤的媒介，甚至在呼吸系统疾病和肺活量发生改变之前就可能揭示与氧化应激和炎症反应相关的生化变化。作为一种新的敏感技术，许多研究表明 EBC 中的颗粒浓度检测可以用于职业暴露评估。

关于 EBC 职业暴露的研究仍在进行中，如一项欧洲人体生物监测计划，涉及来自 8 个欧洲国家的 400 名接触六价铬的工人。EBC 将作为该计划的一种新的铬生物监测方法，与红细胞铬及传统的尿总铬测量相结合，用于监测受试者生物样本中的六价铬含量。

塔富罗（Tafuro）等进行了一项观察性研究，目的是验证实验动物工作人员气道炎症的生物标志物。该研究比较了 63 例实验动物工作人员和 64 例健康对照者 eNO、EBC 过氧化氢和血清表面活性蛋白 A 的含量。在多变量分析中，eNO 和血清表面活性蛋白 A 的含量与暴露与否相关。实验动物工作人员的 EBC 过氧化氢水平与健康对照者总体差异不显著。里切利（Riccelli）等研究了焊接烟雾暴露人员 EBC 中的铬和镍含量，结果表明，即使在非常低的环境浓度下，EBC 铬浓度也是一个可靠的暴露生物标志物，而 EBC 镍浓度仍然低于检测下限。许多研究者在是否应常规建议使用 EBC 对金属暴露进行生物监测的问题上存在争议。他们考虑了 EBC 金属在疾病发病机制和职业环境暴露中的测量。结论是，EBC 是一种研究工具，可用于调查有金属参与的各种呼吸系统疾病，特别是与吸烟有关的慢性阻塞性肺病。然而，EBC 金属浓度的定量目前还不能可靠地用于临床支持或进行任何诊断。对职业接触工人的研究证实，EBC 金属浓度可以记录对特定金属的显著接触，但在为环境监测收集的过滤器上测量金属浓度可能更有效。事实上，未能评估 EBC 中气道颗粒稀释的可变性，以及肺积极代谢和运输金属的能力，对 EBC 分析造成了限制。

胡罗（Hulo）和他的同事通过收集电焊工人接触焊接烟尘 5 天后的 EBC 和尿液，并对其中的金属物质进行定量，发现 EBC 中的锰与累积暴露指数相关，并且 EBC 中的锰与尿液中的锰的暴露指数关系相似，表明 EBC 中的锰含量可作为职业性接触焊接烟尘的可靠指标。越来越多的研究发现，使用清洁产品会增加哮喘和鼻炎发生的风险，与工作有关的哮喘或鼻炎随着从事清洁工作年限的增加而加重，大多数清洁剂对黏膜和皮肤有刺激性作用，偶尔还会有致敏作用。卡西米里（Casimirri）等通过收集清洁工的 EBC 并测定其中的成分发现，清洁工暴露后与暴露前相比，EBC 中的丙二醛、4-羟基壬烯醛和活性氮水平升高，pH 值下降，表明长期接触氯化剂对这些工人的呼吸道有影响，并证实 EBC 生物标志物的评估在职业环境中是有用的，可以在呼吸系统疾病和肺活量发生改变之前及早发现生化变化和气道损伤。可吸入结晶二氧化硅在以石英或方石英形式被吸入时被列为致癌物，其通过身体各系统对人体产生损伤，目前其与肺癌的相关性已经得到了肯定。利斯（Leese）等使用单粒子电感耦合等离子体质谱（single particle ICP-MS，spICP-MS）和透射电子显微镜（transmission electron microscope，TEM）分析采石工人的 EBC，以未暴露人员作为对照，结果表明，未暴露人员的 EBC 表现出低背景水平的溶解二氧化硅，而采石工人的 EBC 样本中存在各种尺寸的二氧化硅颗粒。六价铬是一种致敏剂及致癌物，可引起一系列症状，如鼻出血、鼻中隔溃疡、炎症性呼吸问题、皮肤过敏、胃部不适、肾脏和肝脏损害、肺癌和鼻癌。三价铬是无毒的，尿液样本只能测定三价铬。而六价铬的主要吸收途径是吸入，因此，EBC 是测定六价铬的合适生物基质。利斯（Leese）等研究发现，职业暴露于六价铬的工人 EBC 样本中六价铬水平显著高于未暴露人群，他们尿液样本中的总铬水平也较高。纳米二氧化钛是商业上重要的纳米材料，被 IARC 归类为 2B 组，可能是一种致癌物，大量动物实验证实了其具有肺损伤、氧化应激、细胞毒性和遗传毒性的危害。Pelclova 等测定了长期暴露于纳米二氧化钛的工人 EBC 中的脂质氧化标志物，结果显示，纳米二氧化钛暴露和 EBC 中的脂质氧化标志物之间存在显著的剂量相关性。EBC 可以用于无创监测暴露于工程纳米颗粒的工人。

EBC 不仅是一种气道内壁液无创取样的合适工具，而且是一种调查职业病的合适方法。在过去的几年里，用 EBC 测定职业性过敏相关生物标志物的做法几乎被放弃。EBC 最常被用来评估的暴露生物标志物是金属，然而这种方法是否比传统的环境监测有优势还存在争议。当将 EBC 中的金属浓度与空气和血液中的浓度进行比较时，EBC 可能更适合于肺吸收金属的动力学研究。大多数研究所研究的效应生物标志物都与氧化应激有关。这些发现表明，氧化应激是对吸入环境毒素的一般反应。

第十三章 中 医

第一节 中医对 ARDS 发病机制的研究

急性呼吸窘迫综合征（acute respiratory distress syndrome，ARDS）是由心源性以外的各种肺内、外致病因素导致的急性低氧性呼吸衰竭，主要以肺顺应性降低、肺容积减少、严重的通气/血流比例失调为病理生理特征，肺部影像学表现为非均一性的渗出性病变，临床表现为进行性低氧血症和呼吸窘迫，是严重威胁重症患者生命并影响其生存质量的一种常见危重症。

ARDS 的病理机制错综复杂。炎症反应是 ARDS 发病的重要机制，其中中性粒细胞、肺泡巨噬细胞和内皮细胞在介导 ARDS 的发生发展中起了重要的作用。中性粒细胞在肺内聚集、激活，释放多种肺损伤物质如蛋白溶解酶、超氧化物和细胞因子；肺泡巨噬细胞局部释放 TNF、IL 和白三烯，促进中性粒细胞的渗出和聚集；肺毛细血管内皮细胞释放氧自由基并表达黏附因子诱导炎症细胞，损伤血管内皮从而导致肺水肿。在上述炎症反应过程中，肺泡上皮细胞和肺血管内皮细胞合成和释放多种因子，如氧自由基、NO、8-异前列腺素、内皮素-1 及 VEGF 等，这些物质均参与和介导炎症反应。

ARDS 属于中医学中的"暴喘""喘脱"等范畴，肺不主气、肺失宣降是 ARDS 发生的病理基础，痰热瘀闭是 ARDS 加重的病理因素。ARDS 的病理机制关键在于痰、饮、热、瘀、虚几个方面。ARDS 在不同阶段有不同的中医病理机制特点。ARDS 早期，患者有明显的呼吸急促和发绀，中医辨证属风热闭肺、痰热壅肺、肺失宣降；ARDS 中期，低氧血症不易纠正，急性呼吸衰竭持续存在，中医辨证属热毒内陷、痰瘀饮停；疾病进一步进展，此时或伴高凝状态、凝血指标异常等，中医辨证当属瘀热饮停阶段。根据

ARDS 中医病因特点，在疾病早、中期运用清热解毒方药急挫热势，阻止邪毒由外犯内，并结合宣肺利水、通腑泻热、化痰活血等方法。

第二节　EBC 检测与中医治疗 ARDS 的研究

目前，西医对于 ARDS 的治疗措施主要是：原发病的积极治疗、氧疗、机械通气、控制液体平衡、维持适量血容量、营养支持、纠正酸碱失衡及电解质紊乱等。其他如应用糖皮质激素、肺泡表面活性物质、鱼油及一氧化氮吸入等的疗效尚未完全被肯定。由于 ARDS 发病机制复杂，病因多样，目前治疗效果仍不理想，死亡率仍然居高不下。

近年来，大量的实验和临床研究证实，中医药在 ARDS 治疗上具有良好的效果。中医治疗 ARDS 的方法主要为：活血化瘀法、宣肺利水法、清热解毒法、通腑泻下法、益气固表法、温阳补肾法等。

一、血必净治疗 ARDS 的临床研究

王今达教授根据菌、毒、炎并治理论，研制了用于治疗脓毒症和 MODS 的有效药物血必净注射液，多种活血化瘀中药的复方制剂，可强效拮抗内毒素及炎症介质，抑制炎症，控制感染。

（1）组方：红花、赤芍、川芎、丹参、当归等中药。

（2）主要有效成分和功效：红花黄色素 A、川芎嗪、丹参素、阿魏酸、芍药苷、原儿茶醛等，具有活血化淤、疏通脉络、溃散毒邪的作用。

（3）作用机制：通过保护血管内皮细胞抑制 TXA_2 合成或对抗 TXA_2，抑制局部脂质过氧化反应，提高抗氧化活性，抑制血小板，降低血黏度，减轻肺组织的缺血、缺氧、炎症递质及氧自由基对血管内皮的综合性损害过程，有强效拮抗细胞因子和炎症递质的作用，在治疗全身炎症反应综合征、脓毒症及多器官功能障碍综合征等疾病方面取得了较好疗效。

陈建荣团队使用了血必净治疗 ARDS 患者，他们观察治疗后的 ARDS 患者 EBC 中的 NO 和血管内皮生长因子-A（VEGF-A）的变化和临床意义。将 32 例 ICU 中行机械通气的 ARDS 患者随机分为对照组和血必净治疗组，每组 16 例。对照组给予针对原发病的常规治疗，血必净治疗组在常规治疗的基础上联用血必净治疗，疗程 5 天。在诊断 ARDS 24 h 内和用药第 5 天采集他们的血清样本和使用改进的 EcoScreen 冷凝器收集所有人的 EBC 样本。

采用 EIA 检测 EBC 和血清中 NO 和 VEGF-A 的含量，观察两组患者治疗前后 EBC 中 NO 和 VEGF-A 的变化。结果显示，与治疗前比较，两组在治疗后 EBC 中和血清中 NO 水平均有所下降、VEGF-A 水平均有所上升（$P<0.05$）；治疗后，血必净治疗组 EBC 中和血清中 NO 水平均低于对照组（$P<0.05$），EBC 中 VEGF-A 水平高于对照组（$P<0.05$）。所以，血必净是一种可有效控制 ARDS 患者体内炎症反应的药物，采用 EBC 检测技术测定患者肺内 NO 和 VEGF-A 含量的变化，可判断 ARDS 患者肺部的炎症反应程度，有助于对治疗效果进行评价。

朱杰等研究了使用血必净治疗 OSAS 患者的临床效果。他们选取 OSAS 患者 56 例和正常体检者 30 例，其中将 OSAS 患者分为对照组及治疗组各 28 例，对照组给予 CPAP 治疗，治疗组在 CPAP 治疗的基础上加用血必净治疗。治疗前后采用 ELISA 法测定 EBC 中的 8-异前列腺素、IL-6、TNF-α 水平。结果显示，治疗组在治疗后，8-异前列腺素、IL-6、TNF-α 水平较治疗前均明显降低（$P<0.01$），较对照组也明显降低，与正常组水平相比，差异无统计学意义。由此可见，用血必净注射液治疗 OSAS 能抑制炎症递质的产生和释放，降低 OSAS 所致的氧化应激和炎症反应，血必净在防治 OSAS 的发病及并发症方面有一定的作用。

二、清肺汤治疗 ARDS 的临床研究

（一）自拟方剂清肺汤

根据 ARDS 的中医证型和发病机制，陈建荣团队自拟中药清肺汤，该汤具有抗炎、解毒、化痰、平喘、止咳的功能，联合常规西医治疗可以从多个方面起到缓解病情的作用。

（1）组方：炙麻黄 6 g，黄芩 20 g，金荞麦 30 g，鱼腥草 30 g，熟大黄 12 g，葶苈子 20 g。

（2）服用方法：中药均为江阴天江药业有限公司的中药配方颗粒。每日将药物溶解于 50 mL 水中，置于微波炉低火 1 min 完全溶解，分两次口服或鼻饲。

（二）清肺汤方解

清肺汤治疗 ARDS 的作用机制与中药或复方常常是多成分、多靶点、多途径、多机制发挥作用有关，对于综合调控复杂的炎症反应更具优势与特色。ARDS 在不同阶段有着不同的临床特征，中医病理机制特点符合温热病

卫、气、营、血的转变规律，其基本的病理基础为肺不主气、肺失宣降。在疾病早、中期运用宣肺泄热，化痰通腑，活血利水方药急挫热势，阻止邪毒由外犯内，实现病情的"截断扭转"。根据 ARDS 中医病因病机特点，结合清热解毒、宣肺利水、通腑泻热、化痰活血等治法，选用由炙麻黄、黄芩、金荞麦、鱼腥草、熟大黄、葶苈子组成的清肺汤。方中炙麻黄宣肺解表，使邪从卫分而出，并能平喘利水；黄芩、金荞麦、鱼腥草清泄肺热，化痰解毒；熟大黄清热解毒，通腑泻热，盖肺与大肠相表里，釜底抽薪，通腑泻热而清泄肺热，尚能化瘀活血，也是治疗营血瘀热之良药；葶苈子利水化痰平喘，用于痰浊水饮停滞之喘证。诸药合用，金荞麦、鱼腥草为君药，黄芩、葶苈子为臣药，君臣相须为用；熟大黄为使药，清热解毒，活血化瘀；炙麻黄为佐药，可佐君臣药效，其性温，又可反佐其他药物寒凉之性。全方共奏宣肺泄热、清肺化痰、化瘀利水之功，与 ARDS 的病理变化规律颇为合拍。

（三）清肺汤治疗 ARDS 临床效果评价

陈建荣团队研究了 ARDS 患者使用清肺汤治疗前后 EBC 和血清中炎症指标和临床监测指标改变的临床意义。

（1）清肺汤治疗对 ARDS 患者 EBC 及血清中 NO、8-iso-PG 和 VEGF 影响的临床研究：① 治疗后，清肺汤治疗组（24 例）EBC 和血清中 NO 和 8-iso-PG 水平低于常规治疗组（24 例），清肺汤治疗组 EBC 中 VEGF 水平高于常规治疗组（$P<0.05$）。② 治疗后，清肺汤治疗组生存患者 EBC 和血清中 NO、8-iso-PG 水平低于常规治疗组，清肺汤治疗组生存患者 EBC 中 VEGF 水平高于常规治疗组（$P<0.05$）。③ 清肺汤治疗组治疗前后氧合指数的改善优于常规治疗组（$P<0.05$）。④ 清肺汤治疗组治疗前后 APACHE Ⅱ 评分的改善优于常规治疗组（$P<0.05$）。

（2）清肺汤治疗对 ARDS 患者 EBC 及血清中 NO 和 ET-1 影响的临床研究：① 治疗后第 5 天，清肺汤治疗组（26 例）EBC 及血清中 NO 水平均低于常规治疗组（26 例）（$P<0.05$）。② 治疗后第 5 天，清肺汤治疗组 EBC 及血清中 ET-1 水平低于常规治疗组（$P<0.05$）。③ 治疗后第 5 天，清肺汤治疗组血清中 PGE_2 水平低于常规治疗组（$P<0.05$）。④ 治疗后第 5 天，清肺汤治疗组 APACHE Ⅱ 评分低于常规治疗组（$P<0.05$）。⑤ 清肺汤治疗组机械通气时间低于常规治疗组（$P<0.05$）。⑥ 清肺汤治疗组氧合指数改善

值优于常规治疗组（$P<0.05$）。

（3）清肺汤治疗对 ARDS 患者 EBC 及血清中 ET-1 和 8-iso-PG 的影响：① 治疗后第5、7天，清肺汤治疗组（30例）EBC 中 ET-1 水平低于同期常规治疗组（30例）（$P<0.05$）。② 治疗后第7天，两组患者 EBC 和血清中 8-iso-PG 水平均较治疗前下降（$P<0.05$）；清肺汤治疗组 EBC 中 8-iso-PG 水平低于常规治疗组（$P<0.05$）。③ 清肺汤治疗组 WBC、CRP、PCT 水平低于常规治疗组（$P<0.05$）。④ 清肺汤治疗组 APACHE Ⅱ 评分、氧合指数较治疗前和常规治疗组有所改善（$P<0.05$）。⑤ 清肺汤治疗组机械通气时间（9.26 ± 3.59 天）短于常规治疗组（11.88 ± 4.24 天）（$P<0.05$）。

北京市丰台医院的范善民等使用陈建荣团队清肺汤处方治疗老年 ARDS 患者，根据治疗方案的不同将患者分为常规治疗组和中药治疗组各 29 例。常规治疗组给予原发病的常规对症治疗，中药治疗组在原发病常规对症治疗的基础上同时给予清肺汤鼻饲治疗，治疗 7 天。采用 ELISA 法检测并比较两组患者治疗前后血清及 EBC 中 NO、8-异前列腺素、内皮素-1 和 VEGF 水平，并记录两组治疗前后血氧合指数（PaO_2/FiO_2）、血管外肺水指数（EVLWI）、APACHE Ⅱ 评分、肺损伤评分（LIS 评分）及机械通气时间。结果显示：① 中药治疗组患者 PaO_2/FiO_2 改善，机械通气时间缩短并优于常规治疗组（$P<0.05$），APACHE Ⅱ 评分及 LIS 评分改善优于常规治疗组（$P<0.01$）；② 中药治疗组患者白细胞计数低于常规治疗组（$P<0.05$），高敏 C-反应蛋白、降钙素原低于常规治疗组（$P<0.01$）；③ 中药治疗组血清 NO 水平低于常规治疗组（$P<0.01$），血清 VEGF 水平高于常规治疗组（$P<0.01$）；④ 中药治疗组 EBC 中 NO、8-异前列腺素、内皮素-1 水平低于常规治疗组（$P<0.01$），VEGF 水平高于常规治疗组（$P<0.05$）。研究表明，中药清肺汤对老年 ARDS 患者有一定的治疗效果。

总　结

相比于传统的检测方法，EBC 检测技术是一种新型、安全且完全非侵入的获得下呼吸道衬液的检测方法，EBC 的收集过程简单、易操作、完全无创，不损伤支气管黏膜，样本直接来源于气道，结果可靠，并且可提供即时的肺病理生理功能监测。此外，它几乎可以无限量地从人体收集。更重要的是，EBC 检测技术与传统的检测方法相比，其结果具有可比性。发展至今，EBC 检测技术越发成熟，已经成为一种前景广阔的新型标本收集方式。

一、EBC 检测技术的研究方向

值得注意的是，EBC 不是某种单一的生物标志物，而是一种可识别生物标志物的高度稀释的低蛋白水性基质，类似于血液、汗液、尿液等体液。EBC 的收集可以根据需要重复进行，并且不会改变肺表面存在的物质浓度，也不会干扰呼吸道本身潜在的生理或病理过程。EBC 是一种无创采样方法，EBC 中含有氧化应激类、炎症反应类及其他类生物标志物，这些物质多呈水溶性，其浓度受氧化应激、炎症反应程度及治疗等因素的影响，可以作为生物标志物指示受试者肺部或全身发生的疾病过程。

目前，研究较多的主要是来自 ALF 颗粒的非挥发性成分和水溶性挥发性成分。其中，非挥发性成分包括细胞因子、脂类、蛋白质、表面活性剂、离子、氧化产物、腺苷、组胺等。水溶性挥发性成分包括氨、过氧化氢、乙醇，以及其他挥发性有机化合物。它们是分析炎症和氧化应激的生物标志物，能够用于研究不同疾病或暴露于肺部及上呼吸道的早期影响因素。EBC 中生物介质的含量及其动态变化，在诊断疾病、评估疾病严重程度、监测药物疗效等方面具有重要的临床意义。

EBC 中的生物标志物分为三大类。第一类：① 挥发性化合物；② 非挥发性化合物；③ 由挥发性化合物衍生的非挥发性化合物。第二类：① 极低分子量化合物；② 低分子化合物；③ 多肽；④ 蛋白质；⑤ 核酸。第三类：① 脂质介体；② 无机分子；③ 有机分子；④ 氧化还原相关分子；⑤ pH 相关分子；⑥ 细胞因子和趋化因子。到目前为止，EBC 中有多种化合物已被报道，而呼吸系统中已知的炎症标志物形成的主要途径有两条，分别是氮活性物的形成途径和花生四烯酸代谢物的形成途径。

氮活性物包括亚硝酸盐、硝酸盐、3-NT 和 S-NO，它们都是由 NO 衍生而来的。NO 是目前研究最广泛的呼出气体，就其稳定性、可重复性和测量的标准化而言，也是最先进的氧化应激标志物，可在 EBC 中检测出并已发现与哮喘、肺炎及其他肺部疾病具有临床相关性。

花生四烯酸是存在于人体细胞膜磷脂中的一种多不饱和脂肪酸，是合成二十烷类化合物的前体，也被认为是炎症反应中最重要的中间体之一。其中最重要的是异前列腺素（包括 8-异前列烷、8-异前列腺素）、白三烯（包括 LTC_4、LTD_4、LTE_4 和 LTF_4）和前列腺素（包括 PGE_2、$PGF_{2\alpha}$、PGD_2、TXB_2），并且已在哮喘和 COPD 患者的 EBC 中检测到白三烯、8-异前列腺素及前列腺素，其中，8-异前列腺素是 EBC 中研究最广泛的因子。未来在 EBC 中检测更多的花生四烯酸类代谢物，可以更深入地洞察其在肺部疾病中的作用。

其他氧化应激标志物有细胞因子和谷胱甘肽。细胞因子根据其生物活性可分为白细胞介素、淋巴因子和趋化因子，尽管细胞因子在 EBC 中的浓度很低，但得到了广泛的研究。EBC 中与呼吸系统疾病有关的已经研究的细胞因子包括白细胞介素（IL-1、IL-2、IL-4、IL-5、IL-6、IL-8、IL-10）、IFN-α 和 TNF-α，而 TNF-α 主要在肺癌患者的 EBC 中进行研究。谷胱甘肽是一种内源性抗氧化剂，在氧化应激过程中通常会被自由基或过氧化物氧化，从而防止活性氧和自由基对细胞的损伤。谷胱甘肽水平的降低和谷胱甘肽二硫化物的升高可能预示着炎症的存在，有研究报道，在哮喘患者的 EBC 中发现谷胱甘肽水平显著降低。

其他类标志物主要有蛋白质、代谢物、小分子和 pH 值。在 EBC 中可检测到下呼吸道分泌蛋白质谱的变化，可用于监测某些肺的病理状态。随着蛋白质组学的发展，筛选作为肺部炎症潜在生物标志物的蛋白质已取得重大进展。EBC 中蛋白质的测定是一个重要的研究领域，目的是了解蛋白质是不是监测呼吸道变化的合适工具。EBC 蛋白质组学分析揭示了多达 44 种独特蛋白质的存在，研究蛋白质组图谱可能是确定诊断和预后生物标志物对不同表型进行分类的关键一步。代谢组学是 EBC 分析中的一个新兴领域，它提供低分子内源性代谢物的生化图谱，是生命系统对遗传修饰、病理生理刺激和环境影响的多参数响应的表达。代谢组学提供了代谢指纹的测定，而不是针对特定的代谢物或一组代谢物。它还可以检测 EBC 中的代谢物模式，从而可以区分病理状况和不同的受试者组。随着光谱技术、计算机数据解释和化学计量学的进步，代谢组学可能在未来为 EBC 诊断提供新的补充数据。

在 EBC 中也可检测到少量的 DNA 和上皮细胞。呼吸道细胞的氧化应激导致 DNA 突变，从而发生细胞周期缩短、生长促进、DNA 修复、细胞凋亡的改变，并可诱导血管生成和细胞侵袭。利用 PCR 技术，这些突变可能可以在肺癌患者的 EBC 中被检测到。研究表明，肺癌患者的 EBC 中存在 p53 突变，而对照组中未发现突变。有研究报道，在肺癌患者的 EBC 中还发现了癌基因 KRAS，但在手术切除肿瘤后，KRAS 的水平显著降低。EGFR 基因突变的检测也在一例肺鳞状细胞癌患者的 EBC 中被证实。肺癌患者的 EBC 中还可以检测到基因启动子甲基化并与肺癌严重程度显著相关。与肿瘤形成相一致的基因改变可能是肿瘤发生的一个重要标志，这可能有助于肺癌的早期诊断。作者团队也已经证明在 EBC 中可以检测到多种 miRNA（如 miR-21、miR-485、miR-186、miR-675 及 miR-34a 等），研究发现 miRNA 检测有望成为早期 NSCLC 的筛查手段，并且可能可以辅助评估 NSCLC 的进展和不良预后。此外，EBC 已被用于快速检测微生物 DNA 和 RNA，用以诊断细菌性和病毒性肺部感染。

综上所述，近年来对于 EBC 的研究越来越广泛，多种蛋白质、循环肿瘤 DNA、非编码 RNA、循环肿瘤细胞和细胞因子等相继在 EBC 中被成功检测到。此外，EBC 的检测已用于支气管哮喘、特发性肺纤维化、支气管扩张、肺癌、急性呼吸窘迫综合征、肺囊性纤维化、慢性阻塞性肺疾病、睡眠呼吸暂停综合征等呼吸系统疾病，甚至在胃肠道疾病、尿毒症、全身性疾病等多类型疾病中研究，但在呼吸系统疾病中的应用仍然是研究的重点。在临床应用方面，EBC 适用于呼吸系统疾病的各个阶段，在不久的未来，它可能会取代传统的侵入性检测方法。目前，已有报道显示，EBC 检测已经可以在家中进行，EBC 检测很有可能成为监测治疗和预测患者的炎症性肺部疾病恶化的有效工具，为呼吸系统疾病的诊断和监测提供新的视角。

二、EBC 检测技术的标准化

随着 EBC 在世界各地的普及，未来需要对技术和设备进行标准化，以确保研究不断取得进展，并确保不同研究之间具有可比性。为了解决标准化问题，研究团队应考虑到收集设备、技术、模式及环境条件等相关问题的一致性和可比性。

EBC 的采集相对简单，但获得的样本的标准化程度不高，目前还没有确定的稀释标志物的"金标准"。稀释标志物的确定，需要满足 2 个条件：① 该标志物在血液中的浓度稳定，可扩散且不会在气道或肺泡中产生；② 肺部通气标准化，通气参数对受试者呼出颗粒物的数量有显著影响，如潮气量、呼吸频率、气流速度以及死腔容积与肺泡容积的比值，都会影响 EBC 的收集和组成。基于上述条件设定，制定适当的稀释标准，同时测定稀释标志物，结合呼吸模式的监测和呼出气颗粒物/气溶胶，EBC 检测可以成为一种标准化的方法。在 EBC 的收集过程中，需要对冷凝器的效率、收集管材料、采集温度、流量设计、潜在的环境污染以及通气参数（如通气模式、潮气量、呼吸频率等）等进行标准化设定；在采集样本后，研究合适的样本处理和储存方法十分重要，以避免样本分解或变化；开发针对 EBC 样本的特定试剂，选择高灵敏和高选择性的分析技术，以应对 EBC 中分析物含量极低的挑战；通过对 EBC 样本收集方法和检测分析方法标准化，可以建立 EBC 中各种生物标志物的正常生理范围数据库，为临床诊断提供坚实的基础。

EBC 检测技术既可减轻患者的负担，适用于所有年龄、任何病况的患者，包括儿童和危重症患者；由于收集简便，又易于被患者接受，患者的依从性好，其应用范围广泛，有很好的推广应用前景。常规肺功能检查不能准确对肺部炎症和氧化还原紊乱程度进行评估，而 EBC 检测技术为临床研究肺的代谢功能提供了有效的方法，可反映肺的生化代谢和炎症过程，例如分析肺部炎症反应、氧化应激状态和肺部肿瘤标志物等。此外，新药疗效的评估以及职业病的识别对炎症标志物具有强烈依赖性，而 EBC 检测技术可以随时提供疾病所需的数据，为新药评估和职业病识别提供了一个新的手段。

随着 EBC 检测技术的发展、EBC 样本收集方法的标准化和检测技术敏感度的提高，以及对其研究的不断深入，相信在不久的将来，EBC 检测技术将广泛应用于临床，在呼吸系统疾病发病机制研究、诊断，严重程度判断，预后评估，以及肺的靶向基因检测和药物代谢等方面发挥举足轻重的作用。

参考文献

［1］张扬，陈建荣，蔡映云. 呼出气冷凝液中一氧化氮水平改变在呼吸系统疾病中的意义［J］. 国际呼吸杂志，2006（7）：539-542.

［2］顾言，陈建荣，邵峰，等. 清肺汤对 ALI/ARDS 患者呼出气冷凝液及血清中 NO 的影响［J］. 临床急诊杂志，2014，15（2）：67-70.

［3］张文彬，陈建荣，蔡映云. 改装 EcoScreen 冷凝器收集机械通气患者呼出气冷凝液的研究［J］. 中国呼吸与危重监护杂志，2010，9（4）：391-395.

［4］张文彬，陈建荣. 机械通气患者呼出气冷凝液收集的临床安全性和可行性［J］. 国际呼吸杂志，2012（5）：362-366.

［5］邵峰，陈建荣，高想，等. 清肺汤对急性呼吸窘迫综合征患者呼出气冷凝液中一氧化氮和 8-异前列腺素的影响［J］. 中国中西医结合杂志，2015，35（5）：541-544.

［6］任珏辉，陈建荣，高想，等. 清肺汤治疗 ARDS 疗效观察及对 ET-1 和 8-iso-PG 水平的影响［J］. 南京中医药大学学报，2015，31（4）：323-326.

［7］顾言，陈建荣，邵峰，等. 清肺汤对急性呼吸窘迫综合征患者呼出气冷凝液和血清中内皮素-1、前列腺素 E_2 的影响［J］. 实用医学杂志，2014，30（23）：3853-3855.

［8］薛垒喜，陈建荣，陶一江，等. 血必净对 ALI/ARDS 患者呼出气冷凝液中 NO 和 VEGF-A 的影响［J］. 中国中西医结合杂志，2013，33（6）：766-769.

［9］任珏辉，陈建荣. 中医药治疗急性呼吸窘迫综合征的研究进展［J］. 中华卫生应急电子杂志，2016，2（2）：88-91.

［10］朱金凤，陈建荣，高想. ALI/ARDS 的辨治思维与方法探析. 现代中医

医结合杂志，2014，23（33）：3727-3729.

［11］黄磊，陈建荣. 中药治疗急性呼吸窘迫综合征的临床研究进展 ［J］. 医学综述，2015，21（3）：509-512.

［12］KUBÁŇ P, FORET F. Exhaled breath condensate：Determination of non-volatile compounds and their potential for clinical diagnosis and monitoring. A review ［J］. Anal Chim Acta，2013，805：1-18.

［13］HORVÁTH I, BARNES P J, LOUKIDES S, et al. A European Respiratory Society technical standard：exhaled biomarkers in lung disease ［J］. Eur Respir J，2017，49（4）：1600965.

［14］PATSIRIS S, EXARCHOS T, VLAMOS P. Exhaled breath condensate （EBC）：is it a viable source of biomarkers for lung diseases? ［J］. Advances in experimental medicine and biology，2020，1195：13-18.

［15］CHANDLER J D, HORATI H, WALKER D I, et al. Determination of thiocyanate in exhaled breath condensate ［J］. Free Radical Biology and Medicine，2018，126：334-340.

［16］DAVIS M D, MONTPETIT A J. Exhaled breath condensate：an update ［J］. Immunology and Allergy Clinics of North America，2018，38（4）：667-678.

［17］MANISCALCO M, FUSCHILLO S, PARIS D, et al. Clinical metabolomics of exhaled breath condensate in chronic respiratory diseases ［J］. Advances in climical chemisty，2019，88：121-149.

［18］RAHIMPOUR E, KHOUBNASABJAFARI M, JOUYBAN-GHARAMALEKI V, et al. Non-volatile compounds in exhaled breath condensate：review of methodological aspects ［J］. Analytical and Bioanalytical Chemistry，2018，410（25）：6411-6440.

［19］KONSTANTINIDI E M, LAPPAS A S, TZORTZI A S, et al. Exhaled breath condensate：technical and diagnostic aspects ［J］. The Scientific World Journal，2015，2015：435160.

［20］WINTERS B R, PLEIL J D, ANGRISH M M, et al. Standardization of the collection of exhaled breath condensate and exhaled breath aerosol using a feedback regulated sampling device ［J］. Journal of Breath Research，

2017, 11 (4): 047107.

[21] JIA M, YAN X Y, JIANG X Y, et al. Ezrin, a membrane cytoskeleton cross-linker protein, as a marker of epithelial damage in asthma [J]. American Journal of Respiratory and Critical Care Medicine, 2019, 199 (4): 496-507.

[22] PREEZ S D, RAIDAL S L, Doran G S, et al. Exhaled breath condensate hydrogen peroxide, pH and leukotriene B$_4$ are associated with lower airway inflammation and airway cytology in the horse [J]. Equine Veterinary Journal, 2019, 51 (1): 24-32.

[23] KARTAVENKA K, PANUWET P, GREENWALD R, et al. Quantification of malondialdehyde in exhaled breath condensate using pseudo two-dimensional ultra-performance liquid chromatography coupled with single quadrupole mass spectrometry [J]. Journal of B, Analytical technologies in the biomedic and life sciences. 2019, 1105: 210-216.

[24] MANISCALCO M, PARIS D, MELCK D J, et al. Differential diagnosis between newly diagnosed asthma and COPD using exhaled breath condensate metabolomics: a pilot study [J]. The European respiratory journal. 2018, 51 (3): 1701825.

[25] UCHIDA Y, SOMA T, NAKAGOME K, et al. Implications of prostaglandin D$_2$ and leukotrienes in exhaled breath condensates of asthma [J]. Annals of Allergy, Asthma & Immunology, 2019, 123 (1): 81-88.

[26] SMYTH R J, TOOMEY S M, SARTORI A, et al. Brief report on the detection of the EGFR T790M mutation in exhaled breath condensate from lung cancer patients [J]. Journal of thoracic oncology, 2018, 13 (8): 1213-1216.

[27] JACKSON T C, ZHANG Y V, SIME P J, et al. Development of an accurate and sensitive method for lactate analysis in exhaled breath condensate by LC MS/MS [J]. Journal of chromatography B: Analytical technologies in the biomedical and life sciences, 2017, 1061-1062: 468-473.

[28] CAMPANELLA A, DE SUMMA S, TOMMASI S. Exhaled breath condensate biomarkers for lung cancer [J]. Journal of breath research, 2019, 13

（4）：044002.

[29] CAINAP C, POP L A, BALACESCU O, et al. Early diagnosis and screening in lung cancer [J]. Am J Cancer Res, 2020, 10（7）：1993-2009.

[30] KAZEMINASAB S, EMAMALIZADEH B, JOUYBAN A, et al. Macromolecular biomarkers of chronic obstructive pulmonary disease in exhaled breath condensate [J]. Biomarkers in Medicine, 2020, 14（11）：1047-1063.

[31] CHHABRA SUNIL K, MANSI G. Exhaled breath condensate analysis in chronic obstructive pulmonary disease [J]. Indian Journal of Chest Disease & Allied Sciences, 2012, 54（1）：27-37.

[32] HAO W D, LI M X, ZHANG Y Q, et al. Expressions of MMP-12, TIMP-4, and neutrophil elastase in PBMCs and exhaled breath condensate in patients with COPD and their relationships with disease severity and acute exacerbations [J]. Journal of Immunology Research, 2019, 2019：7142438.

[33] BANNIER M A G E, ROSIAS P P R, JÖBSIS Q, et al. Exhaled breath condensate in childhood asthma：a review and current perspective [J]. Frontiers in Pediatrics, 2019, 7：150.

[34] RUFO J C, PACIÊNCIA I, MENDES F C, et al. Exhaled breath condensate volatilome allows sensitive diagnosis of persistent asthma [J]. Allergy, 2019, 74（3）：527-534.

[35] NEJMAN-GRYZ P, GÓRSKA K, KRENKE K, et al. Periostin concentration in exhaled breath condensate in children with mild asthma [J]. The Journal of Asthma, 2019, 58（1）：1-9.

[36] SOLIDORO P, PATRUCCO F, FAGOONEE S, et al. Asthma and gastroesophageal reflux disease：a multidisciplinary point of view [J]. Minerva Medica, 2017, 108（4）：350-356.

[37] ALIBERTI S, MORLACCHI L C, FAVERIO P, et al. Serum and exhaled breath condensate inflammatory cytokines in community-acquired pneumonia：a prospective cohort study [J]. Pneumonia, 2016, 8：8.

[38] DAVIS M D, WINTERS B R, MADDEN M C, et al. Exhaled breath con-

densate biomarkers in critically ill, mechanically ventilated patients [J]. Journal of breath research, 2020, 15 (1): 016011.

[39] JIN Z Q, ZHANG W B, ZHU M H, et al. Assessment of ventilator-associated pneumonia by combining 8-isoprostane and nitric oxide levels in exhaled breath condensate with the clinical pulmonary infection score [J]. Journal of International Medical Research, 2020, 48 (5): 300060520922472.

[40] ZHENG Y H, CHEN H X, YAO M S, et al. Bacterial pathogens were detected from human exhaled breath using a novel protocol [J]. Journal of Aerosol Science, 2018, 117: 224-234.

[41] SAWANO M, TAKESHITA K, OHNO H, et al. RT-PCR diagnosis of COVID-19 from exhaled breath condensate: a clinical study [J]. Journal of Breath Research, 2021, 15 (3): 037103.

[42] RYAN D J, TOOMEY S, MADDEN S F, et al. Use of exhaled breath condensate (EBC) in the diagnosis of SARS-CoV-2 (COVID-19) [J]. Thorax, 2021, 76 (1): 86-88.

[43] ZHOU L, YAO M S, ZHANG X, et al. Breath-, air- and surface-borne SARS-CoV-2 in hospitals [J]. Journal of Aerosol Science, 2021, 152: 105693.

[44] PETROSYAN M , PERRAKI E, SIMOES D, et al. Exhaled breath markers in patients with obstructive sleep apnoea [J]. Sleep Breath, 2008, 12 (3): 207-215.

[45] LI Y X, CHONGSUVIVATWONG V, GEATER A F, et al. Are biomarker levels a good follow-up tool for evaluating obstructive sleep apnea syndrome treatments? [J]. Respiration, 2008, 76 (3): 317-323.

[46] CARPAGNANO G E, KHARITONOV S A, RESTA O, et al. Increased 8-isoprostane and interleuckin-6 in breath condensate of obstructive sleep apnea patients [J]. Chest, 2002, 122 (4): 1162-1167.

[47] CARPAGNANO G E, KHARITONOV S A, RESTA O, et al. 8-Isoprostane, a marker of oxidative stress, is increased in exhaled breath condensate of patients with obstructive sleep apnea after night and is reduced by contin-

uous positive airway pressure therapy ［J］. Chest, 2003, 124 （4）: 1386－1392.

［48］ MALAKASIOTI G, ALEXOPOULOS E, BEFANI C, et al. Oxidative stress and inflammatory markers in the exhaled breath condensate of children with OSA ［J］. Sleep & Breathing = Schlaf & Atmung, 2011, 16 （3）: 703－708.

［49］ VASS G, HUSZÁR E, BARÁT E, et al. Exhaled breath condensate and its analysis－a new method in pulmonology ［J］. Orvosi hetilap, 2003, 144 （51）: 2517－2524.

［50］ MALOCA I, PLAVEC D. The importance of exhaled breath condensate a-nalysis in diagnosing a lung disease ［J］. Arhiv za higijenu rada i tok-sikologiju, 2006, 57 （2）: 213－227.

［51］ BARGAGLI E, LAVORINI F, PISTOLESI M, et al. Trace metals in fluids lining the respiratory system of patients with idiopathic pulmonary fibrosis and diffuse lung diseases ［J］. Journal of trace elements in medicine and biology, 2017, 42 （1）: 39－44.

［52］ RYERSON C J, COLLARD H R. Update on the diagnosis and classification of ILD ［J］. Current Opinion in Pulomonary Medicine, 2013, 19 （5）: 453－459.

［53］ TRAVIS W D, COSTABEL U, HANSELL D M, et al. An official American Thoracic Society/European Respiratory Society Statement: Update of the In-ternational Multidisciplinary Classification of the Idiopathic Interstitial Pneu-monias ［J］. American journal of respiratory and critical care medicine, 2013, 188 （6）: 733－748.

［54］ MIKOLASCH T A, GARTHWAITE H S, PORTER J C. Update in diagno-sis and management of interstitial lung disease ［J］. Clinical Medicine, 2017, 17 （2）: 146－153.

［55］ LEE A L, BUTTON B M, DENEHY L, et al. Exhaled breath condensate pepsin: potential noninvasive test for gastroesophageal reflux in COPD and bronchiectasis ［J］. Respiratory Care, 2015, 60 （2）: 244－250.

［56］ KARAKOC G B, INAL A, YILMAZ M, et al. Exhaled breath condensate

MMP-9 levels in children with bronchiectasis［J］. Pediatric Pulmonology，2009，44（10）：1010-1016.

［57］ LUCCA F, DA DALT L, ROS M, et al. Asymmetric dimethylarginine and related metabolites in exhaled breath condensate of children with cystic fibrosis［J］. Clinical Respiratory Journal, 2018, 12（1）：140-148.

［58］ ESTHER C R, BOUCHER R C, JOHNSON M R, et al. Airway drug pharmacokinetics via analysis of exhaled breath condensate［J］. Pulm Pharmacol Ther, 2014, 27（1）：76-82.

［59］ KRUIZINGA M D, BIRKHOFF W A J, ESDONK M J, et al. Pharmacokinetics of intravenous and inhaled salbutamol and tobramycin：An exploratory study to investigate the potential of exhaled breath condensate as a matrix for pharmacokinetic analysis［J］. British Journal of Clinical Pharmacology, 2020, 86（1）：175-181.

［60］ BORRAS E, CHENG A, WUN T, et al. Detecting opioid metabolites in exhaled breath condensate（EBC）［J］. Journal of breath research, 2019, 13（4）：046014.

［61］ KHOUBNASABJAFARI M, ANSARIN K, JOUYBAN-GHARAMALEKI, et al. Extraction and analysis of methadone in exhaled breath condensate using a validated LC-UV method［J］. Journal of Pharmacy and Pharmaceutical Sciences, 2015, 18（2）：207-219.

［62］ LEESE E, MORTON J, GARDINER P H E, et al. The simultaneous detection of trivalent & hexavalent chromium in exhaled breath condensate：A feasibility study comparing workers and controls［J］. International Journal of Hygiene & Environmental Health. 2017, 220（No. 2 Part B）：415-423.

［63］ PELCLOVA D, ZDIMAL V, KACER P, et al. Markers of lipid oxidative damage in the exhaled breath condensate of nano TiO_2 production workers［J］. Nanotoxicology, 2017, 11（1）：52-63.